医学考试应试指南系列丛书

本科生复习考试用书／研究生入学考试用书／执业医师资格考试用书

医学寄生虫学应试指南

（第 3 版）

主　　编　高兴政

副 主 编　汪世平　诸葛洪祥

编　　委　（按姓名汉语拼音为序）

崔　昱（大连医科大学）

段义农（南通大学医学院）

高兴政（北京大学医学部）

贾默稚（北京大学医学部）

李泽民（河北医科大学）

刘红丽（山西医科大学）

田喜凤（河北联合大学）

汪世平（中南大学湘雅基础医学院）

吴　伟（北京大学医学部）

鱼艳荣（北京大学医学部）

诸葛洪祥（苏州大学医学院）

U0257302

北京大学医学出版社

YIXUE JISHENGCHONGXUE YINGSHI ZHINAN

图书在版编目（CIP）数据

医学寄生虫学应试指南 / 高兴政主编． —3 版．
—北京：北京大学医学出版社，2017．7
（医学考试应试指南系列丛书）
ISBN 978-7-5659-1508-6

Ⅰ．①医⋯ Ⅱ．①高⋯ Ⅲ．①医学 - 寄生虫学 - 医学
院校 - 教学参考资料 Ⅳ．① R38

中国版本图书馆 CIP 数据核字（2016）第 276568 号

医学寄生虫学应试指南（第 3 版）

主　　编：高兴政

出版发行：北京大学医学出版社

地　　址：（100191）北京市海淀区学院路 38 号　北京大学医学部院内

电　　话：发行部 010-82802230；图书邮购 010-82802495

网　　址：http：//www.pumpress.com.cn

E-m a i l：booksale@bjmu.edu.cn

印　　刷：中煤（北京）印务有限公司

经　　销：新华书店

责任编辑：靳新强　刘陶陶　　责任校对：金彤文　　责任印制：李　啸

开　　本：787mm×1092mm　1/16　　印张：20.5　　字数：518 千字

版　　次：2017 年 7 月第 3 版　2017 年 7 月第 1 次印刷

书　　号：ISBN 978-7-5659-1508-6

定　　价：45.00 元

前　　言

《医学寄生虫学应试指南》第2版（高兴政主编）于2008年由北京大学医学出版社出版，为适应我国高等医学教育改革的需要，特组织修订出版第3版。《医学寄生虫学应试指南》第3版是"十二五"普通高等教育本科国家级规划教材《医学寄生虫学》第2版（高兴政主编，2011）的配套辅助教材，本书修订时还参考了诸欣平、苏川主编的《人体寄生虫学》第8版（2013），刘佩梅、李泽民主编的《医学寄生虫学》第3版（2013）和汪世平主编的《医学寄生虫学》第3版（2014）等教材。

本书内容丰富、全面，可作为医学专业本科生（包括七年制、八年制学生）复习考试、研究生考试和寄生虫学高级职称考试的主要参考资料。

本书分重点和难点、试题（参照执业医师考试题型，选用名词解释、填空题、选择题、问答题、病例分析题以及综合试题）、模拟试卷和专业中英文名词索引，共4篇20章。本书在第2版内容和风格的基础上进行全面修订，力求内容精炼、重点突出、概念准确；试题严谨、新颖、实用。

1．在重点和难点中编写学生必须掌握的英文词汇；在试题中保持英文题和形态、生活史图形题的特点。

2．删去考试中不常用的是非题。

3．精选试题，增加寄生虫学进展题，有利于学生掌握寄生虫学的进展，使试题具有创新性和先进性。

本书由北京大学医学部、中南大学湘雅基础医学院、苏州大学医学院、河北医科大学、河北联合大学基础医学院、山西医科大学、大连医科大学和南通大学医学院等8所院校寄生虫学专家教授共同编写。

高兴政

目 录

第三篇　医学蠕形动物

第四篇　医学节肢动物

第一篇 总 论

第一章 医学寄生虫学概念

重点和难点

重点掌握医学寄生虫学（medical parasitology）的定义。医学寄生虫学是研究感染人的寄生虫和寄生虫病的科学。它主要研究与医学有关的寄生虫形态结构、生理、生物化学、分子生物学和免疫学、生活规律、寄生虫与宿主的相互关系，以及寄生虫病的实验诊断、流行与防治原则。

了解寄生虫病对人类的危害、在国内外流行的现状和在防治工作中我们面临的形势。寄生虫对人类的危害主要是作为病原体引起寄生虫病和作为传播媒介传播疾病，严重影响社会和经济的发展，已成为人们极为关注的公共卫生问题。联合国开发计划署、世界银行、世界卫生组织制定的热带病研究培训特别规划（TDR）致力于在全球范围内重点防治 10 种热带病，在这些热带病中除麻风病、结核病和登革热外，其余 7 种（疟疾、血吸虫病、淋巴丝虫病、盘尾丝虫病、利什曼病、非洲锥虫病和恰加斯病）均属寄生虫病。

近年来，WHO 采用"伤残调整寿命年"（disability-adjusted life years，DALYs）来表示疾病负担的严重程度，客观评价某种疾病对健康损害的程度以及对生存质量的影响。

近几年来，随着全球经济的增长和公共卫生学科地位的提升，被忽视的热带病（neglected tropical diseases，NTD）正逐渐受到全世界的关注。这些被忽视的 14 种热带病中有 8 种是寄生虫病（美洲锥虫病、非洲锥虫病、利什曼病、血吸虫病、淋巴丝虫病、盘尾丝虫病、麦地那龙线虫病、土源性蠕虫病）。

新现寄生虫病（emerging parasitic diseases）和再现寄生虫病（re-emerging parasitic diseases）的危害也不容忽视。新现寄生虫是指新识别的和未知的寄生虫病，如卡耶塔环孢子虫（*Cyclospora cayetanensis*）、台湾棘带吸虫（*Centrocestus formosanus*）、钩棘单睾吸血（*Haplorchis pumilio*）、福建棘隙吸虫（*Echinochasmus fujianensis*）和喉兽比翼线虫（*Mammomonogamus laryngeus*）等；而再现寄生虫病是指一些早已被人们所知，发病率已降至很低，不再被视为公共卫生问题，但目前又重新流行的寄生虫病，如疟疾（malaria）、内脏利什曼病（visceral leishmaniasis）、贾第虫病（giardiasis）、血吸虫病（schistosomiasis）、囊尾蚴病（cysticercosis）、包虫病（hydatidosis）、旋毛虫病（trichinellosis）等。

目前在我国寄生虫病仍然是一个严重的公共卫生问题，血吸虫病和疟疾在一些地区仍在流行，防治难度大；一些食源性寄生虫病发病率有增长的趋势，甚至引起地方性流行；机会性寄生虫病发病率也不断升高；由于饲养宠物的种类及其数量的增加，使人感染宠物寄生虫的机会增多；随着国际交往和旅游业的发展，国外流行的寄生虫病有机会输入国内，给我国人民健康带来新的威胁，因此，在我国控制和消灭寄生虫病的任务仍十分艰巨。

试　题

一、名词解释

1．food-borne parasitosis

2．medical parasitology

3．emerging parasitic disease

4．re-emerging parasitic disease

二、填空题

1．寄生虫对人类的危害主要作为＿＿＿＿＿＿引起寄生虫病和作为＿＿＿＿＿＿传播疾病。

2．WHO 根据疾病的负担和流行现状，在 2000 年将丝虫病分为＿＿＿＿＿病和＿＿＿＿＿病，锥虫病分为＿＿＿＿＿病和＿＿＿＿＿病。

3．医学寄生虫学是研究＿＿＿＿＿的科学。

4．近年来，WHO 采用＿＿＿＿＿来表示疾病负担的严重程度。

三、选择题

X 型题

1．2000 年 WHO 制定的 TDR 致力在全球范围内重点防治 10 种热带病中有 7 种为寄生虫病，它们是

　A．血吸虫病和淋巴丝虫病

　B．疟疾和盘尾丝虫病

　C．利什曼病和非洲锥虫病

　D．恰加斯病

　E．钩虫病和阿米巴病

2．下列寄生虫属于食源性寄生虫

　A．刚地弓型虫

　B．卫氏并殖吸虫

　C．链状带绦虫

　D．旋毛形线虫

　E．杜氏利什曼原虫

3．下列寄生虫属于机会性寄生虫

　A．恶性疟原虫

　B．等孢球虫

　C．隐孢子虫

　D．刚地弓形虫

　E．似蚓蛔线虫

四、问答题

论述目前在寄生虫病防治工作中我国所面临的形势。

参考答案

一、名词解释

1．食物源性寄生虫病（food-borne parasitosis）：因摄入感染了寄生虫的食物而引起的寄生虫病称为食物源性寄生虫病，如弓形虫病、华支睾吸虫病、旋毛虫病等。

2．医学寄生虫学（medical parasitology）：研究感染人的寄生虫和寄生虫病的科学。它主要研究与医学有关的寄生虫形态结构、生理、生物化学、分子生物学和免疫学、生活规律、寄生虫与宿主的相互关系，以及寄生虫病的实验诊断、流行与防治原则。

3．新现寄生虫病（emerging parasitic disease）：新识别的和未知的寄生虫病，如卡耶塔环孢子虫（*Cyclospora cayetanensis*）、台湾棘带吸虫（*Centrocestus formosanus*）、钩棘单睾吸血（*Haplorchis pumilio*）、福建棘隙吸虫（*Echinochasmus fujianensis*）和喉兽比翼线虫（*Mammomonogamus laryngeus*）等。

4．再现寄生虫病（re-emerging parasitic disease）：一些早已被人们所知，发病率已降至很低，不再被视为公共卫生问题，但目前又重新流行的寄生虫，如疟疾、内脏利什曼病、贾第虫病（giardiasis）、血吸虫病、囊尾蚴病（cysticercosis）、包虫病（hydatidosis）、旋毛虫病（trichinellosis）等。

二、填空题

1．病原体　传播媒介
2．淋巴丝虫病　盘尾丝虫病　非洲锥虫病　恰加斯病
3．感染人的寄生虫和寄生虫病
4．伤残调整寿命年

三、选择题

X 型题
1．ABCD　　2．ABCD　　3．BCD

四、问答题

目前在我国寄生虫病仍然是一个严重的公共卫生问题，血吸虫病和疟疾在一些地区仍在流行，防治难度大；一些食源性寄生虫病发病率有增长的趋势，甚至引起地方性流行；机会性寄生虫病发病率也不断升高；由于饲养宠物的种类及其数量的增加，使人感染宠物寄生虫的机会增多；随着国际交往和旅游业的发展，国外流行的寄生虫病有机会输入国内，给我国人民健康带来新的威胁，因此，在我国控制和消灭寄生虫病的任务仍十分艰巨。

（高兴政）

第二章　寄生现象与寄生虫和宿主

重点和难点

寄生现象、寄生虫与宿主的类型、寄生虫生活史及其类型都是医学寄生虫学的基本概念，应重点掌握。

一、寄生现象、寄生虫与宿主的概念

了解共生关系的三种类型（互利共生、片利共生和寄生），重点掌握寄生（parasitism）、寄生虫（parasite）和宿主（host）的概念。两种生物生活在一起，其中一种生物从中获利，而另一种生物受到损害，后者提供给前者营养物质和居住场所，这种生活关系称寄生，受益者称寄生虫，受害者称宿主。

二、寄生虫与宿主的类型

（一）寄生虫的类型

根据寄生虫与宿主的关系，可将寄生虫分为：①按寄生虫体积大小分为小型寄生虫（miroparasite）和大型寄生虫（macroparasite）；②按寄生虫的寄生部位分体外寄生虫（ectoparasite）和体内寄生虫（endoparasite）；③按寄生生活的时间分为永久性寄生虫（permanent parasite）和暂时性寄生虫（temporary parasite）；④按寄生虫对宿主的选择分为专性寄生虫（obligatory parasite）和兼性寄生虫（facultative parasite）；⑤偶然寄生虫（accidental parasite）。

难点为专性寄生虫和兼性寄生虫，应注意理解。一种寄生虫生活史中全部或至少有部分阶段营寄生生活，其成虫需营寄生生活，幼虫可营自生生活和（或）营寄生生活，这种寄生虫称专性寄生虫，如溶组织内阿米巴、卫氏并殖吸虫、毛首鞭形线虫等。有些寄生虫既可营自生生活，又能营寄生生活，但在正常情况下营自生生活，偶然侵入人体寄生，致病严重，这些寄生虫称兼性寄生虫，如福氏耐格里阿米巴。

（二）宿主的类型

寄生虫发育需 1 个以上宿主时，其发育不同阶段所寄生的宿主有终宿主（final host，寄生虫成虫或有性阶段寄生的宿主，如人是肥胖带绦虫的终宿主）、中间宿主（intermediate host，寄生虫幼虫或无性阶段寄生的宿主，如淡水鱼是华支睾吸虫的中间宿主）、保虫宿主（reservoir host）、转续宿主（paratenic host）和媒介（vector，作为寄生虫的携带者，能将寄生虫传播给人和动物的节肢动物，媒介包括生物性传播媒介和机械性传播媒介）。

保虫宿主和转续宿主为难点，各从以下 3 个知识点理解：

（1）保虫宿主：①有些寄生虫除了寄生在人体外，还可感染某些脊椎动物，②这些感染动物可成为此寄生虫的传染源，③并在流行病学中起贮存和保虫作用，这种动物为保虫宿主，如牛、鼠为日本血吸虫的保虫宿主。

（2）转续宿主：①某些蠕虫幼虫侵入非正常宿主内，②虽能存活，但不能发育为成虫，③而有机会进入正常宿主，才能继续发育为成虫，这种非正常宿主叫转续宿主，如蛇为曼氏迭宫绦虫的转续宿主。

三、了解寄生虫对寄生生活的适应性改变，有助于理解寄生虫对宿主的适应能力和依赖性

适应性改变包括形态学、生理、生物化学和免疫学变化，以及繁殖能力增强。吸虫和许多绦虫具有幼体增殖（larva reproduction）的特点、重点掌握幼体增殖的概念。有些寄生虫感染中间宿主，幼虫在其体内发育、繁殖，依次产生许多下一代幼虫，增加感染终宿主和第二中间宿主的机会，有利寄生虫繁衍、生存。

四、生活史及其类型

寄生虫发育的全部过程称为寄生虫生活史（life cycle）。寄生虫生活史是了解寄生虫感染、致病、寄生虫病诊断、流行及防治的重要基础知识。

寄生虫生活史主要以是否需中间宿主将其分为直接型生活史（不需要中间宿主）和间接型生活史（需中间宿主）。完成直接型生活史（direct life cycle）不需要更换宿主，肠道寄生虫（如溶组织内阿米巴和蠕形住肠线虫等）属此型生活史。完成间接型生活史（indirect life cycle）需更换宿主，寄生在组织内的寄生虫（如杜氏利什曼原虫和丝虫等）属此型生活史。

试　　题

一、名词解释

1．parasitism
2．paratenic host
3．larva reproduction
4．obligatory parasite
5．reservoir host

二、填空题

1．有些寄生虫既可营自生生活，又能营寄生生活，但在正常情况下营自生生活，偶然侵入人体寄生，致病严重，这些寄生虫称_____寄生虫。

2．寄生在宿主体内组织、器官或细胞内的寄生虫称_____。

3．在宿主体内发育成熟的寄生虫、成虫期必营寄生生活，或全部生活阶段均营寄生生活的寄生虫称_____。

4．需要_____的寄生虫生活史称间接型生活史。

5．两种生物生活在一起，其中一方从共同生活中获利，另一方既不获益，也不受害，称为_____共生。

6．能将寄生虫传播给人和动物的节肢动物称_____。

三、选择题

（一）A 型题

1．Which of the following best defines "reservoir host"?
   A．A reservoir host is the host in which asexual reproduction of the parasite occurs
   B．All hosts in the parasitic life cycle are reservoir hosts
   C．An organism that harbors the same stage of parasite that is found in humans
   D．A reservoir host is an organism that accidentally infected with a parasite that normally infects another species
   E．A reservoir host is the host in which sexual reproduction of the parasite occur

2．Microparasites are
   A．viruses
   B．bacteria
   C．protozoa
   D．helminthes
   E．arthropoda

3．寄生虫的幼虫或无性阶段寄生的宿主叫
   A．终宿主
   B．中间宿主
   C．保虫宿主
   D．转续宿主
   E．媒介

4．寄生虫类型中，按寄生生活的时间分
   A．体内寄生虫和体外寄生虫
   B．永久性寄生虫和暂时性寄生虫
   C．兼性寄生虫和专性寄生虫
   D．偶然寄生虫
   E．体内寄生虫和兼性寄生虫

5．有些寄生虫完成一代发育有无性世代和有性世代两种生殖方式，并交替进行，这种现象称
   A．幼体生殖
   B．世代交替
   C．孢子生殖
   D．配子生殖
   E．裂体生殖

6．生活史类型的划分标准为
   A．是否需要中间宿主
   B．是否需要终宿主
   C．是否需要保虫宿主
   D．是否需要转续宿主
   E．是否需要媒介

7．The host in which a parasite reaches sexual maturity and reproduction occurs in the life of the parasite is
   A．final host
   B．reservoir host
   C．intermediate host
   D．paratenic host
   E．vector

（二）X 型题

1．以下哪种寄生虫是兼性寄生虫
   A．福氏耐格里阿米巴
   B．溶组织内阿米巴
   C．棘阿米巴
   D．阴道毛滴虫
   E．肥胖带绦虫

2．Obligate intracellular parasites are
   A．*Plasmodium vivax*
   B．*Toxoplasma gondii*
   C．*Leishmania* spp.
   D．*Plasmodium falciparum*
   E．*Ascaris lumbricoides*

四、问答题

什么叫寄生虫生活史？其生活史分哪两种类型？并说明生活史分型的意义。

参考答案

一、名词解释

1．寄生现象（parasitism）：共生关系的类型之一。两种生物生活在一起，其中一方从中获利，而另一方受到损害，这种关系称寄生现象，获益者称寄生虫，受损害者称宿主。寄生虫永久或暂时在宿主体表和体内生存，并通过夺取营养、机械性损害、损伤性炎症或免疫反应等综合作用损害宿主，如似蚓蛔线虫成虫寄生在人体小肠，通过夺取营养、机械损害以及化学性损害和免疫病理损害宿主。

2．转续宿主（paratenic host）：某些蠕虫幼虫侵入非正常宿主，虽能存活，但不能发育为成虫，长期保持幼虫阶段。当此幼虫有机会进入正常宿主，就能继续发育为成虫，这种非正常宿主称为转续宿主，如曼氏迭宫绦虫在非正常宿主蛇、猪体内长期保持幼虫阶段（裂头蚴），当猫、犬（终宿主）食入含裂头蚴的蛇或猪肉时，可在这些动物体内发育为成虫，因此，蛇和猪为此寄生虫的转续宿主。

3．幼体生殖（larva reproduction）：有些寄生虫感染中间宿主，幼虫在其体内发育、繁殖，依次产生许多下一代幼虫，增加感染终宿主和第二中间宿主的机会，有利于寄生虫繁衍、生存。如：华支睾吸虫毛蚴感染其第一中间宿主（豆螺、沼螺），在螺体内一个毛蚴经胞蚴和雷蚴阶段，形成许多尾蚴，即为幼体生殖。

4．专性寄生虫（obligatory parasite）：一种寄生虫生活史中全部，或至少有部分阶段营寄生生活，其成虫需营寄生生活，幼虫可营自生生活和（或）寄生生活，这种寄生虫称专性寄生虫。如：十二指肠钩口线虫、肥胖带绦虫等成虫寄生在人体肠腔，此两种寄生虫均为专性寄生虫。

5．保虫宿主（reservoir host）：有些寄生虫除了寄生在人体外，还可感染某些脊椎动物，这些感染动物可成为此寄生虫的传染源，并在流行病学中起贮存和保虫作用，这种动物为保虫宿主，如牛、鼠为日本血吸虫的保虫宿主。

二、填空题

1．兼性
2．体内寄生虫
3．永久性寄生虫
4．中间宿主
5．片利
6．媒介

三、选择题

（一）A 型题

1．C　　2．C　　3．B　　4．B　　5．B　　6．A　　7．A

（二）X 型题

1．AC　　2．ABCD

四、问答题

寄生虫发育的全部过程称为寄生虫生活史，主要以是否需要中间宿主将其分为直接型生活史（不需要中间宿主的生活史）和间接型生活史（需要中间宿主的生活史）。完成直接型生活史（direct life cycle）不需要更换宿主，肠道寄生虫（溶组织内阿米巴、蓝氏贾第鞭毛虫和蠕形住肠线虫等）属此型生活史。完成间接型生活史（indirect life cycle）需更换宿主，寄生在组织内的寄生虫（如杜氏利什曼原虫、日本血吸虫和马来布鲁线虫等）属此型生活史。掌握寄生虫生活史分型对了解寄生虫的致病、诊断、流行和防治都具有重要意义。

（高兴政）

第三章 寄生虫的分类及命名

重点和难点

一、寄生虫的分类

寄生虫的分类与其生物学、生态学、实验诊断和防制等方面的特点密切相关，是医学寄生虫学研究的基础。

生物学分类的阶元依次为界（kingdom）、门（phylum）、纲（class）、目（order）、科（family）、属（genus）、种（species）。

随着生物科技的发展，基于对低等动物的生物化学和分子生物学认识的进展，而提出新的分类学意见，使人们对生物种系发生的关系有了更清楚的了解。目前的分类已超出形态学范围，进入生态学、遗传学、地理学与分子生物学领域。

人体寄生虫被分类在3个真核生物界，即原生动物界（protozoa）、色混界（chromista）和动物界（animalia）。

二、寄生虫的命名

根据国际动物命名法，寄生虫的命名采用二名制（binominal system），以拉丁文或拉丁化文字命名，其学名（scientific name）包括属名（genus name）、种名（species name）和命名者的姓及命名年份（论文正式发表的年份）。

试 题

一、填空题

1. 生物学分类的阶元依次为_____、_____、_____、_____、_____、_____、_____。

2. 人体寄生虫被分类在3个真核生物界，即_____、_____、_____。

二、选择题

X 型题
寄生虫学名包括

  A. 属名

  B. 种名

C. 命名者的姓

D. 命名年份（论文正式发表的年份）

E. 界名

参考答案

一、填空题

1. 界 门 纲 目 科 属 种
2. 原生动物界 色混界 动物界

二、选择题

X 型题
ABCD

（高兴政）

第四章　寄生虫与宿主的相互关系

重点和难点

一、寄生虫与宿主相互作用的结果

1. 清除寄生虫。

2. 呈带虫状态（carrier）　带虫者的定义是寄生虫进入宿主，诱导宿主产生的适应性免疫力可杀伤大部分寄生虫，并获得部分抗再感染的抵抗力，在宿主体内尚存在少量寄生虫，可长期存活，此时宿主无明显临床症状和体征，但可造成寄生虫的感染和流行。

3. 寄生虫病　定义是当寄生虫进入宿主，宿主不能控制寄生虫的生长、发育和繁殖，寄生虫对宿主产生不同程度的损害，出现病理变化和临床症状）。寄生虫感染（parasitic infection）和寄生虫病（parasitic diseases）具有如下特点：

（1）宿主特异性：为寄生虫能发育成熟的宿主范围。寄生虫的宿主范围对评价其流行病学和制订控制措施是重要的。

（2）慢性感染：寄生虫病与病毒、细菌和真菌病不同，多为慢性感染。

（3）幼虫移行：有些蠕虫幼虫进入宿主后有移行特点，依据侵入宿主的种类（正常宿主或非正常宿主）分正常移行和幼虫移行症。

幼虫移行症（larva migrans）是指某些动物体内的寄生蠕虫幼虫侵入非正常宿主（包括人体）内发育受阻，但可在此种宿主体内长期移行、破坏组织，造成局部和全身病变，产生疾病。根据寄生虫幼虫侵犯的部位和症状，将其分为皮肤幼虫移行症和内脏幼虫移行症，有的寄生虫既可引起皮肤幼虫移行症，又可引起内脏幼虫移行症，对人体危害较大，应引起足够的重视。

1）皮肤幼虫移行症（cutaneous larva migrans）：是指寄生虫幼虫侵入人体后主要在皮下移行，皮肤可出现线状红疹或移走性包块，如犬钩口线虫丝状蚴引起的匐行疹。

2）内脏幼虫移行症（visceral larva migrans）：是指侵入人体的寄生虫幼虫在内脏窜扰，如人误食犬弓首线虫感染期虫卵，在小肠孵出的幼虫在内脏组织移行，可引起严重病变，甚至死亡。

（4）异位寄生（ectopic parasitism）：有些寄生虫在主要寄生部位以外的组织或器官寄生，增加了对宿主的损伤，使其临床症状和体征复杂多变。如日本血吸虫卵，除寄生在主要寄生部位（肝、肠）以外，还可寄生在肺、脑等部位，引起异位损害。

（5）多寄生现象（polyparasitism）：在一个宿主内同时有 2 种或 2 种以上寄生虫寄生的现象叫多寄生现象。

（6）人兽共患寄生虫病（parasitic zoonosis）：有些寄生虫一般寄生在某些脊椎动物（包括野生动物和家畜）体内，如有机会可感染人，人和动物体内的寄生虫可互为传染源，造成人与动物之间寄生虫病的传播，这种在人与脊椎动物之间自然传播的寄生虫病叫人兽共患寄生虫病。

（7）机会致病（opportunistic pathogenesis）：免疫功能正常的人体感染某些寄生虫（刚地弓形虫、隐孢子虫、等孢球虫等）可不出现临床症状，用常规的病原学诊断方法不易查到病原体，为隐性感染（suppressive infection）。当机体免疫功能缺陷或抵抗力下降，体内寄生虫异常增殖、致病力增强，出现明显的临床症状和体征，这种现象称为机会致病，这些寄生虫为机会致病寄生虫。

寄生虫与宿主相互作用结果与宿主的遗传因素、营养状态、免疫功能、寄生虫种类和数量等因素有关，这些因素的综合作用决定了宿主的感染程度或疾病状态。

二、寄生虫与宿主的相互关系

寄生虫与宿主的相互关系包括寄生虫对宿主的致病作用和宿主抗寄生虫的作用，对理解致病机制和临床症状，以及如何增强宿主抵抗寄生虫的能力具有重要意义，应重点掌握。

（一）寄生虫对宿主的致病作用

寄生虫对宿主的危害主要取决于虫株、毒力、在人体内的游移过程、寄生部位及生理活动。寄生虫对宿主的损害主要包括：

1．夺取营养、影响吸收　在宿主体内寄生虫生长、发育、繁殖均需从宿主获得所需的营养物质。有些肠道寄生虫除夺取大量营养外，还可造成肠黏膜损伤、影响肠道的吸收功能，导致营养不良，产生疾病。如布氏姜片吸虫、似蚓蛔线虫等。

2．机械性损伤　由于寄生虫在宿主肠腔、组织或细胞内寄生，可阻塞腔道，压迫组织和破坏细胞，如似蚓蛔线虫、细粒棘球绦虫、杜氏利什曼原虫等。另外有些寄生虫幼虫在宿主体内的移行和吸附作用也可造成此类损害，如布氏姜片吸虫吸盘吸附肠黏膜、十二指肠钩口线虫和美洲板口线虫幼虫移行所造成的损伤。

3．毒素作用　寄生虫在宿主体内生长、发育和繁殖过程中，其分泌物、排泄物和其他产物对宿主均有毒性作用，造成宿主的损害，如溶组织内阿米巴分泌蛋白水解酶破坏组织。

4．免疫病理　寄生虫体内和体表多种成分、代谢产物、死亡虫体分解产物，以及线虫的蜕皮液、绦虫的囊液等都具有抗原性，均可诱导宿主产生免疫病理反应（超敏反应），造成局部或全身组织损伤。超敏反应类型有：①速发型超敏反应（Ⅰ型超敏反应），如血吸虫尾蚴引起的尾蚴性皮炎，尘螨引起的尘螨性哮喘等；②细胞毒型超敏反应（Ⅱ型超敏反应），如疟原虫和杜氏利什曼原虫引起的免疫性溶血；③免疫复合物型超敏反应（Ⅲ型超敏反应），如日本血吸虫引起的肾病变；④迟发型超敏反应（Ⅳ型超敏反应），如日本血吸虫卵引起的虫卵肉芽肿。其中Ⅰ、Ⅱ、Ⅲ型超敏反应为抗体介导，Ⅳ型超敏反应主要为细胞介导。

（二）宿主抗寄生虫的作用

宿主抗寄生虫的作用主要包括宿主饮食或营养状态对寄生虫感染的影响和免疫反应，其中对寄生虫的主要作用为免疫反应。

宿主对寄生虫的免疫作用主要为免疫系统识别和清除寄生虫的反应，包括固有免疫（innate immunity）和适应性免疫（adaptive immunity）。固有免疫是生物在长期种系进化过程中针对病原体感染形成的一系列防御体系，亦称非特异性免疫（nonspecific immunity），受遗传因素控制。适应性免疫是人体在生命过程中接受病原微生物、寄生虫或其产物等抗原性异物刺激后产生的，只对相应特定病原体等抗原异物起作用的防御体系，又称特异性免疫（specific immunity）。

试 题

一、名词解释

1．carrier
2．larva migrans
3．parasitic zoonosis
4．opportunistic pathogenesis
5．ectopic parasitism

二、填空题

1．宿主对寄生虫的免疫作用主要为免疫系统识别和清除寄生虫的反应，包括＿＿＿＿＿＿免疫和＿＿＿＿＿＿免疫。

2．某些动物体内的寄生蠕虫幼虫侵入非正常宿主，发育受阻，但可在此宿主内长期移行、破坏组织，所致疾病称＿＿＿＿＿＿。

3．宿主对寄生虫的主要作用包括宿主饮食或营养状态对寄生虫感染的影响和免疫反应，其中以＿＿＿＿＿＿为主。

4．寄生虫与宿主相互作用的结果有三种，即＿＿＿＿＿＿、＿＿＿＿＿＿、＿＿＿＿＿＿。

5．在一个宿主体内有 2 种以上寄生虫寄生的现象叫＿＿＿＿＿＿。

三、选择题

（一）A 型题

1．Visceral larva migrans，an invasion of human viscera by namatodes，usually is produced by
   A．*Enterobius vermicularis*
   B．*Ascaris lumbricoides*
   C．*Ancylostoma duodenale*
   D．*Toxocara canis*
   E．*Wuchereria bancrofti*

2．机会致病寄生虫是
   A．免疫功能缺陷或低下时致病的寄生虫
   B．偶然寄生虫
   C．免疫功能正常时易感染的寄生虫
   D．兼性寄生虫
   E．体外寄生虫

（二）X 型题

1．Parasites that commonly cause infections in patients with AIDS include
   A．*Entamoeba coli*
   B．*Cryptosporidium parvum*
   C．*Isospora*
   D．*Echinococcus multilocularis*
   E．*Plasmodium vivax*

2．Immunocompromised hosts have been found to have an increased susceptibility to
   A．*Toxoplasma gondii*
   B．*Cryptosporidium*
   C．*Plasmodium falciparum*
   D．*Isospora belli*
   E．*Sarcocystis hominis*

四、问答题

阐述寄生虫对人体造成的损害。

参考答案

一、名词解释

1. 带虫者（carrier）：寄生虫进入宿主，诱导宿主产生的适应性免疫力可杀伤大部分寄生虫，但未能清除体内的全部寄生虫，并获得部分抗再感染的抵抗力，在宿主体内尚存在的少量寄生虫可长期存活，此时宿主无明显临床症状和体征，但可作为传染源造成寄生虫的感染和流行。

2. 幼虫移行症（larva migrans）：某些动物体内的寄生蠕虫幼虫侵入非正常宿主（包括人体）内发育受阻，但可在此种宿主体内长期移行，破坏组织，造成局部和全身病变，产生疾病。根据寄生虫幼虫侵犯的部位和症状，将其分为皮肤幼虫移行症（如犬钩口线虫丝状蚴引起的匐行疹）和内脏幼虫移行症（犬弓首线虫幼虫在内脏组织移行，可引起严重病变），有的寄生虫既可引起皮肤幼虫移行症，又可引起内脏幼虫移行症，对人体危害较大，应引起足够的重视。

3. 人兽共患寄生虫病（parasitic zoonosis）：有些寄生虫一般寄生在某些脊椎动物（包括野生动物和家畜）体内，如有机会可感染人，人和动物体内的寄生虫可互为传染源，造成人与动物之间寄生虫病的传播，这种在人与脊椎动物之间自然传播的寄生虫病叫人兽共患寄生虫病，如黑热病、刚地弓形虫病、并殖吸虫病、旋毛虫病等。

4. 机会致病（opportunistic pathogenesis）：免疫功能正常的人体感染某些寄生虫（刚地弓形虫、隐孢子虫、等孢球虫等）可不出现临床症状，用常规的病原学诊断方法不易查到病原体，为隐性感染（suppressive infection）。当机体免疫功能缺陷或抵抗力下降，体内寄生虫异常增殖、致病力增强，出现明显的临床症状和体征，这种现象称为机会致病，这些寄生虫为机会致病寄生虫。

5. 异位寄生（ectopic parasitism）：有些寄生虫在主要寄生部位以外的组织或器官寄生，增加了对宿主的损伤，使其临床症状和体征复杂多变。如日本血吸虫卵除寄生在主要寄生部位（肝、肠）以外，还可寄生在肺、脑等部位，引起异位损害。

二、填空题

1. 固有　适应性
2. 幼虫移行症
3. 免疫反应
4. 清除寄生虫　患寄生虫病　带虫状态
5. 多寄生现象

三、选择题

（一）A 型题

1. D　　2. A

（二）X 型题

1. BC　　2. ABDE

四、问答题

只要有寄生虫寄生，都会对宿主造成不同程度的损害，寄生虫对宿主的危害主要取决于虫种、毒力、在人体内的游移过程、寄生部位及其生理活动，寄生虫对宿主的危害主要有夺取营养、机械性损害、毒素作用和免疫病理等造成的综合致病作用。

（1）夺取营养、影响吸收：寄生虫在宿主体内生长、发育和繁殖都需要从宿主获取所需的营养物质，这些物质也是宿主必需的。如钩虫吸血掠夺的蛋白和铁比通过饮食补充的多时，就可导致缺铁性贫血。布氏姜片吸虫、蓝氏贾第鞭毛虫等肠道寄生虫可造成肠黏膜损伤，影响肠道的吸收功能，导致营养不良，产生疾病。

（2）机械性损害：由于寄生虫在宿主腔道、组织或细胞内寄生，可引起阻塞腔道，压迫组织和破坏细胞等机械性损害。例如似蚓蛔线虫大量寄生可引起肠梗阻；棘球蚴在肝、肺、脑内寄生，压迫周围组织，引起占位性病变；疟原虫寄生在红细胞内进行裂体生殖，可破坏大量红细胞。另外有的寄生虫幼虫在宿主体内移行，以及成虫或滋养体的吸附作用也可造成此类损害，如似蚓蛔线虫和十二指肠钩口线虫幼虫在肺内移行时穿破肺泡壁毛细血管可引起出血。

（3）毒素作用：寄生虫在人体内生长、发育和繁殖过程中，其分泌物、排泄物和其他产物，以及死亡虫体分解产物对宿主均有毒性作用，造成宿主的损害。如溶组织内阿米巴分泌蛋白水解酶，可溶解、破坏组织，形成肠溃疡和内脏脓肿，此寄生虫还可产生对心和肾有毒性作用的毒素，引起心和肾的损害。

（4）免疫病理：寄生虫体内和体表成分、代谢产物、死亡虫体分解产物，以及线虫蜕皮液、绦虫囊液等都具有抗原性，均可诱导宿主产生免疫病理反应，造成局部或全身的组织损害，其免疫反应类型有①速发型超敏反应：以蠕虫感染所致的荨麻疹最常见；②细胞毒型超敏反应：疟原虫和杜氏利什曼原虫引起的免疫性溶血；③免疫复合物型超敏反应：三日疟原虫和日本血吸虫引起的肾病变；④迟发型超敏反应：曼氏血吸虫卵引起的虫卵肉芽肿。

（高兴政）

第五章 寄生虫感染的免疫

重点和难点

研究抗寄生虫的适应性免疫在了解寄生虫致病、免疫诊断、寄生虫病的流行病学和研制抗寄生虫感染的疫苗上都具有重要意义，适应性免疫部分为难点内容，应注意理解或重点掌握。

一、寄生虫抗原特点

寄生虫抗原具复杂性和种、株、期的特异性，不同种或株的寄生虫以及同一种株寄生虫生活史不同发育阶段既有特异性抗原，又有共同抗原。

寄生虫结构和生活史复杂决定寄生虫抗原的复杂性，按来源和定位分为表面抗原（surface antigen）、代谢抗原（metabolic antigen）和虫体抗原（somatic antigen），其中表面抗原和代谢抗原因可与宿主组织直接接触，诱导宿主产生保护性免应，并可引起免疫病理反应，又可作为免疫诊断的检测对象，因此这些抗原在寄生虫感染免疫中备受重视。

二、寄生虫免疫特点

抗寄生虫感染的保护性免疫不如细菌和病毒明显，主要由于：①寄生虫的结构和抗原复杂；②有些寄生虫寄生在细胞内和肠腔内，与宿主免疫系统隔离；③寄生虫抗原变异；④许多线虫角质层无抗原性；⑤有的寄生虫（如杜氏利什曼原虫）广泛损害单核巨噬细胞，导致免疫耐受；⑥大多数寄生虫感染诱导的免疫力不强。

三、抗寄生虫的适应性免疫

宿主对寄生虫感染产生的特异性免疫可分为：①消除性免疫（sterilizing immunity）：少数寄生虫（如热带利什曼原虫）可使宿主产生此型免疫，宿主能消除体内寄生虫，并对再感染产生完全的、稳固的抵抗力；②非消除性免疫（non-sterilizing immunity）：大多数寄生虫可使宿主产生非消除性免疫。宿主感染后产生特异性免疫，虽能在一定程度上抵抗再感染，但不能消除体内已有的寄生虫，当药物清除体内寄生虫后，适应性免疫逐渐消失。非消除性免疫中有两种寄生虫感染特有的免疫现象（带虫免疫和伴随免疫），此部分为重点、难点内容，应注意学习。

1. 带虫免疫（premunition） 某些血内原虫感染（疟原虫、刚地弓形虫）诱导的特异性免疫应答，可使宿主体内的寄生虫数量降低、增殖减慢、维持低水平虫荷量，导致临床痊愈，并产生抗特异性攻击的能力。

2. 伴随免疫（concomitant immunity） 某些蠕虫感染（血吸虫）诱导宿主产生抗攻击感染的能力，而已寄生的寄生虫成虫完全不受保护性免疫反应的作用。

四、免疫效应机制

免疫效应机制包括抗体依赖机制和细胞介导免疫机制，此部分为难点内容，注意理解。

1. 抗体依赖机制　大多数寄生虫诱导明显的体液免疫，并与感染宿主诱导的细胞介导的免疫应答有协同作用，但抗体的保护作用通常是不完全的。

主要的抗体依赖机制有：①受体封闭和封闭细胞的黏合作用；②抗体依赖细胞杀伤作用（ADCC），参与抗寄生虫的 ADCC 反应的主要细胞有嗜酸性粒细胞、巨噬细胞、中性粒细胞和血小板；③由经典的补体途径介导的依赖抗体杀伤作用。

2. 细胞介导免疫机制　抗寄生虫（原虫和蠕虫）适应性免疫中，细胞介导免疫应答起重要作用。寄生虫非常善于逃避宿主抗体反应，但逃避细胞免疫罕见。在寄生虫免疫中细胞介导免疫的主要机制有——①淋巴因子（LK）活化效应细胞：在巨噬细胞中寄生的原虫（利什曼原虫、刚地弓形虫）LK 活化作用最明显；在杀伤细胞内、外寄生虫中，活化细胞的 LK 主要是 γ 干扰素；②细胞毒淋巴细胞（CTL）：CTL 有抗寄生虫作用，CTL 通常是 $CD8^+$；③天然杀伤细胞。

五、免疫逃避（immune evasion）

1. 定义　寄生虫在与宿主长期相互适应中，有些寄生虫能逃避宿主的免疫反应，能在有免疫力的宿主体内发育、增殖，长期存活，这种现象称免疫逃避。

2. 免疫逃避机制

（1）隔离寄生虫：囊膜包绕的寄生虫、在肠道和细胞内的寄生虫均可抵抗免疫攻击。

（2）抗原拟态：抗原伪装妨碍宿主免疫系统识别。

（3）抗原变异：抗原变异的寄生虫对宿主的免疫系统不敏感，寄生虫表面抗原变异的速度快于宿主产生的新型抗体。

（4）虫体表膜脱落与更新，与表膜结合的抗体随之脱落，使抗体不能发挥杀伤虫体的作用。

（5）免疫抑制：在哺乳动物感染寄生虫期间或感染后一段时间出现免疫抑制，由寄生虫产生的宿主免疫抑制有：①抗原竞争和抗原减弱；②诱导抑制性细胞；③影响淋巴细胞的免疫抑制物质的存在。

寄生虫免疫逃避机制可能为综合作用，如血吸虫成虫通过模拟和伪装逃避免疫反应，或从童虫至成虫期间表面抗原发生改变，甚至能抑制宿主的免疫反应。

试　题

一、名词解释

1. concomitant immunity
2. premunition
3. immune evasion
4. non-sterilizing immunity

二、填空题

1. 寄生虫抗原在寄生虫种、株之间既有特异性抗原，又有共同抗原，而_____抗原是免疫诊断中交叉反应的基础。

2. 许多细胞内寄生虫通过识别宿主细胞表面_____侵入其内，当抗体阻断寄生虫与_____结合时，可影响寄生虫的侵入。

3. 寄生虫抗原按来源和定位分为____、____和____。

三、选择题

（一）A 型题

1. Which of the following parasites could be infected in man that acquire premunition immunity？
   - A. *Entamoeba histolytica*
   - B. *Schistosoma japonicum*
   - C. *Plasmodium vivax*
   - D. *Teania solium*
   - E. *Trichuris trichiura*

2. Which of the following parasites could be infected in man that acquire concomitant immunity？
   - A. *Toxoplasma gondii*
   - B. *Plasmodium falciparum*
   - C. *Schistosoma japonicum*
   - D. *Fasciolopsis buski*
   - E. *Taenia saginata*

3. 可诱导消除性免疫的寄生虫是
   - A. *Leishmania tropica*
   - B. *Schistosoma japonicum*
   - C. *Echinococcus granulosus*
   - D. *Toxoplasma gondii*
   - E. *Trichinella spiralis*

（二）X 型题

1. 寄生虫免疫特点有
   - A. 抗原变异
   - B. 有些寄生虫寄生在细胞内和肠腔

内，与宿主免疫系统隔离
   - C. 线虫角质层无抗原性
   - D. 寄生虫抗原复杂
   - E. 大多数寄生虫感染诱导的免疫力不强

2. 下列为免疫病理现象
   - A. 日本血吸虫虫卵肉芽肿
   - B. 蠕虫感染所致荨麻疹
   - C. 杜氏利什曼原虫引起免疫溶血
   - D. 三日疟原虫引起的肾病变
   - E. 细粒棘球绦虫棘球蚴液引起过敏性休克

3. 在寄生虫免疫中主要细胞介导效应机制有
   - A. 受体封闭
   - B. 淋巴因子活化效应细胞
   - C. 天然杀伤细胞
   - D. 细胞毒淋巴细胞
   - E. 由经典的补体途径介导的依赖抗体杀伤作用

4. 参与抗寄生虫的 ADCC 反应的主要细胞有
   - A. 红细胞
   - B. 嗜酸性粒细胞
   - C. 巨噬细胞
   - D. 中性粒细胞
   - E. 血小板

四、问答题

1. 阐述寄生虫抗原特点。

2．阐述免疫逃避机制。

参考答案

一、名词解释

1．伴随免疫（concomitant immunity）：有些蠕虫感染可诱导宿主产生抗再感染的能力，而已寄生的寄生虫成虫完全不受保护性免疫的影响，继续存活，这种免疫现象叫伴随免疫。如日本血吸虫的成虫诱导产生的适应性免疫能杀伤入侵的童虫，但对已寄生的成虫无作用，可继续存活、产卵，对宿主造成损伤。

2．带虫免疫（premunition）：某些血内原虫感染可诱导产生特异性免疫应答，使寄生虫数量降低，增殖减慢，维持低水平，导致临床痊愈，并产生抗特异性攻击的能力。带虫免疫取决于寄生虫的存在。如疟原虫、刚地弓形虫、锥虫均可诱导此类型适应性免疫。

3．免疫逃避（immune evasion）：在寄生虫与宿主长期互相适应中，有些寄生虫能逃避宿主的免疫反应，能在有免疫力的宿主体内发育、增殖，长期存活，这种现象称免疫逃避。寄生虫慢性感染和进行性感染都证实寄生虫可以有效地逃避宿主的免疫作用。

4．非消除性免疫（non-sterilizing immunity）：宿主感染寄生虫后产生特异性免疫，虽能在一定程度上抵抗再感染，但不能全部消除体内已寄生的寄生虫，当用药物消除体内寄生虫后，适应性免疫逐渐消失，这种免疫现象称非消除性免疫。大多数寄生虫均可诱导此类免疫。

二、填空题

1．共同
2．受体　受体
3．表面抗原　代谢抗原　虫体抗原

三、选择题

（一）A 型题
1．C　　2．C　　3．A
（二）X 型题
1．ABCDE　　2．ABCDE　　3．BCD　　4．BCDE

四、问答题

1．寄生虫抗原具有复杂性和种、株、期特异性。
（1）寄生虫抗原复杂性：寄生虫结构和生活史的复杂性决定了寄生虫抗原的复杂性，按抗原来源可分为表面抗原、代谢抗原和虫体抗原，其中表面抗原和代谢抗原因可与宿主组织直接接触，而诱导宿主产生保护性免疫，并可引起免疫病理反应，又可作为免疫诊断的检测对象。

（2）寄生虫种、株、期特异性：不同种或株的寄生虫，以及同一种株生活史不同阶段既有特异性抗原又有共同抗原，不同种株的寄生虫和同种寄生虫不同发育阶段所诱导的免疫反应不能有效地抑制和（或）杀伤其他种株寄生虫和其他阶段的寄生虫。

2．免疫逃避机制至少有 4 种，为综合作用：

（1）隔离寄生虫：囊膜包绕的寄生虫，在肠道和细胞内寄生的寄生虫均可逃避宿主的免疫攻击。

（2）抗原拟态：通过模拟宿主分子或包被宿主分子伪装寄生虫外抗原，从而逃避免疫宿主中的免疫系统识别。

（3）抗原变异：寄生虫在宿主体内生存时有抗原变异现象，以及虫体表膜脱落与更新，使与表膜结合的抗体随之脱落，从而逃避宿主体内特异性免疫反应对其的杀伤作用。

（4）免疫抑制：在哺乳动物感染寄生虫期间或感染后一段时间出现免疫抑制，由寄生虫产生的宿主免疫抑制有：①抗原竞争和抗原减弱；②诱导抑制性细胞；③影响淋巴细胞的免疫抑制物质存在。

（高兴政）

第六章　寄生虫病的流行与防治

重点和难点

寄生虫病的流行病学是研究寄生虫病的分布，传播和流行规律，制订防治措施，以控制和消灭寄生虫病的科学。流行的基本条件、影响寄生虫病流行的流行因素、寄生虫病的流行特点以及寄生虫病的防治原则为重点内容，应注意掌握。

一、寄生虫病流行的三个基本条件

1. 传染源（source of infection）　为寄生虫感染者（患者和带虫者）和受染动物（家畜和野生动物）。

2. 传播途径（route of transmission）　是寄生虫从传染源到易感宿主的全过程，包括病原体从传染源排出、在外界发育为感染阶段［寄生虫侵入人体，并能在其内继续发育和（或）繁殖的阶段称感染阶段］，然后经合适的传播方式（主要有水、食物、土壤、空气、医学节肢动物和与人接触）和侵入途径（主要有经口、直接经皮肤、经医学节肢动物、接触感染和经胎盘先天性感染等）进入新宿主的过程。

3. 易感人群（susceptible population）　为缺乏固有免疫，并无适应性免疫的人群，主要包括未曾感染寄生虫的人，以及儿童、免疫力低下或免疫缺陷者。

二、影响寄生虫病流行的因素

寄生虫病的流行与传播是从寄生虫生活史中某一阶段离开宿主开始，经过外界环境，再侵入新宿主的过程，主要受生物因素、自然因素和社会因素的制约和影响。

1. 生物因素　间接型生活史类型的寄生虫生长、发育与中间宿主或传播媒介的地理分布和季节性活动是一致的。如我国血吸虫病流行在长江流域及其以南地区，这与中间宿主钉螺的地理分布一致。

2. 自然因素　寄生虫病的流行与感染宿主所在地区的温度、湿度和雨量等因素，以及地理环境有关。气候因素影响寄生虫在外界的生长发育、影响中间宿主或传播媒介的孳生、活动与繁殖，也影响在其体内寄生虫的生长发育。

3. 社会因素　人们的经济状况、文化教育水平、卫生水平（医疗卫生和防疫保健）、社会活动（人口流动）、居住条件，以及生产方式和生活习惯都是制约寄生虫病传播与流行的重要因素。

三、寄生虫病的流行特点

寄生虫病流行特点为地方性流行、季节性流行和自然疫源性。

1. 地方性流行　有些寄生虫的分布有明显的地方性特点，主要与自然因素（寄生虫多在温暖、潮湿的地方流行）、生物因素（与中间宿主和传播媒介的地理分布有关）和社会因素（人群的生活习惯和生产方式因地区而异）有关。

2．季节性流行　寄生虫病的流行有明显的季节性，主要与自然因素（有些寄生虫主要流行在温暖、潮湿的夏秋季）、生物因素（与传播媒介的季节消长一致）和社会因素（人们的生产和生活活动因季节而异）有关。

3．自然疫源性　在原始森林或荒漠地区，有些寄生虫主要在脊椎动物（野生动物）之间传播，人偶然进入这些地区，可感染这些寄生虫。不需要人参与而存在于自然界的人兽共患寄生虫病具有明显的自然疫源性。在人和动物间自然传播的寄生虫病称人兽共患寄生虫病（parasitic zoonosis）。

四、寄生虫病的防治

由于大多数人体寄生虫的生活史比较复杂，影响寄生虫病流行因素较多，因此对寄生虫病的防治应采取控制和消灭传染源、切断传播途径和预防感染、保护健康人群等综合性防治措施，这部分内容为重要内容，应重点掌握。

1．控制和消灭传染源　治疗患者和带虫者，查治或处理感染动物，并对传染源进行监测，控制传染源的输入和扩散。

2．切断传播途径　不同寄生虫的传播途径不尽相同，应采取的切断传播途径的措施也有差异。

（1）改造环境，消灭孳生地，或用药物控制和杀灭中间宿主和传播媒介（如钉螺、蚊、蝇、白蛉等）。

（2）对于不需要中间宿主，并经口感染的寄生虫，主要采取管理粪便，防止粪便污染食物、水源及环境，搞好环境卫生，注意个人卫生、饮食卫生和饮水卫生等措施（如防治蓝氏贾第鞭毛虫、毛首鞭形线虫等）。

（3）对于需要中间宿主，并经口感染的寄生虫，改善不良的饮食习惯是预防此类寄生虫病的关键（如防治刚地弓形虫、华支睾吸虫、旋毛形线虫等）。

3．预防感染、保护健康人群　积极开展预防寄生虫病的宣传教育工作，建立良好的卫生行为和饮食习惯，加强集体和个人防护（改进生产方式和改善生产条件，用驱避剂防止吸血节肢动物叮咬等），对某些危害严重的寄生虫病（如疟疾、血吸虫病等）可采取预防服药。积极研制有效的疫苗，预防危害严重的寄生虫病的发生和流行。

试　题

一、名词解释

1．route of transmission　　　　　　2．activity of natural foci

二、填空题

1．寄生虫病流行的三个基本条件为_____、_____和_____。

2．寄生虫侵入人体，并在其内能继续发育和（或）繁殖的阶段称_____。

3．影响寄生虫病流行的流行因素有_____、_____和_____。

4．寄生虫病的流行特点有_____、_____和_____。

5．寄生虫的传染源包括_____和_____。

6．寄生虫的侵入途径有_____、_____、_____、_____、_____和_____。

三、选择题

（一）A 型题

1．How do parasitic organisms overcome the difficulties they face in transmitting the next generation to a suitable host？

A．They do so by producing resistant eggs or cysts

B．Parasitic organisms have a greater reproductive potential than do most free-living species thus increasing the chances of transfer to a suitable host

C．Some parasitic organisms increase their numbers by reproducing asexually in the intermediate host making it more likely that they will make their way to a suitable host.

D．Most parasitic organisms produce toxins that discourage unsuitable hosts

E．Some parasitic organisms increase their numbers by reproducing sexually in the intermediate host making it more likely that they will make their way to a suitable host

2．Under cooked pork may act as a source of

A．*Taenia solium*

B．*Taenia saginata*

C．*Echinococcus granulosus*

D．*Diphyllobothrium latum*

E．*Echinococcus multilocularis*

3．All the following helminthic infections require the ingestion of improperly cooked meat or fish to complete their life cycle except

A．*Clonorchis sinensis*

B．*Taenia saginata*

C．*Taenia solium*

D．*Hymenolepis nana*

E．*Trichinella spiralis*

4．不需要中间宿主，并经口感染的寄生虫采取如下预防措施，除外

A．管理粪便

B．防止粪便污染食物、水源和环境

C．注意个人卫生

D．注意饮食卫生和饮水卫生

E．改善不良的饮食习惯

5．人体寄生虫病的传染源包括

A．医学节肢动物

B．仅有患者和带虫者

C．所有家畜

D．所有野生动物

E．病人、带虫者、感染动物

6．寄生虫病的流行特点有

A．无地方性

B．仅有地方性

C．无季节性

D．仅有季节性

E．既有地方性，又有季节性

7．Which of the following are necessary for the transmission of parasitic disease to occur？

A．A susceptible host

B．A mode of transmission

C．A source of infection

D．All of the above are necessary for the transmission of parasitic disease

E．All of the above are not necessary for the transmission of parasitic disease

（二）X 型题

1．寄生虫病的易感人群有
  A．儿童
  B．流行区的成年人
  C．免疫力低下或免疫缺陷者
  D．无适应性免疫力的人群
  E．具有固有免疫的人群

2．主要侵入途径有
  A．经医学节肢动物
  B．接触感染
  C．经口
  D．直接经皮肤
  E．经胎盘

3．Which of the following organisms can infect humans who eat improperly prepared meat ?
  A．*Taenia solium*
  B．*Trichinella spiralis*
  C．*Taenia saginata*
  D．*Diphyllobothrium latum*
  E．*Fasciolopsis buski*

4．Polluted soil may act as a source of infection with
  A．*Ascaris lumbricoides*
  B．*Ancylostoma duodenale*
  C．*Stongyloides stercoralis*
  D．*Entamoeba histolytica*
  E．*Trichuris trichuiura*

5．Blood-sucking insects may transmit
  A．*Plasmodium* spp．
  B．*Leishmania* spp.
  C．*Wuchereria bancrofti*
  D．*Brugia malayi*
  E．*Trypanosoma brucei gambiense*

6．Parasites wich may be transmitted by sexual contact are
  A．*Trichomonas vaginalis*
  B．*Entamoeba histolytica*
  C．*Giardia lamblia*
  D．*Pthirus pubis*
  E．*Clonorchis sinensis*

7．Polluted water may act as a source of infection with：
  A．*Entamoeba histolytica*
  B．*Balantidium coli*
  C．*Schistosom*a spp．
  D．*Taenia solium*
  E．*Giardia lamblia*

8．寄生虫的主要传播方式有
  A．经水和食物
  B．经土壤
  C．经空气
  D．经医学节肢动物
  E．经与人接触

四、问答题

1．阐述影响寄生虫病流行的因素。
2．阐述寄生虫病的防治原则。

参考答案

一、名词解释

1．传播途径（route of transmission）：寄生虫从传染源到易感宿主的全过程称寄生虫病的传播途径，包括寄生虫从传染源排出、在外界（包括中间宿主和传播媒介）发育为感染阶段，经合适的感染方式（水、食物、土壤、空气、医学节肢动物和与人接触）和侵入途径（经口、直接经皮肤、经医学节肢动物、接触感染和经胎盘先天性感染等）进入新宿主的过程。

2．自然疫源性（activity of natural foci）：在人和动物间自然传播的寄生虫病称人兽共患寄生虫病。在原始森林或荒漠地区，有些寄生虫主要在脊椎动物（野生动物）之间传播，人偶然进入这些地区，就有可能感染这些寄生虫，这种现象称自然疫源性。不需要人参与而存在自然界的人兽共患寄生虫病具有明显的自然疫源性，如肺吸虫病、黑热病、旋毛虫病等。

二、填空题

1．传染源　传播途径　易感人群
2．感染阶段
3．生物因素　自然因素　社会因素
4．地方性　季节性　自然疫源性
5．寄生虫感染者　受染动物
6．经口　直接经皮肤　经媒介节肢动物叮咬　接触　经胎盘　经输血

三、选择题

（一）A型题
1．B　　2．A　　3．D　　4．E　　5．E　　6．E　　7．D
（二）X型题
1．ACD　　2．ABCDE　3．ABC　　4．ABCDE　5．ABCDE　6．ABCD
7．ABCDE　8．ABCDE

四、问答题

1．寄生虫病的流行与传播是从寄生虫生活史中某一阶段离开宿主开始，经过外界环境生长发育，再侵入新宿主的过程，主要受生物因素、自然因素和社会因素的制约和影响。

（1）生物因素：是指寄生虫生长、发育与中间宿主或传播媒介的关系。间接型生活史类型的寄生虫生长、发育与中间宿主或传播媒介的地理分布和季节性活动是一致的。如黑热病的流行主要在我国北方，这与传病白蛉的地理分布相符。

（2）自然因素：寄生虫的流行与感染宿主所在地区的温度、湿度和雨量等因素，以及地理环境和生物种群有关。气候条件可直接影响寄生虫在外界和中间宿主（包括传播媒介）体内的发育，如在温暖、潮湿环境，有利疟原虫在蚊体内发育、蚊虫的生长发育和繁殖，以及吸血活动，增加疟疾的传播。地理环境与中间宿主的生长、发育和繁殖，以及媒介的孳生和栖息有密切关系，可间接影响寄生虫病的流行。

（3）社会因素：社会因素包括经济状况、文化教育程度、居住条件、医疗卫生和防疫保健水平，以及生产方式和生活习惯等，这些都是制约寄生虫传播的重要因素，社会进步、经济发展、医疗卫生条件的改善，以及群众科学文化水平的提高，对控制寄生虫病的流行

都起着重要的作用。

2．寄生虫病的防治应采取控制和消灭传染源、切断传播途径和预防感染、保护健康人群等综合性防治措施。

（1）控制和消灭传染源：①治疗患者和带虫者；②查治和处理保虫宿主；③做好疫情监测，及时发现传染源是控制其输入和扩散的必要手段。

（2）切断传播途径：①改造环境，消灭孳生地，控制和消灭中间宿主和传播媒介，如消灭钉螺、蚊等；②预防不需要中间宿主、经口感染的寄生虫，主要采取管理粪便，粪便无害化处理，防止粪便污染食物、水源和环境，搞好环境卫生，注意个人卫生、饮食卫生和饮水卫生，如蓝氏贾第鞭毛虫、似蚓蛔线虫等；③改善不良的饮食习惯是预防需中间宿主，并经口感染的寄生虫的关键措施，如肥胖带绦虫和华支睾吸虫分别因食生的和半生的牛肉和鱼肉而感染。

（3）预防感染、保护健康人群：①积极开展预防寄生虫病的宣传教育工作，普及防治寄生虫病的基本知识，提高群众的自我保护意识；②建立良好的卫生行为和饮食习惯；③加强集体和个人防护（改进生产方式和改善生产条件，预防服药，用驱避剂防止吸血节肢动物叮咬，研制疫苗等）。

（高兴政）

第二篇　医学原生动物

第七章　医学原生动物概述

重点和难点

原生动物（protozoa）简称原虫。医学原生动物（medical protozoa）是指寄生在人体体腔、体液、组织或细胞内的致病或非致病原虫，此类原虫约有 40 种，有时会对人体健康产生严重的危害。

一、形态

原虫的形态，因虫种而异，大多数呈球形或卵圆形，少部分呈梭形或不规则形状。其体积微小，直径大小为 2 ~ 200μm。尽管不同种类原生动物的形态、大小和内部结构有所不同，其基本结构都是由细胞膜、细胞质和细胞核三种主要部分所构成。

1. 细胞膜　原虫细胞膜也称质膜（cell membrane，plasmalemma）或表膜（pellicle），是包裹于细胞表面的一层单位膜（unit membrane）。该单位膜厚度一般为 5 ~ 10nm，是嵌有蛋白质的脂质双分子层结构（称之液态镶嵌模型，fluid mosaic model）。

细胞膜蛋白质（包括酶）主要以内在蛋白和外周蛋白两种形式与膜脂类分子相结合，形成原虫细胞表面上的载体、特异受体、酶和表面抗原等不同结构。

细胞膜作为维持细胞自身稳定的重要结构以及与宿主和外界环境接触的界面，特别是在与宿主相互作用过程中具有重要的保护、支持、识别和免疫等方面作用。正确认识原生动物细胞膜的结构与功能，对深入了解人体和寄生原虫之间的相互作用机制，和防治寄生虫病具有重要的生物学意义。

2. 细胞质　细胞质（胞质）呈半透明、均质的状态，是原虫生长代谢和营养储存的重要场所。细胞质由基质（fundamental cytoplasm）、细胞器和空泡（vacuoles）或内含物（inclusions）三种组分所构成。

（1）基质：为均匀、半透明的胶体物质，其主要成分是蛋白质，使得细胞质呈现高度黏滞性和稳定性。很多原虫的基质有内、外质之分。外质（ectoplasm）是一层无颗粒、较透明结构，具有感觉、运动、呼吸、摄食、排泄和自身保护等功能；外质之内为内质（endoplasm），是能流动、具有颗粒的结构，内含细胞核、各种细胞器和内含物，是原虫进行营养物质储存和新陈代谢的重要场所。

（2）细胞器：是原虫细胞质内具有一定化学组成、执行特殊生理功能的亚细胞形态单位。这些细胞器种类很多，在原虫生长发育的过程中，各自履行不同的生理功能。原虫细胞器按其功能主要可分为以下三类：

1）膜质细胞器：主要由细胞膜分化而成亚细胞单位，包括线粒体（mitochondria）、内质网（endoplasmic reticulum）、高尔基复合体（golgi bodies）、溶酶体（lysosomes）和微体（microbodies）等。

2）运动细胞器：原虫主要有伪足（pseudopodium）、鞭毛（flagellum）和纤毛（cilia）等三种运动细胞器，少数原虫的吸器、伸缩泡、轴柱等也有协助虫体运动的作用。这些运动细胞器是原虫重要的分类标志。

3）营养细胞器：指一些原虫具有的胞口（cytostome）、胞咽（cytopharynx）和胞肛（cytopryge）等细胞器，帮助原虫进行摄食、营养物质消化和排泄代谢产物的作用。

（3）空泡（vacuoles）或内含物（inclusions）：寄生性原虫胞质内均具有各种类型的空泡或内含物。这些空泡主要含有晶体蛋白质（crystalloid protein）、脂质、糖原泡（glycogen vacuole）和拟染色体（chromatoid body）等营养物质。

3．细胞核　原虫细胞核经染色后主要分为两种核型：①泡状核（vesicular nucleus）：呈圆球形，染色质稀少且颗粒状，主要分布于核膜内缘，中央具有 1 个细小的核仁，寄生于人体的大多数原虫属于此种核型；②实质核（compact nucleus）：大而不规则，染色质丰富，散在分布于核质中，具有多个核仁，寄生于人体的纤毛虫细胞核为此型。

细胞核的形态差异亦是鉴别不同虫种的重要依据。

二、生活史

原虫的生活史（life cycle）发育过程包括生长、发育和繁殖等不同阶段，以及从一个宿主传播到另一个宿主的整个过程。通常人们把原虫生活史中能运动、摄食和繁殖的阶段称为滋养体（trophozoite），该虫期是原虫致病的主要阶段。当原虫生活环境中出现不利因素时，滋养体开始团缩，排出水分，分泌成囊性物质，形成包囊（cyst）或卵囊（oocyst）。

根据医学原虫传播方式的不同，可将其生活史分为以下三种类型。

1．人际传播型（person to person transfer）　即原虫的生活史中只需要 1 个宿主，通过直接、间接接触或经中间媒介的携带而传播。大多数肠道阿米巴原虫、鞭毛虫和纤毛虫等属于此种类型。

2．循环传播型（circulation transfer）　该类原虫的生活史需 1 种以上脊椎动物作为终末宿主和中间宿主，其感染阶段可在二者之间传播。如刚地弓形虫在终末宿主猫和中间宿主人、鼠、猪等动物之间相互传播。

3．虫媒传播型（vector transfer）　本类原虫需在媒介昆虫体内发育、繁殖至感染阶段后，再经昆虫叮吸人、畜血液或组织液进行传播。如疟原虫和利什曼原虫属于此型。

三、生理

医学原虫生长发育过程中所进行的生理活动，包括运动、摄食、营养代谢和繁殖等以下几个方面。

1．运动　运动是原虫生命活动重要的特征，不同种类的原虫分别借助于伪足、鞭毛和纤毛运动细胞器，或其他方式来完成。

2．摄食　原虫在生长、发育过程中，可以通过表膜渗透和多种扩散等方式吸收周围环境的营养物质，或借助细胞器摄取大分子的营养物质。

主要摄食方式包括渗透（osmosis）、胞饮（pinocytosis）和吞噬（phagocytosis）三种。

3．营养代谢

（1）营养：原虫所必需的营养物质与一般动物基本相同，包括葡萄糖、氨基酸、碱基及核苷、脂肪酸、维生素和微量元素等。

（2）代谢：寄生虫的代谢主要是能量代谢，包括合成代谢和分解代谢。大多数生物能量代谢的本质是将营养物中葡萄糖等分子内的化学能量转变为ATP。寄生虫的能量来源主要是通过糖酵解获得。

4．生殖　原虫生殖方式主要有无性生殖、有性生殖和世代交替（alternation of generation）三种类型。

四、致病

医学寄生性原虫和少数营自生生活原虫的致病及危害程度与虫种、株系、数量、毒力、寄生部位、宿主的免疫状态以及与其他病原生物的协同作用有关。原虫主要的致病方式包括：①增殖作用（multiplication），②压迫和阻塞作用（oppression and obstruction），③酶和毒素作用（enzyme and toxic effect），④播散致病作用（diffusion and invasion），⑤机会性致病作用（opportunistic pathogenesis）。

试　题

一、名词解释

1．protozoa

2．trophozoite

3．cyst

4．opportunistic protozoa

5．conjugation

6．alternation of generation

7．protozoa of vector transfer

8．protozoa of circulation transfer

9．protozoa of person to person transfer

二、填空题

1．原虫的基本结构是由_____、_____和_____三部分组成。

2．原虫的运动细胞器主要有_____、_____和_____三种。

3．原虫摄取营养物质的方式主要有_____、_____和_____三种。

4．原虫细胞核型有_____、_____二种，最常见的核型是_____。

5．原虫的无性生殖主要有_____、_____和_____；有性生殖主要有_____、_____。

6．有的原虫在生活史发育过程中既有_____生殖，也有_____生殖，这两种交替进行的生殖方式称为世代交替。

7．根据医学原虫的传播方式，可将生活史分为三种类型：_____、_____和_____。

8．阴道毛滴虫的运动细胞器有_____和_____两种。

9．原虫生长发育过程中所进行的生理活动包括_____、_____、_____和_____。

三、选择题

（一）A 型题

1．医学原虫指的是
    A．寄生于人体的致病性原虫
    B．可在人体内寄生
    C．可使人体致病的原生动物
    D．寄生于人体和动物体内的原生动物
    E．寄生于人体的致病和非致病的原生动物

2．原虫的运动细胞器不包括是
    A．鞭毛
    B．纤毛
    C．伪足
    D．动基体
    E．波动膜

3．下列寄生虫中，不属于机会致病性原虫的是
    A．*Toxoplasma gondii*
    B．*Plasmodium vivax*
    C．*Isospora belli*
    D．*Giardia lamblia*
    E．*Cryptosporidium*

4．医学原虫致病与下列选项无关的是
    A．增殖作用
    B．播散作用
    C．虫种的毒力
    D．宿主的免疫力
    E．宿主的性别

5．医学原虫的基本结构是
    A．表膜、基质和细胞器
    B．基质、胞核和细胞器
    C．表膜、胞质和胞核
    D．核膜、核质和核仁
    E．胞质、胞核和细胞器

6．下列选项中，属于原虫有性生殖方式的是
    A．二分裂
    B．芽殖
    C．多分裂
    D．孢子生殖
    E．配子生殖

7．原虫分类主要采用的依据是
    A．细胞核的结构
    B．生活史类型
    C．营养细胞器
    D．运动细胞器
    E．原虫的外形

8．下列原虫中，生殖方式属于世代交替的是
    A．溶组织内阿米巴原虫
    B．阴道毛滴虫
    C．疟原虫
    D．蓝氏贾第鞭毛虫
    E．杜氏利什曼原虫

（二）X 型题

1．原虫的运动细胞器包括
    A．鞭毛
    B．伪足
    C．纤毛
    D．波动膜
    E．包涵体

2．下列原虫中，属于机会致病性原虫的是
    A．隐孢子虫
    B．等孢球虫
    C．疟原虫
    D．刚地弓形虫
    E．结肠内阿米巴

四、问答题

1．阐述医学原虫生活史类型及其特点。
2．举例说明医学原虫的生殖方式。

参考答案

一、名词解释

1．原虫（protozoa）：单细胞真核生物，结构简单，具有完整的生理功能，能独立完成如摄食、代谢、呼吸、排泄、运动和生殖等所有生命活动。

2．滋养体（trophozoite）：通常把在生活史中能运动、摄食、增殖的医学原虫称为滋养体，滋养体是主要的致病阶段。

3．包囊（cyst）：原虫生活环境不利时，滋养体团缩，水分被吸收，分泌囊壁，形成包囊。包囊为不活动和不摄食的阶段，是重要的传播阶段，通常在外界有较强的抵抗力。

4．机会性致病原虫（opportunistic protozoa）：有些原虫感染免疫功能正常的宿主后，并不产生临床症状，暂时处于隐性感染状态。但当机体因各种原因导致免疫功能不全或抵抗力下降时，如艾滋病、长期接受免疫抑制剂治疗或肿瘤晚期患者，这些原虫的繁殖能力和致病能力增强，患者出现临床症状和体征，甚至引起死亡。这些原虫称为机会性致病原虫，如刚地弓形虫、隐孢子虫等。

5．接合生殖（conjugation）：为直口纲虫种特有的一种有性生殖方式，生殖时两个虫体胞口处贴合，表膜溶解，通过小核的分裂和部分交换，最终产生 8 个新个体的复杂过程。

6．世代交替（alternation of generation）：许多原虫的生活史中既有有性生殖过程，也有无性生殖过程，此种交替的生殖方式称为世代交替。

7．虫媒传播型原虫（protozoa of vector transfer）：本生活史类型的原虫，其生活史需在吸血昆虫体内生长发育，并进行有性或无性的生殖，由媒介昆虫叮咬、吸血传播。如疟原虫。

8．循环传播型原虫（protozoa of circulation transfer）：本生活史类型的原虫生活史需 1 种以上脊椎动物作为终末宿主和中间宿主，其感染阶段可在二者之间传播。如刚地弓形虫在终末宿主猫和中间宿主人、鼠、猪等动物之间相互传播。

9．人际传播型原虫（protozoa of person to person transfer）：完成生活史仅需一个宿主，通过直接或间接接触或经中间媒介的携带由感染者传播至易感者的原虫，称人际传播型原虫，如阴道毛滴虫。

二、填空题

1．细胞膜　细胞质　细胞核
2．鞭毛　伪足　纤毛
3．渗透　胞饮　吞噬
4．泡状核　实质核　泡状核
5．二分裂　多分裂　芽殖　配子生殖　接合生殖
6．有性　无性

7．人际传播型　循环传播型　虫媒传播型

8．鞭毛　波动膜

9．运动　摄食　营养代谢　生殖

三、选择题

（一）A 型题

1．E　　2．D　　3．B　　4．E　　5．C　　6．E　　7．D　　8．C

（二）X 型题

1．ABCD　　2．ABD

四、问答题

1．医学原虫的生活史是从宿主到宿主的传播过程，形式多样，在医学上有着重要的流行病学意义。其生活史类型可按传播特点大致分为三型：

（1）人际传播型：生活史只需要一种宿主，凭借接触或中间媒介而在人群中直接传播。可分两类：

1）生活史只有滋养体阶段，二分裂生殖，以直接或间接接触滋养体而传播，如阴道毛滴虫、口腔毛滴虫和齿龈阿米巴等。

2）生活史有滋养体和包囊二个阶段，前者二分裂生殖，包囊可有或无核分裂，为有效的排离和传播阶段，如多数肠道寄生阿米巴、鞭毛虫和纤毛虫等。

（2）循环传播型：完成生活史需一种以上的脊椎动物作为终宿主和中间宿主，其感染阶段可在二者之间传播，如刚地弓形虫，以猫为终宿主，以人、鼠或猪等为中间宿主。

（3）虫媒传播型：完成生活史需经吸血昆虫体内的无性或有性生殖，再由媒介昆虫叮咬、吸血传播，如利什曼原虫（无世代交替）和疟原虫（有世代交替）的生活史。

2．（1）无性生殖：包括二分裂、多分裂和芽殖。二分裂是细胞核先分裂为两个，然后胞质分裂，最后形成两个独立的虫体；鞭毛虫的细胞核以纵向分裂为两个，而纤毛虫的细胞核以横向分裂为两个。多分裂是细胞核首先进行多次分裂，达到一定数量后，细胞质再分裂，使一个虫体一次增殖为多个子代；如疟原虫红细胞内期和红细胞外期的裂体生殖。芽殖是母体先经过不均等的细胞分裂，产生一个或多个芽体，再分化发育成新的个体；芽殖可分为内出芽和外出芽两种方式。如疟原虫在蚊体内的成孢子细胞是以外出芽的方式进行增殖，即先从成孢子细胞表面长出子孢子芽，逐渐发育为子孢子，然后脱离母体；而刚地弓形虫滋养体则以内出芽的方式进行增殖，即两个子细胞先在母细胞内形成新个体，然后随母细胞破裂，释放更小的子代并发育为新的滋养体。

（2）有性生殖：原虫的有性生殖包括接合生殖和配子生殖。接合生殖是较低级的有性生殖方式，仅见于直口纲，两个虫体在胞口处互相连接，结合处胞膜消失，经过各自体内的核分裂并互相交换后，两者又分离，继续进行二分裂形成新个体。配子生殖是原虫在发育过程中先分化出有雌、雄配子，雌、雄配子受精后形成合子、卵囊，子孢子在卵囊内形成，如疟原虫在蚊体内的配子生殖。

（3）有些原虫的生活史具有世代交替现象，即无性生殖和有性生殖两种方式交替进行，如疟原虫在人体内行无性生殖，而在蚊体内行有性生殖。

第八章 阿米巴

重点和难点

一、溶组织内阿米巴

溶组织内阿米巴（*Entamoeba histolytica* Schaudinn，1903），又称痢疾阿米巴或痢疾变形虫，是一种主要寄生于人体结肠内的致病性原虫，引起阿米巴痢疾（amoebic dysentery）。本虫也能侵入人体肝、肺和脑等器官组织，引发相应脏器组织的脓肿和溃疡，对人体健康造成严重的危害。

（一）形态

1. 滋养体（trophozoite） 形态多变且不规则，内外质分界明显。外质透明，内质致密并富含颗粒，常见被吞噬的红细胞。虫体做定向的阿米巴运动。细胞内质含有一个泡状核（vesicular nucleus），核膜内侧染色质颗粒排列整齐，大小均匀，核仁位于核的中央。

2. 包囊（cyst） 呈圆球形，直径 10 ~ 16μm；核的数目为 1 ~ 4 个，其构造与滋养体相似。未成熟包囊含 1 ~ 2 个核；经铁苏木精染色，可见拟染色体（chromatoid body）和糖原泡（glycogen vacuole）；成熟包囊含有 4 个核，为感染期。

溶组织内阿米巴滋养体与包囊的形态特点

滋养体		包囊	
活滋养体	铁苏木精染色	碘液染色	铁苏木精染色
细胞质分为外质和内质，虫体以伪足运动，胞质中有吞噬的红细胞	椭圆形或圆形，细胞质内可见一个球形细胞核，核仁位于核中央，核膜内侧有排列均匀的核周染粒。细胞质内可见被吞噬的蓝灰色圆形红细胞	包囊呈圆球性，碘液染色为棕黄色，糖原泡呈棕黄色，拟染色体呈亮棒状；成熟包囊中糖原泡和拟染色体消失	核仁位于中央，拟染色体呈棒状、蓝黑色，糖原泡呈空泡状；成熟包囊中糖原泡和拟染色体消失

（二）生活史

溶组织内阿米巴生活史比较简单，包括滋养体和包囊两个阶段。

生活史要点：

1. 宿主关系 人是唯一宿主。
2. 基本生活史型 成熟包囊 - 滋养体 - 包囊。
3. 感染阶段 四核成熟包囊。
4. 感染途径与方式 经口，通过食物和饮水。
5. 寄生部位 包囊、滋养体—结肠肠腔；滋养体—结肠肠壁、肝、肺、脑和皮肤等处。
6. 致病阶段 滋养体。

7．诊断阶段　滋养体与包囊。

（三）致病

溶组织内阿米巴滋养体具有侵袭宿主组织或器官、适应宿主的免疫应答和表达致病因子的能力，但这种致病能力的表达和调控，在宿主体内受虫株毒力、寄居环境理化和生物因素，以及宿主自身免疫应答状态等诸多因素的影响，并且在虫体与宿主相互作用之后，其致病作用复杂多样，如临床上大多数感染表现为无症状带囊者，仅有少部分人表现为肠阿米巴病或出现严重的肠外阿米巴病。

1．致病因素

（1）虫株的毒力：不同虫株毒力不同。即使同一虫株，其毒力也可发生变化。

（2）阿米巴的侵袭力：溶组织内阿米巴滋养体侵入黏膜的机制与三种重要因子有关，即半乳糖／乙酰氨基半乳糖凝集素、阿米巴穿孔蛋白和半胱氨酸蛋白酶。

（3）肠道菌群的协同作用：肠腔中细菌的存在为溶组织内阿米巴提供了营养及适宜环境，并协同滋养体侵入肠黏膜。

（4）宿主的免疫能力：宿主全身和肠道局部抵抗力下降有利于溶组织内阿米巴的侵入。

2．致病机制　溶组织内阿米巴对人的致病包括肠道病变和肠外病变。肠道病变主要发生在回盲部和横结肠。

溶组织内阿米巴接触肠黏膜，通过半乳糖／乙酰氨基半乳糖凝集素、阿米巴穿孔蛋白和半胱氨酸蛋白酶等接触性溶解、侵入组织。一般情况下阿米巴侵入停止于黏膜肌层，此为天然屏障；随后病变向两侧延伸和扩大，形成口小、底宽的"烧瓶"样溃疡，可造成肠黏膜大面积脱落，甚至引起肠穿孔和肠出血。有些人感染溶组织内阿米巴后可在结肠壁形成慢性肉芽肿团块即阿米巴瘤，主要发生在盲肠、乙状结肠和直肠，严重者可造成肠腔狭窄。病情严重时，阿米巴可穿破肌层，蔓延至周围器官或随血液、淋巴液播散至深部组织和其他器官，造成肠外阿米巴病。

3．临床表现

（1）肠阿米巴病（intestinal amoebiasis）：阿米巴性结肠炎最为常见。临床上可分为急性和慢性阿米巴性结肠炎。急性期临床表现为阿米巴痢疾，患者常伴有腹痛、里急后重、黏液血便，血便有腥臭味、内含黏膜坏死组织和阿米巴滋养体，每日腹泻数次（4～6次），持续1～3周。慢性患者则表现为长期（1～5年）间歇性腹泻、腹痛、腹部不适，消瘦。

（2）肠外阿米巴病（extra-intestinal amoebiasis）：由肠道病灶处滋养体经血液传播所致，所致疾病包括阿米巴肝脓肿（amoebic liver abscess）、阿米巴肺脓肿（amoebic lung abscess）和皮肤、脑、脾、肾等部位的阿米巴溃疡或脓肿，并引起相应组织器官的临床表现。

（四）实验诊断

临床上主要根据患者主诉病史和临床症状做出初步诊断，确诊还需要进行实验室检查，特别是检查到阿米巴病原体最为可靠。检测方法主要包括病原学诊断、血清学诊断、分子生物学检测和影像学检查。

1．病原学检查　常用的病原学检查方法有粪便检查、肠镜活检、体外培养，以及穿刺物涂片检查。根据患者的临床表现，选择性地针对某一部位进行取材，常可检获阿米巴原虫不同的发育时期。

（1）直接涂片法：采取急性患者的脓血便、腹泻稀便和病灶内坏死组织，做直接涂片法检查，发现活动的阿米巴滋养体，是诊断急性阿米巴痢疾患者有效的方法之一。收集标本时，注意选择清洁的容器，粪便不要与尿液混合。天冷时，还需注意保温并及时送检。

（2）碘液涂片法：通过采集带虫者或慢性患者的成形粪便，用碘液涂片方法检查包囊。因粪便中的包囊数量变化较大，需多次送检。

（3）病灶组织检查：

1）穿刺液检查：对于阿米巴肝、肺、脑脓肿的患者，可做局部穿刺抽取脓肿液，取材位置应位于脓腔壁部，并注意脓液性状的特征。

2）活检：主要用于慢性患者或粪检阴性不能确诊的患者。用乙状结肠镜在可疑病变处刮取或吸取分泌物做生理盐水涂片，或从溃疡边缘取组织做病理切片查滋养体。

2. 免疫学诊断 由于阿米巴病原学检查容易出现误诊和漏检，免疫学诊断具有重要的辅助诊断价值，尤其对于肠外阿米巴病的诊断。主要采用的方法有：间接血凝试验（IHA）、间接免疫荧光抗体试验（IFA）和酶联免疫吸附试验（ELISA）等。

3. 分子生物学检测 DNA 扩增试验是近年来国内外发展最为快速、有效、特异、敏感的一种诊断阿米巴病分子生物学检测技术。该技术通过提取病灶穿刺物、活检肠黏膜病变组织和粪便培养物中的虫体 DNA，以特异性引物进行聚合酶链式反应（PCR）扩增反应，并对生成产物进行鉴定分析，以诊断和鉴别诊断溶组织内阿米巴和其他阿米巴原虫。

4. 影像学检查 在临床上，超声波、X 线和 CT 扫描等影像学检查技术主要用于病原学或血清学检查不能确诊为阿米巴病时的辅助性检查。

（五）流行

溶组织内阿米巴呈全球性分布，主要流行于热带和亚热带地区，温带地区较少见。世界各地的感染率相差悬殊，感染率为 0.37% ~ 30%，有的地区可高达 80%。溶组织内阿米巴在人群中感染率的高低与不同国家的社会经济水平、卫生防疫条件以及人口密度等因素密切相关。

1. 传染源 溶组织内阿米病的传染源主要是指粪便中持续排包囊的带囊者、慢性迁延性患者和恢复期患者。

2. 传播途径 溶组织内阿米巴感染期包囊主要是通过粪便污染水源和食物，经口感染人体。

3. 易感人群 任何年龄组均可感染溶组织内阿米巴，但以青壮年较多。本病的高危人群为同性恋、免疫功能缺陷或受到损坏者和旅游者等。

（六）防治

1. 普查普治 治疗患者和带囊者，以控制传染源，特别是对饮食业人员应定期进行粪便检查。治疗阿米巴病的药物很多，但尚无理想者，常用的有以下几种：甲硝唑（灭滴灵，metronidazole）、替硝唑（tinidazole）、二氯尼特（diloxanide）、中药类和其他药物。

2. 切断传播途径 加强粪便无害化处理和管理，科学开发和保护水资源，注意环境卫生，做好灭蝇、灭蜚蠊的工作。防止水源污染是预防阿米巴感染与流行的重要环节。

3. 加强个人防护和环境保护 阿米巴病的感染和流行仍是当前世界范围内一个重要的公共卫生问题，除了采取综合性措施防治本病外，还要在全社会范围内加强对本病防治的卫生宣传教育，教育每个人应注意养成良好的饮食和饮水卫生习惯，饭前便后洗手，防止病从口入。同时，还要加强对周围环境水资源的保护，加强食品卫生检疫和监督管理，搞好环境卫生和对有害生物的防控，从而达到防治本病感染和控制流行的目的。

二、非致病性阿米巴

（一）迪斯帕内阿米巴（*Entamoeba dispar*）

本虫在人群中感染率很高。

形态与生活史几乎与溶组织内阿米巴完全一致，滋养体无侵袭性，不吞噬红细胞，食物泡内可见细菌颗粒。光学显微镜不能区别迪斯帕内阿米巴和溶组织内阿米巴原虫，目前常借助于 PCR 方法加以鉴别，特异性单克隆抗体技术对两种原虫特异性抗原的检测也可以达到鉴别目的。

（二）结肠内阿米巴（*Entamoeba coli*）

结肠内阿米巴寄生于人及鼠、猪、犬等动物的结肠，不致病。常与溶组织内阿米巴共生。

1．滋养体　较大，内、外质区别不明显，伪足不明显，运动缓慢。铁苏木精染色核仁大，偏位；核周染粒大，分布不均匀。内质可见许多食物泡，不吞噬红细胞。

2．包囊　较大，有 1～8 个核，核仁偏位。碘液涂片 1～4 核的不成熟包囊内可见糖原泡。铁苏木精染色拟染色体呈草束状，核与滋养体相似。

（三）哈门内阿米巴（*Entamoeba hartmanni*）

哈门内阿米巴寄生于人体结肠内。

1．滋养体　较小，铁苏木精染色核膜较厚，其内缘的核周染粒大而不均匀，无吞噬的红细胞。

2．包囊　较小，有 1～4 个细胞核。碘液涂片包囊呈棕黄色。铁苏木精染色可见形状不定的多个拟染色体。

（四）微小内蜒阿米巴（*Endolimax nana*）

微小内蜒阿米巴寄生于人体的盲肠。

1．滋养体较小，活动缓慢，不吞噬红细胞，铁苏木精染色核仁大，形态不规则。核膜薄，核膜与核仁之间有清晰的空隙和相连的核丝，无核周染粒。

2．包囊　体积小，细胞核 1～4 个。碘液涂片包囊中糖原泡偶见。铁苏木精染色偶见小而弯曲的拟染色体。

（五）布氏嗜碘阿米巴（*Iodamoeba butschlii*）

布氏嗜碘阿米巴寄生于人和猪的回盲部。

1．滋养体　内、外质不易区分。铁苏木精染色核仁大，无核周染粒。

2．包囊　长椭圆形，成熟包囊有一个细胞核，核仁位于核膜一端。碘液涂片可见一个大而清晰的棕红色糖原泡，无拟染色体。

（六）齿龈内阿米巴（*Entamoeba gingivalis*）

齿龈内阿米巴本虫发育仅有滋养体阶段。

滋养体内质为颗粒状，外质透明，活动频繁，食物泡内可见被吞噬的白细胞，铁苏木精染色核仁呈中心位或偏位。

为寄生于人及哺乳动物口腔中的一种共生性原虫，常在患病的齿龈和扁桃体隐窝中发现。通过飞沫或直接接触传播，以齿龈刮拭物生理盐水涂片诊断，保持口腔清洁是预防本虫感染的重要措施。

三、致病性自生生活阿米巴

棘阿米巴（*Acanthamoeba* spp）呈世界性分布，本虫自生生活在土壤、尘埃、湖水、河水和海水中，也可以生活在泳池、热盆浴、饮水中，甚至能在加热、通风、制冷和加湿等设备中分离到棘阿米巴。

棘阿米巴现已分离到7个致病种，其中以卡氏棘阿米巴（*A.castellanii*）为多见。棘阿米巴入侵途径尚不完全清楚，已知可从皮肤伤口、穿透性角膜外伤、损伤的眼结膜或经呼吸道、生殖道等侵入人体。

棘阿米巴角膜炎的症状与其他许多普通眼部感染症状相似。症状会持续数周至数月，各人所表现出的症状不尽相同。炎症早期主要表现为角膜上皮浑浊，上皮粗糙或反复上皮糜烂，有时可表现为假树枝状改变。患者常有畏光、流泪伴视力减退、剧烈眼痛，其程度往往超出体征，形成"症状与体征分离"的现象。随着病情发展，炎症逐渐侵及基质层，形成角膜前基质层的斑状、半环状或环状浸润，有些病变类似于盘状角膜炎的改变，部分患者可有放射状角膜神经炎等。

棘阿米巴可以引发严重致死性的脑部感染和肉芽肿阿米巴脑炎。一旦发生了此感染，患者会出现头痛、颈部僵硬、反胃呕吐、疲惫、思维混乱、对周围的人和环境缺乏反应、失去平衡感及对身体的控制、癫痫和出现幻觉等症状。病程达数周，患者通常会死亡。

本虫感染非常罕见，佩戴隐形眼镜者、角膜外伤者和老人感染棘阿米巴角膜炎的风险较大。

临床诊断可通过采集脑脊液或角膜刮取物中查棘阿米巴，或通过免疫学方法进行辅助诊断。

用磺胺类药物可治疗阿米巴角膜炎。

试　题

一、名词解释

1．flask-shaped ulcer

2．granulomatous amebic encephalitis

3．intestinal amoeboma

4．pseudopodial movement

5．acanthamoeba keratitis

二、填空题

1．在人体结肠中寄生的阿米巴中，只有_____具有致病性。

2．Infective stage of *Entamoeba histolytica* is_____, the pathogenic stage is_____。

3．溶组织内阿米巴细胞质分为_____和_____，滋养体的运动方式为_____。

4．肠阿米巴病主要的受累部位是_____，其所致典型的病理变化为_____。

5．溶组织内阿米巴生活史中有_____和_____两个发育时期。

6．溶组织内阿米巴原虫未成熟包囊中有呈短棒状的特殊营养储存结构，称为_____。

7．溶组织内阿米巴的基本生活史为_____。

8．肠阿米巴病患者粪便检查中，生理盐水涂片法主要用于检查_____；带囊者粪便采用碘液涂片法主要用于检查_____。

9．临床上治疗肠内、外阿米巴病的首选药物是_____，治疗带囊者的药物有_____。

10．能在组织中查及包囊的阿米巴原虫有_____。

11．棘阿米巴所致脑病，在临床上被称_____脑炎。

三、选择题

（一）A 型题

1．临床最常见的肠外阿米巴病是
　　A．阿米巴肺脓肿
　　B．阿米巴肝脓肿
　　C．皮肤阿米巴病
　　D．阿米巴脑脓肿
　　E．泌尿生殖道阿米巴病

2．下列不属于阿米巴原虫滋养体特征的是
　　A．致病的主要阶段
　　B．感染期
　　C．生长繁殖旺盛的时期
　　D．活动的阶段
　　E．是摄食的阶段

3．溶组织内阿米巴感染的主要方式为
　　A．经口感染
　　B．经皮肤感染
　　C．经媒介昆虫叮咬感染
　　D．经胎盘感染
　　E．经吸入感染

4．溶组织内阿米巴滋养体所致病理损害的机制是
　　A．组织超敏反应产生的炎症
　　B．由炎性组织产生的肉芽肿
　　C．释放内、外毒素造成组织破坏
　　D．对组织接触性溶解和破坏
　　E．胞内寄生引起的病理变化

5．在溶组织内阿米巴包囊的铁苏木精染色标本中，包囊内蓝黑色短棒状结构被称为
　　A．糖原泡
　　B．细菌

C．食物泡
D．红细胞
E．拟染色体

6．The pathogenic stage of *Entamoeba histolytica* is
　　A．schizont
　　B．oocyst
　　C．mature cyst
　　D．precyst
　　E．trophozoite

7．临床上溶组织内阿米巴最常见的损害器官是
　　A．空肠
　　B．回肠
　　C．十二指肠
　　D．结肠
　　E．膀胱

8．实验室进行溶组织内阿米巴包囊病原学检查时，最常选用的方法为
　　A．生理盐水直接涂片法
　　B．粪便水洗沉淀法
　　C．十二指肠引流法
　　D．乙状结肠镜活检
　　E．碘液涂片法

9．The infective stage of *Entamoeba histolytica* is
　　A．oocyst
　　B．binucleate cyst
　　C．mature cyst
　　D．schizont
　　E．trophozoite

10．溶组织内阿米巴感染人体后，大多

数人表现为

　　A．带虫状态

　　B．肠阿米巴病

　　C．肠外阿米巴病

　　D．超敏反应

　　E．同时发生肠内、外阿米巴病

11．溶组织阿米巴包囊常常出现在宿主的

　　A．黏液脓血便

　　B．成形粪便

　　C．组织和脓液

　　D．脓性痰液

　　E．血液

12．溶组织内阿米巴在人体内的两个生活史时期是

　　A．卵囊、滋养体

　　B．滋养体、裂殖体

　　C．滋养体、包囊

　　D．包囊、配子体

　　E．滋养体、配子体

13．The basic life cycle of *Entamoeba histolytica* is

　　A．cyst-trophozoite-cyst

　　B．trophozoite-cyst-trophozoite

　　C．trophozoite-cyst

　　D．cyst-trophozoite

　　E．trophozoite-trophozoite

14．在流行病学上，溶组织内阿米巴原虫的主要传染源是

　　A．急性阿米巴痢疾患者

　　B．保虫宿主

　　C．无症状带虫者

　　D．阿米巴肝脓肿患者

　　E．阿米巴肺脓肿患者

15．下列均属于阿米巴病的防治措施，除外的是

　　A．治疗现症患者

　　B．治疗带虫者

　　C．注意个人和饮食卫生

　　D．防蝇灭蝇

　　E．消灭保虫宿主

16．鉴别溶组织内阿米巴滋养体与结肠内阿米巴滋养体的主要依据是

　　A．细胞质内有无吞噬的细菌

　　B．细胞质内有无吞噬的红细胞

　　C．细胞质内有无糖原泡

　　D．细胞质内有无食物泡及拟染色体

　　E．细胞质内有无拟染色体

17．致病性的自生生活阿米巴是

　　A．结肠内阿米巴

　　B．微小内蜒阿米巴

　　C．哈门内阿米巴

　　D．棘阿米巴

　　E．迪斯帕内阿米巴

18．临床上，能造成患者角膜炎的阿米巴原虫是

　　A．结肠内阿米巴

　　B．溶组织内阿米巴

　　C．迪斯帕内阿米巴

　　D．棘阿米巴

　　E．齿龈内阿米巴

19．Which parasite stage of the following figure can be found in the stool specimen from the patients with acute intestinal amoebiasis？

　　A．1

　　B．2

　　C．3

　　D．4

　　E．5

20．Clinically，which form of extra-intestinal amoebiasis was most common in patients with *Entamoeba histolytica*？

　　A．(a)

　　B．(b)

　　C．(c)

　　D．(d)

　　E．(e)

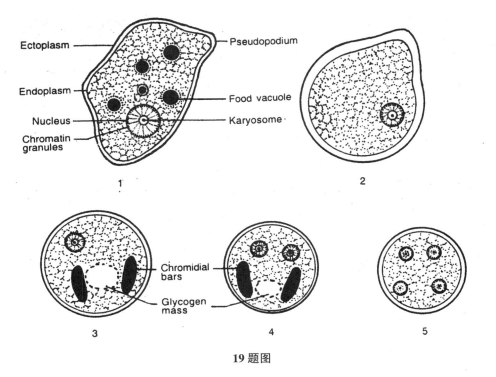

19 题图

20 题图

（二）X 型题

1．下列原虫生活史中，有滋养体和包囊两个阶段的是
    A．溶组织内阿米巴原虫
    B．蓝氏贾第鞭毛虫
    C．刚地弓形虫
    D．结肠内阿米巴原虫
    E．杜氏利什曼原虫

2．溶组织内阿米巴不成熟包囊的形态特点包括
    A．细胞质分为内质和外质
    B．有拟染色体
    C．有糖原泡
    D．1～2 个细胞核
    E．做伪足运动

3．临床上，可能检测出溶组织内阿米巴滋养体的标本是
    A．黏液脓血便
    B．成形粪便
    C．肝脓液
    D．脓痰液
    E．肠壁溃疡处刮取物

4．与溶组织内阿米巴包囊相比较，结肠内阿米巴包囊的形态特点是
    A．圆球形，较大
    B．拟染色体呈两端钝圆的短棒状
    C．核仁偏位
    D．成熟包囊的细胞核为 8 个
    E．核周染色质粒大小均匀，排列整齐

5．下列选项中，与溶组织内阿米巴的流行因素有关的是
    A．包囊的抵抗力强
    B．保虫宿主较多
    C．卫生、经济发展滞后
    D．不良卫生习惯
    E．不同人群和种族

6．溶组织内阿米巴所致的肠外阿米巴病包括
    A．阿米巴脑脓肿
    B．阿米巴肝脓肿
    C．阿米巴肺脓肿
    D．脾阿米巴病
    E．皮肤阿米巴病

7．溶组织内阿米巴主要的致病因子是
    A．酯酶
    B．穿孔素
    C．半胱氨酸蛋白酶
    D．壳酯酶
    E．260KDa 半乳糖 / 乙酰氨基半乳糖凝集素

8．溶组织内阿米巴滋养体与其他肠道内寄生的阿米巴滋养体主要区别点是
    A．细胞核的形态
    B．虫体的外形
    C．虫体的运动特征
    D．食物泡内是否有被吞噬的红细胞
    E．核膜内缘染色质粒

四、问答题

1．简述溶组织内阿米巴实验诊断的取材、检查阶段和注意事项。
2．简述溶组织内阿米巴包囊与结肠内阿米巴包囊的形态鉴别。
3．简述溶组织内阿米巴病的防治原则。
4．Demonstration of the machanism of intestinal amoebiasis formation by *Entamoeba histolytica*.

五、病例分析

病例 1

张××，男，40 岁，农民。主诉反复腹泻半年，加重 2 周伴少量脓血。

查体：肝、脾肋下未触及，全腹无压

痛，无包块，无肌紧张，肠鸣音正常，双下肢不肿。

实验室检查：白细胞 $8.69 \times 10^9/L$、中性粒细胞 0.67、淋巴细胞 0.18、单核细胞 0.07、嗜酸性粒细胞 0.08，血红蛋白 96g/L。便常规结果：稀便、少量黏液，镜检红细胞（+++）、白细胞（++），单核细胞 0～3 个/高倍镜视野；结核菌素试验与结核抗体检查均为阴性。

病理学结果：标本来自肠镜活检组织。肉眼观察：灰白色组织 4 枚，直径均为 0.2 cm。镜检：直肠黏膜固有层充血、水肿，并伴淋巴细胞、浆细胞、中性粒细胞以及嗜酸性粒细胞等炎细胞浸润。同时，病变处见有淋巴滤泡形成，部分腺体杯状细胞减少，局部表面有上皮脱落，糜烂面附有炎性渗出物及滋养体。滋养体内见一大核仁，胞质内有吞噬的红细胞。

问题：

1. 本患者最可能感染的病原体是（单选题）

   A．细菌

   B．病毒

   C．结肠内阿米巴

   D．溶组织内阿米巴

   E．棘阿米巴

2. 该寄生虫感染人体的途径是（单选题）

   A．经口感染

   B．经皮肤感染

   C．经媒介节肢动物感染

   D．经吸入感染

   E．经直接接触感染

3. 本虫在人体内寄生的阶段有（单选题）

   A．卵囊、滋养体

   B．滋养体、裂殖体

   C．滋养体、包囊

   D．包囊、配子体

   E．滋养体、配子体

4. 该寄生虫所致最常见的肠外病变是（单选题）

   A．阿米巴肺脓肿

   B．阿米巴肝脓肿

   C．皮肤阿米巴病

   D．阿米巴脑脓肿

   E．泌尿生殖道阿米巴病

5. 预防本病感染和传播的主要措施有（多选题）

   A．注意饮水卫生

   B．注意饮食卫生

   C．加强粪便管理和水源管理

   D．防止蝇和蟑螂污染食物

   E．防蚊灭蚊

6. 临床上治疗本病首选药物是（单选题）

   A．阿苯达唑

   B．甲苯达唑

   C．甲硝唑

   D．吡喹酮

   E．青蒿素

病例 2

患者，男性，36 岁。因两月前左眼误入灰砂土，未加注意。2 天后左眼出现红肿、疼痛以及视力下降，曾在当地医院以"角膜炎"，给予氯霉素、阿昔洛韦眼液滴眼，结膜下注射庆大霉素，口服抗生素及维生素类等药物治疗，症状未见好转，并眼痛加剧而就诊。

眼部检查：左眼睑红肿（+++），刺激征（+）。球结膜混合充血（+++）；角膜溃疡面积 6 mm×8 mm，病变波及角膜全层，组织浸润坏死，尤以病变周围浸润致密，且成环状。左眼光感、光定位正常。右眼视力 1.2，外眼检查正常。

实验室检查：左眼角膜病变区刮片见多个双壁阿米巴包囊。细菌和真菌培养均为阴性，棘阿米巴培养为阳性。

问题：

1. 本病的临床诊断是（单选题）

A．真菌性角膜溃疡

B．角膜溃疡

C．细菌性角膜炎

D．溶组织内阿米巴性角膜炎

E．棘阿米巴性角膜炎

2．该病原体的感染期是（单选题）

A．仅滋养体阶段

B．仅包囊阶段

C．仅卵囊阶段

D．包囊和滋养体均可

E．滋养体和卵囊均可

3．本病的主要感染途径是（单选题）

A．经口感染

B．经媒介昆虫叮咬

C．经接触感染

D．接触污水或佩戴隐形眼镜

E．垂直传播

4．本病原除可感染人体角膜外，还可侵犯的组织器官是（单选题）

A．脑

B．心

C．肾

D．肺

E．肝

病例3

患儿，女，7岁。1月前无明显诱因而出现便前或便后滴血，每天1～4次，每次4～5滴，偶有黏液，排便前后有腹痛感。1周前出现脐周及右上腹阵发性钝痛，伴有发热，检查体温为38～39.5℃。患者发病后精神、饮食差，呈现逐渐消瘦症状。

查体：生命体征平稳，心肺（－），腹部稍膨隆，脐周、右上腹有压痛，并且叩痛明显。肝于右肋下4cm，剑下6cm可触及，边缘钝且质地硬；脾未触及。

实验室检查：血 WBC22.6×10^{9}L，Hb 86g/L，血白蛋白31.5g/L。肝炎病毒（－），HIV（－），梅毒（－），AFP（－），CEA（－），血培养（－）。粪便隐血（＋），多次行粪便检查未发现虫卵和溶组织内阿米巴滋养体。

直肠镜检结果：肠腔暗红色黏液，直肠段见大小不一、散在、点片状溃疡，未见息肉增生。

腹部超声和CT平扫＋增强检查显示：肝右叶囊实性占位，8.6cm×8.1cm×6.2cm大小，囊性为主。诊断性肝穿刺液为果酱样黏稠液，引流液中检出溶组织内阿米巴滋养体，病理检查仅见少许纤维组织及大量炎性细胞，细菌培养（－）。

问题：

1．下列检查可为鉴别诊断阿米巴性肝脓肿和细菌性肝脓肿提供重要依据的是（单选题）

A．腹部B超

B．血液学检查

C．脓肿穿刺液

D．CT

E．便常规

2．本病的致病机制与下列因素有关的是（多选题）

A．阿米巴原虫的毒力和虫种

B．阿米巴穿孔蛋白、半胱氨酸蛋白酶和半乳糖/乙酰氨基半乳糖凝集素

C．阿米巴原虫的侵袭力

D．宿主的免疫状态

E．宿主的种族及性别

3．临床上采用的治疗方案是（单选题）

A．口服甲硝唑即可

B．外科穿刺排脓

C．甲硝唑化疗配以外科穿刺排脓

D．口服青蒿素

E．口服阿苯达唑

参考答案

一、名词解释

1．烧瓶样溃疡（flask-shaped ulcer）：急性阿米巴痢疾患者，增殖的滋养体大多在回盲部或结肠部位，可突破黏膜肌层，在疏松的黏膜下层繁殖扩散，引起液化坏死灶，形成口小底大的溃疡，此种被损坏的溃疡灶在病理切片镜检时，形似烧瓶状，为阿米巴病的典型病变。

2．肉芽肿性阿米巴脑炎（granulomatous amebic encephalitis，GAE）：致病性棘阿米巴通过呼吸道或皮肤黏膜破损处感染，经血流入脑，引起肉芽肿型脑炎，病程较慢，严重者可致死。

3．肠阿米巴病（intestinal amoeboma）：是溶组织内阿米巴原虫所致疾病的慢性期，肠壁溃疡反复发作，结缔组织不断增生，肠壁增厚，在腹部摸上去似有一个包块，故称阿米巴肿（amoeboma）。

4．伪足运动（pseudopodial movement）：阿米巴在运动时，由体表任何部位都可形成临时性的细胞质突起，称为伪足，这是阿米巴原虫的临时运动器，兼有摄食的作用，这种借助伪足进行运动的方式称为伪足运动。

5．棘阿米巴角膜炎（acanthamoeba keratitis，AK）：是由棘阿米巴原虫引起的一种新的感染性角膜病。炎症早期主要表现为角膜上皮浑浊，上皮粗糙或反复上皮糜烂，有时可表现为假树枝状改变。患者常有畏光、流泪伴视力减退、剧烈眼痛，其程度往往超出体征，形成"症状与体征分离"的现象。

二、填空题

1．溶组织内阿米巴原虫
2．四核包囊　滋养体
3．内质　外质　伪足运动
4．结肠和盲肠　烧瓶样溃疡
5．滋养体　包囊
6．拟染色体
7．包囊 - 滋养体 - 包囊
8．滋养体　包囊
9．甲硝唑　巴龙霉素或二氯尼特
10．棘阿米巴
11．肉芽肿性阿米巴

三、选择题

（一）A 型题

1．B　　2．B　　3．A　　4．D　　5．E　　6．E　　7．D　　8．E

9. C　　10. A　　11. B　　12. C　　13. A　　14. C　　15. E　　16. B

17. D　　18. D　　19. A　　20. C

（二）X 型题

1. ABD　　2. BCD　　3. ACDE　　4. ACD　　5. ACD　　6. ABCDE

7. BCE　　8. ADE

四、问答题

1. 粪便检查：

（1）查滋养体：

1）取材：急性阿米巴病疾患者取脓血便，阿米巴结肠炎患者取稀水样便。

2）检查方法：生理盐水直接涂片法和铁苏木精染色法。

3）注意事项：保持标本新鲜，快速送检、保温；同时要保持容器清洁，勿混入尿液。

（2）查包囊：

1）取材：带囊者及慢性感染者的成形粪便。

2）检查方法：生理盐水直接涂片、碘液涂片法，或包囊浓集法以及铁苏木精染色法。

3）注意事项：反复多次送检粪便，避免漏诊。

2.

	溶组织内阿米巴包囊	结肠内阿米巴包囊
大小	小，10～16μm	大，10～35μm
细胞核数目	1～4	1～8
细胞核结构特点	核膜内缘有一层排列整齐的染色质粒，核中央有一个小而圆的核仁	核仁粗大，常偏位，核周粒大小不均，排列不整
拟染色体特点	短棒状，两端钝圆	草束状，两端参差不齐

3. 溶组织内阿米巴病的防治原则包括：

（1）治疗患者和带囊者。

（2）加强粪便管理，保护水源，避免污染，切断阿米巴病传播的主要环节。管理粪便，对垃圾和粪便进行无害化处理，消灭粪便中的包囊，防止粪便污染水源及食物。

（3）提倡良好的卫生习惯，注意饮食卫生、饮水卫生、个人卫生，防止病从口入。

（4）整治卫生环境，加强饮食服务行业卫生管理。

（5）消灭蝇、蜚蠊等机械性传播媒介。

4. 溶组织内阿米巴接触肠黏膜，分泌半乳糖/乙酰氨基半乳糖凝集素、阿米巴穿孔蛋白和半胱氨酸蛋白酶等，通过接触性溶解，侵入组织。由于黏膜肌层为天然的屏障，一般情况下阿米巴的侵入在此停止，病变向两侧延伸和扩大，形成底宽、呈烧瓶样的坏死。严重的情况下，阿米巴可穿破肌层或随血液、淋巴液播散至深部组织和其他脏器，造成肠穿孔和继发性损伤。肠阿米巴病常累及回盲部、阑尾、乙状结肠等。典型的病理损伤为口小底宽的烧瓶样溃疡，病变一般在肌层停止。感染严重的急性患者，滋养体可突破黏膜肌层，形成的溃疡可深及肌层，并与邻近坏死组织融合，形成大片黏膜脱落。当肠壁组织纤维化后，伴随肉芽肿的形成。

五、病例分析

病例 1
1．D　　　2．A　　　3．C　　　4．B　　　5．ABCD　　　6．C
病例 2
1．E　　　2．D　　　3．D　　　4．A
病例 3
1．C　　　2．ABCD　　　3．C

（崔　昱　秦元华）

第九章 鞭毛虫

重点和难点

一、杜氏利什曼原虫（*Leishmania donovani*）

掌握杜氏利什曼原虫无鞭毛体和前鞭毛体的形态。重点掌握其生活史发育过程、实验诊断方法及免疫特点。难点为致病机制。了解我国黑热病的流行现状、防治要点及其他利什曼原虫的分布。

（一）形态特点

1．无鞭毛体（amastigote） 圆形或椭圆形，细胞质呈淡蓝色，细胞核圆形，紫红色。动基体（kinetoplasm）呈杆状，位于核旁。

2．前鞭毛体（promastigote） 呈梭形，细胞核位于虫体中部，动基体位于前部，基体（basal body）在动基体前方，由此发出一根鞭毛。

（二）生活史要点

1．杜氏利什曼原虫完成生活史需要 2 个宿主，即人（或哺乳动物）与白蛉（sandfly）。

（1）在人体内寄生阶段：无鞭毛体，是致病阶段。

（2）在媒介昆虫白蛉体内阶段：前鞭毛体，是感染阶段。

（3）感染方式：白蛉叮咬人时，将感染阶段前鞭毛体注入人体而感染。

2．利什曼原虫进入巨噬细胞及其存活机制

（1）前鞭毛体趋向并黏附于巨噬细胞，随后者的吞噬活动进入细胞。

1）配体 - 受体结合途径：虫体表面抗原糖蛋白（gp63）为配体，巨噬细胞 C3b 为受体。

2）抗体调理作用：巨噬细胞表面的 Fc 或 C3b 受体与经抗体调理作用的前鞭毛体结合。另外，虫体原生质膜中的糖蛋白（GP63）能与巨噬细胞结合产生吸附作用。黏附后被巨噬细胞吞噬。

（2）虫体在巨噬细胞内存活机制：

1）无鞭毛体表面抗原糖蛋白能灭活或抑制溶酶体酶。

2）无鞭毛体体表分泌超氧化物歧化酶可中和或清除巨噬细胞，产生 O^- 与 H_2O_2。

3）无鞭毛体抑制巨噬细胞产生氧化物酶，使虫体不受杀伤。

4）无鞭毛体抑制巨噬细胞凋亡：近年来的研究表明利什曼原虫感染巨噬细胞后，能抑制巨噬细胞的凋亡，从而使原虫在细胞内大量繁殖。

（三）致病要点

杜氏利什曼原虫无鞭毛体寄生于人体单核巨噬细胞内，主要引起内脏利什曼病（visceral leishmaniasis），又称黑热病（kala-azar）。临床特点如下：

1．潜伏期长 常为 3 ~ 5 个月，患者出现持续低热、消瘦等症状。

2．肝、脾、淋巴结肿大 其中以脾大最为显著，由巨噬细胞、浆细胞增生所致；此外，还有脾内血流受阻、充血和纤维组织增生等原因。

3．全血性贫血　即红细胞、白细胞、血小板数量均显著降低。其主要机制包括：

（1）脾功能亢进：由于脾大，隔离和破坏血细胞成分，导致贫血和各类白细胞与血小板减少。

（2）巨噬细胞浸润：骨髓内巨噬细胞浸润，使其造血功能受影响，使红细胞与白细胞生成减少。

（3）免疫溶血：患者的红细胞表面附着利什曼抗原，杜氏利什曼原虫代谢产物中有1～2种抗原与人红细胞抗原相同，因而机体产生的抗利什曼原虫抗体可与红细胞膜结合，在补体参与下，引起红细胞破坏。

患者白细胞减少，机体抵抗力降低，常并发肺部感染等，是黑热病死亡的主要原因。血小板减少，可出现鼻出血、牙龈出血等。

4．白蛋白与球蛋白的比例倒置

（1）人血清白蛋白下降：肝功能受损，合成白蛋白减少；由于肾受损，部分白蛋白从尿中排出。

（2）球蛋白上升：浆细胞增生，产生球蛋白增多。

5．蛋白尿与血尿　与免疫复合物在肾小球基底膜沉积引起免疫病理损害，以及黑热病引起间质性肾炎有关。

6．特殊类型　我国黑热病有两种特殊的临床类型，即皮肤型黑热病和淋巴结型黑热病。在患者的皮损处或肿大的淋巴结中可查见无鞭毛体。

（四）实验诊断要点

1．病原学检查　是确诊黑热病的依据，是学习的重点。

（1）穿刺检查：骨髓穿刺最常用，以髂骨穿刺最为简便、安全。淋巴结穿刺检出率较低，由于淋巴结内原虫消失慢，常作为考核疗效的指标。

（2）体外培养法：将穿刺物置于 NNN 培养基培养，检查前鞭毛体。

（3）动物接种法：将穿刺物接种易感动物，如地鼠等，1～2个月后取肝、脾检查。

（4）皮肤活检：对可疑皮肤型黑热病病例，在皮肤结节处取少许组织检查。

2．免疫学检查　是辅助诊断的方法。

（1）检测抗体：常用酶联免疫吸附试验、免疫荧光抗体试验、间接血凝试验测抗体。

（2）检测循环抗原：单克隆抗体——抗原斑点试验具高度敏感性和特异性。

3．分子生物学方法　聚合酶链式反应（PCR）方法敏感性和特异性高，特别适合于合并 HIV 感染的黑热病诊断。

（五）流行特点

1．分布　黑热病主要流行于印度和地中海沿岸国家。在我国曾流行于长江以北广大农村地区，现已基本控制。近年来在西北地区偶有散发病例。

2．流行环节

（1）传染源：根据来源不同，我国黑热病在流行病学上大致分为人源型、犬源型和自然疫源型。人源型在平原地区多见，主要在人群中传播，青少年和壮年为多。犬源型多见于西北、华北丘陵地区，人的感染来自病犬，患者以婴幼儿为多。自然疫源型分布于新疆、内蒙古荒漠地区，当人进入该地区时可被感染，主要患者是幼儿。

（2）传播途径：白蛉叮咬吸血是主要传播途径，输血亦可造成感染。我国主要传播媒介有中华白蛉、长管白蛉、吴氏白蛉、亚历山大白蛉。

（3）易感人群：人群普遍易感，但治愈后可获得终身免疫。

（六）防治要点

1．治疗患者，捕杀病犬。治疗药物为葡萄糖酸锑钠、戊脘脒等。

2．防白蛉叮咬、消灭白蛉。

二、其他利什曼原虫

除杜氏利什曼原虫外，还应了解几种其他常见利什曼原虫的地理分布与引起的疾病。

1．**热带利什曼原虫**（*Leishmania tropica*）　引起皮肤利什曼病（cutaneous leishmaniasis），亦称为东方疖（oriental sore），分布于欧洲、亚洲、北非。

2．**硕大利什曼原虫**（*Leishmania major*）　引起皮肤利什曼病，分布于亚洲、非洲。

3．**埃塞俄比亚利什曼原虫**（*Leishmania aethiopica*）　引起弥散型皮肤利什曼病，分布于埃塞俄比亚、肯尼亚。

4．**墨西哥利什曼原虫指名亚种**（*Leishmania mexicana mexicana*）　引起皮肤利什曼病，亦称胶工溃疡（chiclero's ulcer），分布于墨西哥、伯利兹、危地马拉等地。

5．**墨西哥利什曼原虫亚马逊亚种**（*Leishmania mexicana amazonensis*）　引起弥散型皮肤利什曼病，分布于在巴西的亚马逊河流域、马托格罗索州以及特立尼达岛等地。

6．**巴西利什曼原虫**（*Leishmania braziliensis*）　引起黏膜皮肤利什曼病（mucocutaneous leishmaniasis），分布于南美洲、中美洲。

三、布氏冈比亚锥虫（*Trypanosoma brucei gambiense*）与布氏罗德西亚锥虫（*Trypanosoma brucei rhodesiense*）

了解两种锥虫形态、生活史、致病机制、流行地区、诊断方法和防治要点。

布氏冈比亚锥虫与布氏罗德西亚锥虫引起非洲锥虫病（African trypanosomiasis），又称睡眠病（昏睡病，sleeping sickness），该病被 WHO 列为全球重点防治的热带病之一。尽管锥虫在我国尚未发现，但随着国际交往的日益频繁，锥虫病应引起我们的重视。

（一）形态特点

两种锥虫在人体寄生的阶段为锥鞭毛体期（trypomastigote），有 3 种形态：即细长型、中间型和短粗型。

（二）生活史要点

1．寄生部位　早期锥鞭毛体存在于人的血液、淋巴液内，晚期可侵入脑脊液。

2．感染阶段　为循环后期锥鞭毛体（metacyclic trypomastigote）。

3．感染方式　传播媒介为舌蝇（*Glossina*），通称采采蝇（tsetsefly），叮咬人时将循环后期锥鞭毛体注入人体。

4．保虫宿主　为牛、猪、山羊、绵羊等家畜及野生动物。

（三）致病要点

锥虫的致病过程包括虫体在局部增殖所致的初发反应期、在体内播散的血淋巴期，以及侵入中枢神经系统的脑膜脑炎期。脑膜脑炎期最严重，患者出现脑膜炎、嗜睡、昏迷，甚至死亡。

（四）诊断要点

通过血涂片、脑脊液、淋巴结穿刺液或骨髓穿刺液涂片染色镜检，查见锥鞭毛体即可确诊。罗德西亚锥虫还可采用动物接种检查。

（五）流行地区

非洲锥虫主要分布在撒哈拉以南的非洲大陆，其中布氏冈比亚锥虫分布于西非和中非，布氏罗得西亚锥虫则分布于东非和南非。2014 年我国发现首例输入性布氏冈比亚锥虫感染病例。

（六）防治要点

治疗患者，消灭保虫宿主。喷洒杀虫剂，杀灭舌蝇。注意个人防护，避免舌蝇叮咬。

四、克氏锥虫（*Trypanosoma cruzi*）

了解克氏锥虫形态、生活史、致病机制、流行地区、诊断方法和防治要点。

克氏锥虫又称美洲锥虫，引起美洲锥虫病（American trypanosomiasis），也称恰加斯病（Chagas' disease）。

（一）形态特点

克氏锥虫有三种不同的形态，即无鞭毛体（amastigote），存在于细胞内；上鞭毛体（epimastigote），存在于锥蝽的消化道内；锥鞭毛体（trypomastigote），存在于宿主血液或锥蝽的后肠内（循环后期锥鞭毛体），在血液中外形弯曲如新月状。

（二）生活史要点

1. 寄生部位　克氏锥虫寄生于人或哺乳动物的血液或组织细胞中。

2. 感染阶段　为循环后期锥鞭毛体。克氏锥虫循环后期锥鞭毛体侵入组织细胞内转变为无鞭毛体，经二分裂繁殖形成假包囊，无鞭毛体经上鞭毛体发育为锥鞭毛体，破假包囊而出，进入血液后再侵入新的组织细胞。

3. 感染方式　主要通过媒介锥蝽的粪便中的循环后期锥鞭毛体污染叮咬伤口而感染，故称为粪源性锥虫。此外，还可通过胎盘、输血或摄入锥蝽粪便污染的食物等而感染。

4. 保虫宿主　多种野生动物和家养哺乳动物为保虫宿主，如负鼠、犰狳、食蚁兽、家鼠、猪、猫、犬、鸡等。

（三）致病要点

1. 急性期　锥虫侵入的皮下结缔组织出现炎症，局部出现结节，称为恰加斯肿（Chagoma），如侵入眼结膜，则出现一侧眼眶周围水肿、结膜炎及耳前淋巴结炎（Romana 征）。这二者是该病的典型体征。多数患者出现头痛、倦怠、发热、广泛淋巴结肿大和肝脾大等表现，亦可出现心肌炎等。

2. 慢性期　主要病变为心脏扩大、心肌菲薄，食管与结肠的肥大和扩张，继之形成巨食管和巨结肠等病变。

（四）诊断要点

血涂片查见锥鞭毛体即可确诊，也可用体外培养或动物接种法检查。在隐匿期或慢性期血液中很难找到锥虫。

（五）流行地区

美洲锥虫病分布于南美洲、中美洲的农村地区。

（六）防治要点

治疗患者；改善环境卫生和居住条件，防止锥蝽孳生和叮咬，喷洒杀虫剂，消灭传播媒介锥蝽；控制保虫宿主。

五、蓝氏贾第鞭毛虫（*Giadia lamblia*）（简称贾第虫）

重点掌握蓝氏贾第鞭毛虫形态、生活史、致病机制及实验诊断方法，了解其流行与防治原则。

（一）形态特点

1. 滋养体（trophozoite）　呈倒置梨形，前端钝圆，后端尖细，背部隆起，腹面扁平。有四对鞭毛、一对吸器、一对细胞核和一对中体。活虫体借助鞭毛摆动进行运动。

2. 包囊（cyst）　椭圆形，囊壁较厚。未成熟包囊含有 2 个核，成熟包囊含有 4 个核。包囊内可见由鞭毛与中体构成的丝状物。

（二）生活史要点

1. 寄生部位　滋养体主要寄生于人体十二指肠，有时也可寄生在胆囊内。

2. 感染阶段　成熟包囊（四核包囊）。

3. 感染途径与方式　包囊随粪便排出，通过污染的饮用水、食物经口感染。

4. 保虫宿主　包括牛、马、犬、海狸、大鼠等动物。

（三）致病要点

1. 致病机制　蓝氏贾第鞭毛虫感染后，临床表现取决于虫体数量和毒力、人体胃肠环境和免疫状态。

（1）与虫株致病力有关。

（2）大量滋养体覆盖小肠黏膜引起机械阻隔作用，滋养体的吸器可损伤小肠黏膜微绒毛，以及其分泌物和代谢产物对肠黏膜微绒毛的化学性刺激，导致肠功能紊乱，影响营养吸收。

（3）二糖酶缺乏是导致宿主腹泻的原因之一。

（4）肠内细菌的协同作用可加重贾第虫病。

（5）与机体免疫力有关，免疫缺陷、HIV 感染者、丙种球蛋白缺乏者，不仅对本虫易感，而且感染后症状严重。

2. 临床表现　部分感染者常为无症状带囊者。出现症状者主要表现为急性或慢性腹泻，后者常伴有吸收不良综合征。急性期可出现突发性恶臭水泻，胃肠胀气和痉挛性腹痛等表现。急性期持续数天后可自行消退，转为无症状带囊者。部分未得到治疗的急性期患者也可转为亚急性或慢性期。亚急性期表现为间歇性排恶臭味软便，伴腹胀、腹痛等。慢性期表现为周期性稀便，病程可达数年而不愈。本病在旅游者中发病率高，故又称"旅游者腹泻"。

（四）实验诊断要点

1. 病原学诊断

（1）粪便检查：急性期用生理盐水直接涂片查滋养体，慢性期用碘液涂片查包囊。

（2）十二指肠引流液检查：直接检查滋养体。

（3）肠检胶囊法：检查滋养体。

2. 免疫学诊断　酶联免疫吸附试验等可作为辅助诊断。

3. 分子生物学方法　PCR 法具有较高的敏感性和特异性。

（五）流行特点

1. 分布　呈世界性，在旅游者发病率较高。

2. 流行环节　传染源主要是带囊者、慢性期患者和保虫宿主。传播途径主要通过摄入包囊污染的饮用水或食物和人 - 人传播感染。免疫功能缺陷者、儿童、老年人、旅游者及男性同性恋者易感。

（六）防治要点

1．治疗患者及带虫者 常用甲硝唑（metronidazole）等药物。

2．加强人和动物宿主粪便管理，防止水源污染。

3．注意个人卫生、饮水卫生和饮食卫生。

六、阴道毛滴虫（*Trichomonas vaginalis*）

重点掌握阴道毛滴虫的形态、生活史、致病机制及实验诊断。熟悉流行特点与防治要点。

（一）形态特点

阴道毛滴虫只有滋养体期。滋养体呈梨形，有四根前鞭毛、一根后鞭毛，侧方有一波动膜（undulating membrane），体内有 1 个基体（basal body）、1 条肋（costa）、1 根轴柱（axostyle）和一个核等。虫体借助波动膜、鞭毛摆动做旋转运动。

（二）生活史要点

1．寄生部位 主要寄生于女性阴道，尤以后穹窿多见，偶可侵入尿道。男性感染者一般寄生于尿道、前列腺，也可在睾丸、附睾或包皮下寄生。

2．感染阶段 只有滋养体 1 个时期，为感染阶段与致病阶段。

3．感染途径 通过直接与间接接触感染。

（三）致病要点

1．致病机制

（1）致病力与宿主生理状态有关：阴道毛滴虫寄生时可竞争性消耗糖原，使阴道 pH 转变为中性或碱性，从而破坏阴道自净作用，有利于细菌感染。妇女妊娠期或月经后，阴道 pH 接近中性，又富于血清有利于滴虫繁殖。

（2）与虫株毒力有关：阴道毛滴虫致病主要由于接触细胞毒作用。滋养体通过接触依赖性细胞病变效应，杀伤黏附的细胞。虫体还具有吞噬阴道上皮的作用。滋养体分泌细胞离散因子可促使阴道上皮细胞脱落。

（3）滋养体吞噬精子，其分泌物阻碍精子存活，可引起不孕。

2．临床表现 阴道毛滴虫感染泌尿生殖系统，多数妇女症状不明显，有的可引起滴虫性阴道炎、尿道炎。男性感染者常为带虫状态，少数出现尿道炎或前列腺炎。

（四）实验诊断要点

1．生理盐水直接涂片法 取阴道分泌物涂片查活滋养体，这是临床常用的方法。

2．涂片染色法（瑞氏或吉姆萨液染色） 查滋养体。

3．培养法 取分泌物培养，可提高检出率。

（五）流行特点

1．阴道毛滴虫呈世界性分布，感染率有增多趋势。

2．传染源为女性患者与带虫者及男性感染者。传播方式主要通过性交直接接触传播，亦可通过公共浴池，共用浴具、坐式马桶等间接接触传播。

（六）防治要点

1．治疗患者及带虫者，常用药物口服甲硝唑或局部用药。对患者配偶亦应检查治疗。

2．注意个人卫生，特别是经期卫生。

3．加强公共卫生设施的消毒处理。

七、人毛滴虫（*Trichomonas hominis*）

了解人毛滴虫形态、生活史、致病、诊断及防治。

（一）形态特点

人毛滴虫亦称人五毛滴虫。滋养体呈梨形，前鞭毛 3～5 根，后鞭毛附于波动膜外缘，并从后端游离出虫体外。轴柱呈透明状，核一个，胞质内有食物泡与细菌。

（二）生活史要点

1. 只有滋养体期，寄生于结肠，以二分裂生殖。

2. 滋养体为感染阶段和致病阶段，主要通过污染食物和饮水传播，经口感染。蝇可作为机械性传播媒介传播人毛滴虫病。

（三）致病要点

1. 人毛滴虫为条件致病寄生虫，感染者常无症状。

2. 当感染量大、有病菌协同作用或人体抵抗力降低时则致病，主要症状为腹泻，儿童多见。

（四）实验诊断要点

1. 生理盐水直接涂片法　使用该法查滋养体。

2. 培养法　培养后查滋养体。

（五）防治

1. 患者可用甲硝唑治疗。

2. 注意饮食卫生和饮水卫生。

八、口腔毛滴虫（*Trichomonas tenax*）

了解口腔毛滴虫形态、生活史、致病及诊断方法。

1. 形态特点　滋养体梨形，前鞭毛 4 根，后鞭毛 1 根，沿波动膜外缘向后延伸。单核，椭圆形，内含丰富的染色质粒。轴柱纤细，从末端伸出。

2. 生活史要点

（1）仅有滋养体期，寄生于牙垢及龋齿的蛀穴，以二分裂法生殖。

（2）滋养体是感染阶段和致病阶段，本虫主要通过直接接触或间接接触传播，如通过接吻或飞沫传播，或经污染的餐具、食物和饮水，经口感染。

3. 致病要点　口腔毛滴虫可能与口腔疾病有关，如牙龈炎、龋齿、牙周炎等。

4. 实验诊断要点　可用牙龈刮拭物生理盐水涂片或体外培养，镜检滋养体。

5. 防治　注意口腔卫生。

九、脆弱双核阿米巴（*Dientamoeba fragilis*）

了解脆弱双核阿米巴形态、生活史、致病及诊断方法。

1. 形态特点　脆弱双核阿米巴的结构与抗原性均符合鞭毛虫特征，不属于阿米巴，故列入毛滴虫科。脆弱双核阿米巴生活史中只有滋养体，没有包囊。滋养体呈阿米巴样，运动活泼；染色后可见双核，无核周染粒；内质可见食物泡。

2. 生活史要点　脆弱双核阿米巴滋养体寄生于人体盲肠、结肠。传播途径尚不十分清楚。

3. 致病要点　滋养体通常聚集在大肠黏膜隐窝内，不侵入组织。偶可吞噬红细胞。

15%～27% 的重感染者可出现腹泻、腹痛、厌食等消化道症状。致病机制目前尚不清楚。

4．实验诊断　取急性期患者新鲜粪便，用生理盐水直接涂片或经铁苏木精染色检查滋养体，或在聚乙烯酶（PVA）固定液中固定、涂片、染色、镜检。PCR 法具有较高的敏感性和特异性。

5．防治　治疗可选用甲硝唑、巴龙霉素、喹碘方等药物。

十、福氏耐格里阿米巴（*Naegleria fowleri*）

了解福氏耐格里阿米巴的形态、生活史、致病及诊断方法。

1．形态特点　福氏耐格里阿米巴滋养体有阿米巴型和鞭毛型，在人体宿主组织中为阿米巴型。在不适环境或蒸馏水中迅速转变为具有 2 根或多根鞭毛的鞭毛型滋养体。在不利的外界环境中，滋养体形成圆球形包囊。

2．生活史要点　福氏耐格里阿米巴生活在淡水和潮湿土壤中，生活史有滋养体和包囊二期，在组织或人工培养基中仅有滋养体。因游泳、潜水与污染的水体接触，通过鼻腔侵入。在鼻组织和鼻窦中增殖。沿嗅神经通过筛板入颅侵犯脑。

3．致病要点　主要引起原发性阿米巴脑膜脑炎，即耐格里阿米巴病（naegleriasis）。患者发病潜伏期短，病情重，预后差；主要发生在夏季，以青少年多见。

4．实验诊断　可取脑脊液查滋养体或用组织培养，动物接种发现阿米巴型滋养体确诊。

5．防治　目前无特效药物治疗，避免夏季接触污染的水体是预防本病的关键。

试　题

一、名词解释

1．amastigote

2．promastigote

3．leishmania intradermal test

4．sleeping sickness

5．Chagas' disease

6．kala-azar

7．salivarian trypanosome

8．stercorarian trypanosome

9．traveler's diarrhea

10．kinetoplasm

二、填空题

1．鞭毛虫是以_____作为运动细胞器的原虫，生殖方式通常为_____。

2．杜氏利什曼原虫生活史中有____个阶段，无鞭毛体寄生于_____体内，前鞭毛体寄生于_____体内。

3．无鞭毛体呈_____形，光镜下主要可见的内部结构有_____和_____。

4．前鞭毛体呈_____形，光镜下主要可见的内部结构有_____、_____和_____。

5．根据临床表现，利什曼病分为_____、_____和_____3 种类型。

6．我国黑热病特殊的临床表现类型有_____和_____。

7．内脏利什曼病（黑热病）的主要临床表现是_____、_____和_____。

8．黑热病患者血清中_____减少，而_____明显增高，致 A/G_____。

9．在控制利什曼原虫感染中起决定作用的是_____免疫。

10．根据传染来源的不同，黑热病在流行病学上大致可分为_____、_____和_____三种不同的类型。

11．治疗黑热病常用的药物是_____。

12．寄生于人体的锥虫按其感染途径可分为_____和_____两类。

13．布氏冈比亚锥虫分布于_____和_____，布氏罗得西亚锥虫则分布于_____和_____。

14．布氏冈比亚锥虫与布氏罗得西亚锥虫均属于_____性锥虫，其传播媒介是____。

15．克氏锥虫属_____性锥虫，其传播媒介是_____。

16．蓝氏贾第鞭毛虫滋养体呈_____形，依靠_____吸附在肠黏膜上。

17．蓝氏贾第鞭毛虫滋养体有 4 对鞭毛，按其位置分别称为_____、_____、_____和_____。

18．蓝氏贾第鞭毛虫感染阶段为_____，经_____进入人体。

19．贾第虫病的传染源包括_____、_____和_____。

20．滴虫性阴道炎是以_____传播为主的一种疾病。

21．阴道毛滴虫的运动细胞器是_____和_____。

22．阴道毛滴虫以_____和_____方式摄食。

23．滴虫性阴道炎患者白带增多，呈_____状。

24．阴道毛滴虫在寄生部位消耗_____，妨碍_____的酵解作用，从而影响阴道 pH 值。

25．阴道毛滴虫感染阶段是_____，传播阶段是_____。

26．阴道毛滴虫可引起女性_____炎和_____炎。

27．人毛滴虫又称_____，寄生于人体_____。

28．人毛滴虫传播途径是_____感染，感染阶段为_____。

29．口腔毛滴虫在显微镜下可见前鞭毛_____根，后鞭毛则沿_____外缘向后延伸。

30．口腔毛滴虫感染者可用牙龈刮拭物做_____涂片，查_____。

31．脆弱双核阿米巴染色后可见_____个细胞核，无_____，胞质内可见_____。

32．脆弱双核阿米巴的感染者一般_____，但在感染严重时可引起_____。

33．福氏耐格里阿米巴主要侵犯_____部，引起_____。

三、选择题

（一）A 型题

1．杜氏利什曼原虫的无鞭毛体寄生在
   A．中华白蛉的消化道内
   B．中华按蚊的消化道内
   C．人的红细胞内
   D．人的巨噬细胞内
   E．犬等哺乳动物的有核细胞内

2．引起内脏利什曼病的病原体是
   A．巴西利什曼原虫
   B．杜氏利什曼原虫
   C．热带利什曼原虫
   D．硕大利什曼原虫
   E．墨西哥利什曼原虫

3．内脏利什曼病的传播媒介是

A．蚊

B．蝇

C．蚤

D．白蛉

E．硬蜱

4．黑热病的贫血最主要的原因是

A．骨髓造血功能

B．原虫破坏红细胞

C．原虫的毒素作用

D．脾功能亢进

E．免疫抑制作用

5．能引起全血性贫血的原虫是

A．溶组织内阿米巴

B．杜氏利什曼原虫

C．间日疟原虫

D．蓝氏贾第鞭毛虫

E．布氏冈比亚锥虫

6．确诊黑热病常用的方法是

A．患者的临床表现

B．取血涂片镜检

C．血清免疫学实验

D．骨髓穿刺涂片

E．肝穿刺检查

7．杜氏利什曼原虫的主要致病机制是

A．无鞭毛体引起巨噬细胞大量破坏和繁殖

B．超敏反应

C．抗原抗体复合物的形成

D．细胞毒反应

E．补体的作用

8．病原学诊断黑热病最有效、安全、方便的检查方法是

A．淋巴结穿刺

B．脾穿刺

C．骨髓穿刺

D．动物接种

E．皮肤活检

9．黑热病患者治愈后可产生

A．带虫免疫

B．终身免疫

C．固有免疫

D．伴随免疫

E．免疫抑制

10．输血可能感染

A．溶组织内阿米巴

B．阴道毛滴虫

C．杜氏利什曼原虫

D．蓝氏贾第鞭毛虫

E．福氏耐格里阿米巴

11．NNN 培养基用于培养

A．溶组织内阿米巴

B．阴道毛滴虫

C．杜氏利什曼原虫

D．刚地弓形虫

E．间日疟原虫

12．杜氏利什曼原虫的感染阶段是

A．无鞭毛体

B．四核包囊

C．滋养体

D．锥鞭毛体

E．前鞭毛体

13．诊断黑热病常用的骨髓穿刺部位是

A．胸骨

B．髂骨

C．腰椎

D．骶骨

E．棘突

14．黑热病患者死亡的常见原因是

A．免疫复合物引起的超敏反应

B．脾功能亢进

C．骨髓造血功能下降

D．由于白细胞减少，引起继发感染

E．免疫溶血引起的红细胞减少

15．黑热病患者最常见的肿大器官是

A．肝

B．脾

C．肾

D．心

E．淋巴结

16．下列原虫属于动物源性寄生虫
    A．阴道毛滴虫
    B．卵形疟原虫
    C．溶组织内阿米巴
    D．福氏耐格里阿米巴
    E．杜氏利什曼原虫

17．用于黑热病疗效考核的最佳采样方法是
    A．骨髓穿刺
    B．淋巴结穿刺
    C．肝穿刺
    D．脾穿刺
    E．皮肤活检

18．杜氏利什曼原虫的感染途径是
    A．经口感染
    B．经皮肤感染
    C．经媒介昆虫叮咬
    D．接触感染
    E．经空气吸入感染

19．布氏冈比亚锥虫与布氏罗得西亚锥虫寄生于人体的阶段是
    A．前鞭毛体
    B．无鞭毛体
    C．滋养体
    D．裂殖体
    E．锥鞭毛体

20．布氏冈比亚锥虫与布氏罗得西亚锥虫对人最严重的损害是
    A．侵入消化系引起肠炎
    B．侵入循环系统引起溶血
    C．侵入中枢神经系统引起脑膜脑炎
    D．引起皮肤溃烂
    E．侵入呼吸系统引起咯血

21．克氏锥虫主要分布于
    A．亚洲
    B．非洲
    C．欧洲
    D．中、南美洲
    E．大洋洲

22．克氏锥虫病的传播媒介是

    A．蚊
    B．蝇
    C．虻
    D．锥蝽
    E．白蛉

23．蓝氏贾第鞭毛虫的感染期是
    A．滋养体
    B．卵囊
    C．无鞭毛体
    D．前鞭毛体
    E．四核包囊

24．蓝氏贾第鞭毛虫的主要传染源是
    A．无症状带虫者
    B．急性期患者
    C．第一中间宿主
    D．第二中间宿主
    E．转续宿主

25．人感染蓝氏贾第鞭毛虫多数表现为
    A．腹痛、腹泻
    B．胃肠道功能紊乱
    C．恶心、呕吐
    D．无症状带囊者
    E．胆囊炎、胆管炎

26．检查蓝氏贾第鞭毛虫包囊常用的方法是
    A．碘液涂片法
    B．离心沉淀法
    C．饱和盐水浮聚法
    D．生理盐水直接涂片法
    E．厚血膜涂片法

27．蓝氏贾第鞭毛虫主要寄生在人体
    A．十二指肠
    B．空肠及回肠下段
    C．回盲部
    D．结肠
    E．泌尿生殖道

28．蓝氏贾第鞭毛虫的感染途径为
    A．经皮肤
    B．经口
    C．经媒介昆虫

D．直接接触

E．经胎盘

29．人的粪便处理不当，可能引起下列
寄生虫病流行

　　A．口腔毛滴虫感染

　　B．贾第虫病

　　C．滴虫性阴道炎

　　D．疟疾

　　E．内脏利什曼病

30．蝇可传播的寄生虫病是

　　A．黑热病

　　B．滴虫性阴道炎

　　C．贾第虫病

　　D．滴虫性尿道炎

　　E．原发性阿米巴脑膜脑炎

31．在阴道毛滴虫生活史中

　　A．滋养体期是感染期

　　B．需要两种宿主

　　C．通过有性生殖繁殖

　　D．包囊是传播期

　　E．家畜是保虫宿主

32．生活史中只有滋养体时期的原虫是

　　A．蓝氏贾第鞭毛虫

　　B．溶组织内阿米巴

　　C．杜氏利什曼原虫

　　D．阴道毛滴虫

　　E．结肠内阿米巴

33．引起人体生殖系统病变的常见寄生
虫是

　　A．杜氏利什曼原虫

　　B．蓝氏贾第鞭毛虫

　　C．溶组织内阿米巴

　　D．结肠内阿米巴

　　E．阴道毛滴虫

34．由于乳酸杆菌的酵解作用，健康女
性阴道 pH 值通常为

　　A．pH 2 ～ 3.5

　　B．pH 3.8 ～ 4.4

　　C．pH 5 ～ 5.5

　　D．pH 6 ～ 7

E．pH 7 ～ 8

35．阴道毛滴虫传播途径是

　　A．直接或间接接触

　　B．经皮肤钻入

　　C．经蚊虫叮咬

　　D．经胎盘

　　E．饮用污染的水

36．人毛滴虫寄生于

　　A．口腔

　　B．肠道

　　C．偶可寄生于泌尿系统

　　D．偶可寄生于生殖系统

　　E．可寄生于支气管

37．下列叙述中错误的描述是

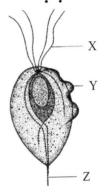

　　A．该图为阴道毛滴虫的示意图

　　B．字母 X 所指的结构是前鞭毛

　　C．字母 Y 所指的结构是波动膜

　　D．字母 Z 所指的结构是后鞭毛

　　E．细胞核为泡状核，位于虫体前端

38．下图中描述错误的是

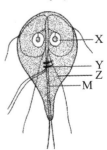

　　A．此图是蓝氏贾第鞭毛虫滋养体
示意图

　　B．字母 X 所指的结构是细胞核

C．字母 Y 所指的结构是中体

D．字母 Z 所指的结构是后鞭毛

E．贯穿虫体的结构 M 是轴柱

39．下列示意图是

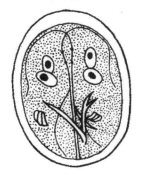

A．蓝氏贾第鞭毛虫包囊

B．溶组织内阿米巴包囊

C．蓝氏贾第鞭毛虫滋养体

D．阴道毛滴虫滋养体

E．隐孢子虫卵囊

40．下列示意图为

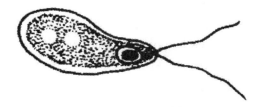

A．阴道毛滴虫滋养体

B．结肠内阿米巴滋养体

C．福氏耐格里阿米巴鞭毛型滋养体

D．棘阿米巴滋养体

E．人毛滴虫滋养体

41．Which of the following parasites is classified as flagellate ?

A．*Taenia saginata*

B．*Trichomonas vaginalis*

C．*Cryptosporidium*

D．*Acanthamoeba* spp.

E．*Trichuris trichiura*

42．Which animal is the reservoir host of *Leishmania donovani* ?

A．cow

B．horse

C．dog

D．cat

E．bird

43．The flagellates in the figure below were found in a vaginal smear of a female student who complained of vaginitis. The trophozoites measured about 25 micrometers long × 17 micrometers wide. What species do they represent ?

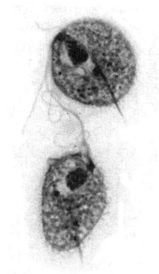

A．*Giardia lamblia*

B．*Trichomonas hominis*

C．*Trichomonas tenax*

D．*Trichomonas vaginalis*

E．*Trypanosoma brucei rhodesience*

44．The photograph is a stained blood smear from a Brazilian student who has never left the Western hemisphere. A fixed red blood cell measures about 7 micrometers in diameter. What species is represented ?

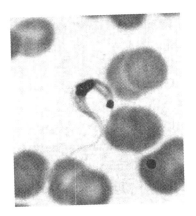

A. *Cryptosporidium parvum*

B. *Leishmania donovani*

C. *Trypanosoma cruzi*

D. *Trypanosoma brucei gambiense*

E. *Plasmodium falciparum*

45. The photograph in the figure below is from a fecal smear. The patient had periodic bouts of diarrhea. The larger of the two parasites averaged about 15 micrometers in length by 7 micrometers in width. What species is represented ?

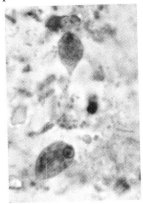

A. *Chilomastix mesnili*

B. *Giardia lamblia*

C. *Trichomonas hominis*

D. *Trichomonas vaginalis*

E. *Entamoeba histolytica*

46. The photograph in the figure below is from a fecal smear. The patient was asymptomatic. The parasite measures

about 15 micrometers in length. What species is represented ?

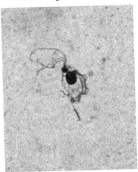

A. *Giardia lamblia*

B. *Trichomonas hominis*

C. *Trichomonas vaginalis*

D. *Trypanosoma cruzi*

E. *Dientamoeba fragilis*

47. The photograph in the figure below is from a spleen smear of an Indian student (from India; not a native American) with fever, malaise, and an enlarged liver and spleen. The student has never been south of the Kansas/Oklahoma border. The tiny parasites measure about 3 micrometers in length. A blood smear was negative for parasites. What species is probably represented ?

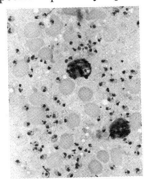

A. *Cryptosporidium parvum*

B. *Leishmania donovani*

C. *Trypanosoma brucei rhodesiense*

D. *Trypanosoma cruzi*

E. *Entamoeba coli*

48. Among the life cycle of *Leishmania* as the figure shown below, which stage can be detected from the human body?

    A. 3、4、7、8
    B. 3、4
    C. 7、8
    D. 3、7
    E. 4、8

（二）X 型题

1. 内脏利什曼病主要分布于
    A. 印度
    B. 澳大利亚
    C. 地中海沿岸
    D. 美洲
    E. 我国南方地区

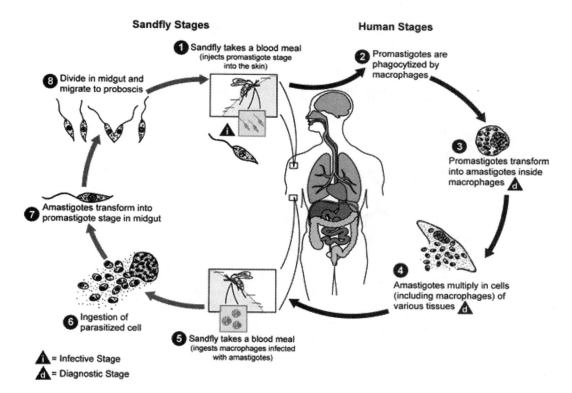

2. 内脏利什曼病的主要临床表现为
    A. 不规则发热
    B. 贫血
    C. 肝脾大
    D. 腹泻
    E. 血尿、蛋白尿

3. 黑热病贫血的特征为
    A. 红细胞减少
    B. 中性粒细胞减少
    C. 血小板减少

    D. 嗜酸性粒细胞增多
    E. 淋巴细胞增高

4. 杜氏利什曼原虫能在巨噬细胞内存活，主要原因有
    A. 虫体表面抗原糖蛋白可灭活溶酶体酶
    B. 虫体表面分泌的酶可阻断巨噬细胞产生 O^- 和 H_2O_2
    C. 虫体表面分泌的酶可抑制巨噬细胞的氧化物酶的产生

D．虫体产生抗原变异

E．虫体产生抗原伪装

5．诊断黑热病的方法有

　　A．骨髓穿刺

　　B．淋巴结穿刺

　　C．动物接种法

　　D．十二指肠引流检查

　　E．粪便检查

6．我国黑热病在流行病学上可分为

　　A．人源型

　　B．沼泽型

　　C．犬源型

　　D．自然疫源型

　　E．混合型

7．防治黑热病主要应采取以下措施

　　A．治疗病人

　　B．捕杀病犬

　　C．消灭白蛉

　　D．讲究个人卫生

　　E．加强个人防护

8．引起皮肤利什曼的主要病原体为

　　A．*L.tropica*

　　B．*L.major*

　　C．*L.donovani*

　　D．*L.mexicana*

　　E．*L.braziliensis*

9．引起睡眠病的病原体是

　　A．*Trypanosoma cruzi*

　　B．*Trypanosoma brucei gambiense*

　　C．*Trypanosoma brucei rhodesiense*

　　D．*Giardia lamblia*

　　E．*Leishmania donovani*

10．布氏冈比亚锥虫与布氏罗得西亚锥虫可侵入

　　A．血液

　　B．淋巴液

　　C．脑脊液

　　D．骨髓

　　E．全身有核细胞

11．克氏锥虫侵入人体后

A．在血液中形成锥鞭毛体

B．在血液中形成无鞭毛体

C．在组织细胞中形成锥鞭毛体

D．在组织细胞中形成无鞭毛体

E．在组织细胞中两种形态均可见

12．克氏锥虫生活史阶段有

　　A．amastigote

　　B．epimastigote

　　C．promastigote

　　D．trypomastigote

　　E．trophozoite

13．恰加斯病的传播途径有

　　A．采采蝇叮咬

　　B．锥蝽粪便污染伤口

　　C．胎盘

　　D．锥蝽粪便污染食物经口感染

　　E．经空气传播

14．恰加斯病的病原学诊断方法有

　　A．血涂片查锥鞭毛体

　　B．病媒接种法检查上鞭毛体或锥鞭毛体

　　C．淋巴结穿刺查锥鞭毛体

　　D．骨髓穿刺查锥鞭毛体

　　E．脑脊液中检前鞭毛体

15．克氏锥虫的主要保虫宿主有

　　A．人

　　B．鼠、犰狳

　　C．猫、犬

　　D．淡水鱼类

　　E．爬行类动物

16．防治锥虫病的有效措施是

　　A．治疗患者

　　B．消灭保虫宿主

　　C．消灭媒介昆虫

　　D．避免与患者接触

　　E．对患者粪便做无害化处理

17．贾第虫病传染源为

　　A．急性期患者

　　B．慢性期患者

　　C．带囊者

D．保虫宿主

E．蝇

18．蓝氏贾第鞭毛虫致病作用与下列因素有关

A．宿主免疫体态

B．免疫缺陷

C．细菌感染协同作用

D．婴幼儿

E．外伤感染

19．贾第虫病病原学诊断方法有

A．粪便生理盐水直接涂片查滋养体

B．粪便碘液涂片查包囊

C．十二指肠引流法查滋养体

D．乙状结肠镜取活组织检查

E．肠检胶囊法查滋养体

20．预防贾第虫病的有效措施是

A．不食未熟肉类

B．不饮生水

C．治疗患者及带虫者

D．防止媒介昆虫叮咬

E．消灭保虫宿主

21．贾第虫病流行广的原因是

A．包囊排出量大

B．包囊对外界环境抵抗力强

C．滋养体存活时间长

D．可通过媒介昆虫携带传播

E．可通过胎盘传播

22．阴道毛滴虫可侵犯的部位是

A．女性生殖道

B．男性泌尿道

C．人体消化道

D．女性泌尿系统

E．人体淋巴系统

23．阴道毛滴虫的生殖方式是

A．二分裂

B．多分裂

C．有性生殖

D．世代交替

E．出芽生殖

24．阴道毛滴虫分布广，感染率高的主要原因有

A．包囊在外界抵抗力强

B．滋养体在外界抵抗力强

C．生活史简单

D．保虫宿主的存在

E．与不洁性生活方式有关

25．防治阴道毛滴虫的有效措施包括

A．治疗患者及带虫者

B．消灭媒介昆虫

C．注意个人卫生

D．对配偶应做检查治疗

E．消灭保虫宿主

26．阴道毛滴虫病原学诊断方法有

A．生理盐水直接涂片法

B．涂片染色法

C．分泌物培养法

D．活检

E．血涂片检查法

27．阴道毛滴虫可寄生于男性的

A．尿道

B．前列腺

C．膀胱

D．附睾

E．包皮下

28．脆弱双核阿米巴寄生于

A．盲肠

B．结肠

C．十二指肠

D．胆囊

E．肠外组织

29．脆弱双核阿米巴属鞭毛虫，它与阿米巴的差异在于

A．不形成包囊

B．其结构和抗原特征与阿米巴不符

C．无滋养体阶段

D．有鞭毛结构

E．存在有性生殖阶段

30．Which of the following parasites are

infected by the mouth ?

 A．*Leishmania donovani*

 B．*Trichomonas hominis*

 C．*Giardia lamblia*

 D．*Trypanosoma brucei gambiense*

 E．*Trypanosoma cruzi*

31．Which of the following parasites are transmitted by vector ?

 A．*Leishmania donovani*

 B．*Trypanosoma cruzi*

 C．*Trypanosoma brucei gambiense*

 D．*Trypanosoma brucei rhodesiense*

 E．*Trichomonas hominis*

32．感染阶段为滋养体的寄生虫是

 A．*Entamoeba histolytica*

 B．*Giardia lamblia*

 C．*Trichomonas vaginalis*

 D．*Trichomonas hominis*

 E．*Trichomonas tenax*

33．通过血涂片可查到的鞭毛虫主要有

 A．*Trypanosoma brucei gambiense*

 B．*Entamoeba histolytica*

 C．*Trypanosoma brucei rhodesiense*

 D．*Trypanosoma cruzi*

 E．*Giardia lamblia*

34．在生活史中有无鞭毛体阶段的鞭毛虫有

 A．*Leishmania donovani*

 B．*Trichomonas vaginalis*

 C．*Trichomonas tenax*

 D．*Trypanosoma cruzi*

 E．*Giardia lamblia*

35．生活史中有滋养体而无包囊的原虫是

 A．溶组织内阿米巴原虫

 B．蓝氏贾第鞭毛虫

 C．阴道毛滴虫

 D．人毛滴虫

 E．脆弱双核阿米巴

四、问答题

1．请从流行病学的角度说明能基本消灭黑热病的原因。

2．简述杜氏利什曼原虫生活史过程。

3．黑热病患者的免疫有何主要特点？

4．简述黑热病患者贫血的机制。

5．黑热病的病原学诊断方法有哪些？

6．试比较布氏冈比亚锥虫、布氏罗得西亚锥虫和克氏锥虫流行地区、传播媒介及对人体危害的差异。

7．简述蓝氏贾第鞭毛虫对人体的危害。

8．蓝氏贾第鞭毛虫的病原学诊断方法有哪些？

9．简述阴道毛滴虫对宿主的致病机制。

10．简述阴道自净作用的原理。

11．哪些原虫引起的疾病可通过性传播？说明原因。

12．为什么感染杜氏利什曼原虫后，如不及时治疗，会造成死亡？

五、病例分析

病例 1

患儿，男，1 岁 6 个月，湖南人。曾于 2015 年 5 月至 10 月居住于甘肃省陇南市文县矿山区，期间有昆虫叮咬史。因"反复发

热 16 天"于 2016 年 4 月 21 日到北京某医院就诊。

患儿于 2016 年 4 月 5 日出现发热，体温最高 38 ℃，无其他不适，按感冒治疗 2 天，无效，先后给予头孢甲肟、吉他霉素、头孢哌酮、头孢吡肟、阿奇霉素和美罗培南等药物治疗 12 天，体温继续升高，最高达 40.1℃，行骨髓穿刺涂片未明确诊断，随即转入本院。

入院查体：T 40.5℃，P 128 次 /min，R 30 次 / 分，体质量 10.5 kg。神志清楚，精神一般，贫血貌，四肢末梢温，皮肤弹性好，未见瘀点、瘀斑。左侧颈部可触及数枚黄豆大小肿大淋巴结，活动可。心率 128 次 / 分，律齐，未闻及杂音。双肺呼吸音稍粗，未闻及啰音。腹部平软；肝右肋下 3 cm，质软，边缘光滑，剑突下未及；脾左肋下 3 cm，质软，边缘光滑；肠鸣音 3 次 / 分。血常规：WBC 4.61×10^9/L、中性粒细胞 0.34、淋巴细胞 0.59、单核细胞 0.07、RBC 2.85×10^{12}/L、HGB 71 g/L、PLT 85×10^9/L。肝功能：TP 70 g/L、ALB 27 g/L、TBIL 6.0 μmol/L、DBIL 2.2 μmol/L、ALT28 U/L、AST 80 U/L、ESR 99 mm/1h。骨髓涂片送检验科，瑞氏染色可见巨噬细胞内含有许多椭圆形虫体。明确诊断后经药物治疗后 4 天患者体温恢复正常，一般情况明显好转。体温正常 3 天后出院。

问题：

1．该患者可能感染的病原体是（单选题）

A．间日疟原虫

B．刚地弓形虫

C．杜氏利什曼原虫

D．克氏锥虫

E．班氏吴策线虫

2．支持该病的诊断依据包括（多选题）

A．患者在流行区居住过

B．全血细胞贫血

C．骨髓涂片中查到病原体

D．双肺呼吸音稍粗

E．肝脾大

3．治疗本病的药物有（多选题）

A．喷他脒

B．二脒替

C．葡萄糖酸锑钠

D．两性霉素 B 酯类复合物

E．诺氟沙星

病例 2

患者，男，15 岁，河北省某县农民。9 月中旬自感头痛、发热、乏力，服用 APC 等药无效，已持续 2 周。体温 39.2℃，门诊以"发热待查"收住院。

体检：血压 12/8kPa（90/60mmHg），脉率 120 次 / 分，贫血面容，牙龈少许出血。两肺有轻度啰音，心脏（−），肝肋下 2cm，脾肋下 8cm，质软；腋下及腹股沟处可触及蚕豆大小淋巴结，无压痛。

实验室检查：RBC 220×10^{10}/L（220 万 /mm^3），WBC 2.0×10^9/L（2000/mm^3），血小板 5.0×10^{10}/L（5 万 /mm^3），Hb 40g/L（4.0g/dl），A：G=29g/L：50g/L（2.9g/dl：5.0g/dl）。病原检查：检出杜氏利什曼原虫，利什曼素皮内试验：（−）。

诊断：内脏利什曼病

问题：

1．该病确诊的依据是（单选题）

A．骨髓穿刺涂片查到前鞭毛体

B．骨髓穿刺涂片查到无鞭毛体

C．脾穿刺涂片查到前鞭毛体

D．脾穿刺涂片查到前鞭毛体与无鞭毛体

E．穿刺物培养检出无鞭毛体

2．该病例符合内脏利什曼病临床特点的描述有（多选题）

A．患者来自流行区

B．青年男性

C．全血性贫血

D．肝、脾、淋巴结肿大

E．持续发热 2 周

3．患者利什曼素皮内试验（－），说明（单选题）

    A．体液免疫低下

    B．细胞免疫低下

    C．轻度感染，抗体产生量少

    D．操作误差，应重做试验

    E．患者存在先天性免疫缺陷

病例 3

患者，女，26 岁，已婚，内蒙古某地牧民，平时放牧，家中养几只犬。患者主诉近几周外阴瘙痒，腰酸，白带增多、味臭、泡沫状，同时伴有尿频、尿急等症状，月经后加重。妇科检查外阴部红肿，宫颈糜烂Ⅲ度。取阴道分泌物生理盐水涂片，可见大量梨形或圆形虫体，前端可见鞭毛运动，后端为伸出的轴柱，运动时向一侧偏转。

问题：

1．根据镜检的虫体形态，鉴定为（单选题）

    A．溶组织内阿米巴滋养体

    B．脆弱双核阿米巴滋养体

    C．阴道毛滴虫滋养体

    D．蓝氏贾第鞭毛虫滋养体

    E．人毛滴虫滋养体

2．有助于本病诊断的依据是（多选题）

    A．已婚女性

    B．日常与犬密切接触

    C．外阴瘙痒，白带呈泡沫状

    D．有泌尿系统刺激症状

    E．镜检查到病原体

3．预防该寄生虫病的有效措施是（多选题）

    A．注意饮食卫生

    B．消灭保虫宿主

    C．讲究性卫生

    D．防止间接接触感染

    E．对其配偶亦应检查治疗

病例 4

患者，女，18 岁，北京市某农场挤奶工人。主诉腹痛、腹泻 1 周。病人自幼喜饮生水和生奶。近半年来出现腹痛、腹泻，水样便、量大、恶臭味、无脓血，并伴有发热、头痛，经口服抗生素后缓解，近来又出现症状。病原学检查发现粪便中有梨形虫体，借助鞭毛运动活泼。

问题：

1．根据上述病史该患者的诊断是（单选题）

    A．阿米巴痢疾

    B．贾第虫病

    C．人毛滴虫病

    D．脆弱双核阿米巴病

    E．口腔毛滴虫病

2．该患者病原学检查可选用（单选题）

    A．取急性期粪便生理盐水直接涂片查滋养体

    B．乙状结肠镜活检

    C．取粪便做毛蚴孵化法检查

    D．取粪便做钩蚴培养法检查

    E．饱和盐水浮聚法查包囊

3．治疗此病可选用（多选题）

    A．磺胺嘧啶

    B．甲硝唑

    C．巴龙霉素

    D．槟榔加南瓜子

    E．硫酸镁

参考答案

一、名词解释

1. 无鞭毛体（amastigote）：为利什曼原虫寄生在人体巨噬细胞内的时期，是致病阶段。虫体呈卵圆形，无鞭毛，具有细胞核和动基体等结构。

2. 前鞭毛体（promastigote）：为利什曼原虫寄生于白蛉消化道内的虫期，是感染阶段。虫体呈纺锤形，核位于虫体中部，具有一条游离鞭毛。

3. 利什曼素皮内试验（leishmania intradermal test）：是检测细胞免疫方法之一，皮内注射抗原液（10^7 前鞭毛体 /ml），另以等量稀释液做对照，48 h 观察结果。如果注射部位略隆起，其直径 ≥ 0.5cm 为（+）。由于黑热病患者在整个病程中呈（−），故此法不能用于诊断现症患者，但可用于黑热病流行病学调查、确定疫区、判断流行程度和趋势、考核疗效和黑热病基本消灭后的监测情况。

4. 睡眠病（sleeping sickness）：由布氏冈比亚锥虫或布氏罗得西亚锥虫感染而引起的一种锥虫病，分布于非洲，故又称非洲锥虫病。其传播媒介为舌蝇。由于锥虫可侵入中枢神经系统而导致脑膜脑炎，患者主要表现为共济失调、手指震颤、嗜睡、昏迷等症状，故称为睡眠病，也称为昏睡病。

5. 恰加斯病（Chagas' disease）：由克氏锥虫感染引起的一种锥虫病。分布于南美洲与中美洲，故又称为美洲锥虫病。其传播媒介为锥蝽。在急性期，锥虫侵入的皮下结缔组织出现炎症，局部出现结节，称为恰加斯肿（Chagoma），如侵入眼结膜，则出现一侧眼眶周围水肿、结膜炎及耳前淋巴结炎（Romana 征）。这二者是该病的典型体征。多数患者出现头痛、倦怠、发热、广泛淋巴结肿大和肝脾大等表现，亦可出现心肌炎等。慢性期主要病变为心脏扩大、心肌菲薄，食管与结肠的肥大和扩张，继之形成巨食管和巨结肠等病变。

6. 黑热病（kala-azar）：由杜氏利什曼原虫引起的疾病，该病可出现发热、脾大、贫血、流鼻血等症状。在印度患者皮肤上常有暗的色素沉着，并有发热，故称之为 Kala-azar，即黑热的意思。

7. 涎源性锥虫（salivarian trypanosome）：通过媒介唾液传播的锥虫被称为涎源性锥虫，如布氏冈比亚锥虫与布氏罗得西亚锥虫。其传播途径是通过媒介舌蝇叮咬，锥鞭毛体在其体内发育繁殖，在唾液腺内发育为循环后期锥鞭毛体，当舌蝇再次叮咬健康人时，循环后期锥鞭毛体随唾液注入而使人感染。

8. 粪源性锥虫（stercorarian trypanosome）：通过媒介粪便传播的锥虫被称为粪源性锥虫，如克氏锥虫。传播媒介锥蝽，叮咬患者后锥鞭毛体进入其消化道内发育为循环后期锥鞭毛体，并大量繁殖，循环后期锥鞭毛体随锥蝽粪便排出体外，主要通过粪便污染叮咬伤口或黏膜而感染宿主。

9. 旅游者腹泻（traveler's diarrhea）：蓝氏贾第鞭毛虫寄生于人体十二指肠，引起腹痛、腹泻及消化不良等症状。常在旅游者中发病率较高，故又称旅游者腹泻。

10．动基体（kinetoplasm）：所有动基体纲（kinetoplastea）锥体目（trypanosomatida）原虫（如杜氏利什曼原虫、锥虫等）所共有的形态学特征，其主要由许多大、小环状 DNA 组成，不同的种类其环状 DNA 的数目及核酸结构有所不同。分析动基体 DNA（K-DNA）的同源性，是区别不同种、株的有效手段。

二、填空题

1．鞭毛　二分裂生殖

2．两　人体或哺乳动物　媒介白蛉

3．椭圆　核　动基体

4．梭　核　动基体　前鞭毛

5．皮肤利什曼病　黏膜皮肤利什曼病　内脏利什曼病

6．皮肤型黑热病　淋巴结型黑热病

7．长期不规则发热　脾、肝、淋巴结肿大　全血细胞减少性贫血

8．白蛋白　球蛋白　倒置

9．细胞

10．人源型　犬源型　自然疫源型

11．葡萄糖酸锑钠

12．涎源性锥虫　粪源性锥虫

13．西非　中非　东非　南非

14．涎源　舌蝇（采采蝇）

15．粪源　锥蝽

16．倒置梨　一对吸器

17．前鞭毛　后鞭毛　腹鞭毛　尾鞭毛

18．四核包囊　口

19．带囊者　慢性患者　保虫宿主

20．性

21．鞭毛　波动膜

22．吞噬　吞饮

23．泡沫

24．糖原　乳酸杆菌

25．滋养体　滋养体

26．阴道　尿道

27．人五毛滴虫　结肠

28．经口　滋养体

29．4 根　波动膜

30．生理盐水直接　滋养体

31．二　核周染粒　食物泡

32．无症状　腹泻

33．脑　原发性阿米巴脑膜脑炎

三、选择题

（一）A型题

1．D	2．B	3．D	4．D	5．B	6．D	7．A	8．C
9．B	10．C	11．C	12．E	13．B	14．D	15．B	16．E
17．B	18．C	19．E	20．C	21．D	22．D	23．E	24．A
25．D	26．A	27．A	28．B	29．B	30．C	31．A	32．D
33．E	34．B	35．A	36．B	37．D	38．E	39．A	40．C
41．B	42．C	43．D	44．C	45．B	46．B	47．B	48．B

（二）X型题

1．AC	2．ABCE	3．ABC	4．ABC	5．ABC	6．ACD
7．ABCE	8．ABD	9．BC	10．ABCD	11．AD	12．ABD
13．BCD	14．AB	15．BC	16．ABC	17．BCD	18．ABCD
19．ABCE	20．BCE	21．ABD	22．ABD	23．AB	24．BCE
25．ACD	26．ABC	27．ABDE	28．AB	29．AB	30．BC
31．ABCD	32．CDE	33．ACD	34．AD	35．CDE	

四、问答题

1．黑热病流行有三个基本环节，即传染源、传播途径和易感人群。针对三个环节采取综合措施，能取得很好的防治效果。能达到基本消灭的主要原因包括——①传染源易控制：流行区黑热病患者症状典型，易被发现，国产的治疗药物葡萄糖酸锑钠有特效；在犬源性流行区、灭病犬或禁养家犬可明显减少传染源；②传播媒介白蛉易控制和消灭：白蛉活动季节短，对药物敏感。在疫区内用杀虫剂对人口居住集聚地或发病较集中的村落进行溴氰菊酯滞留喷洒，可有效杀灭白蛉，阻断传播；③易感人群：患者治愈后可获得终身免疫；使用适当的防蛉设施（纱门、纱窗、蚊帐、灭蛉器、驱避剂等），能有效防止白蛉的叮咬。

2．杜氏利什曼原虫生活史需要两个宿主，即人（或哺乳动物）和传播媒介白蛉。

（1）在媒介白蛉体内发育：当雌性白蛉叮咬黑热病患者时，吸入血液中或皮肤内含有无鞭毛体的巨噬细胞，在白蛉胃内，经24h无鞭毛体发育为前鞭毛体，并以纵二分裂法繁殖，数量剧增，1周后前鞭毛体聚集在白蛉口腔及喙。

（2）在人体内发育：当感染的雌性白蛉叮咬人时，前鞭毛体随白蛉唾液注入人体，一部分可被中性粒细胞吞噬消灭，一部分则进入巨噬细胞，并在胞质内形成"纳虫空泡"，此时虫体不仅可存活，而且以二分裂生殖，最终巨噬细胞破裂，释放出的大量无鞭毛体再侵入其他巨噬细胞，并重复上述过程。

3．黑热病的免疫特点：①黑热病患者免疫机能受到抑制，尤其是细胞免疫低下，故利什曼素皮内试验呈（–）；②患者免疫球蛋白增高，但无保护作用；③患者治愈后细胞免疫功能恢复，可获得牢固的终身免疫，能抵抗同种利什曼原虫的再感染。

4．杜氏利什曼原虫感染可造成人体全血性贫血（红细胞、白细胞和血小板均减少），其原因主要有：

（1）脾大引起脾功能亢进：隔离和破坏血液细胞成分，使红细胞、白细胞、血小板均明显减少。

（2）骨髓造血功能受影响：由于骨髓有感染的巨噬细胞浸润所致。

（3）免疫溶血：杜氏利什曼原虫抗原可附着于红细胞表面；杜氏利什曼原虫代谢产物中有 1～2 种抗原与人红细胞表面抗原相同，因此机体产生的抗杜氏利什曼原虫抗体可与红细胞结合，并在补体参与下溶解红细胞。

5．黑热病病原学诊断方法主要有：

（1）穿刺检查：主要采用骨髓穿刺法，取穿刺物，涂片、染色、镜检无鞭毛体。此法简便、安全，检出率可达 80%～90%。此外亦可采用淋巴结穿刺。

（2）培养法：将穿刺物接种于 NNN 培养基中，1 周后检查前鞭毛体。

（3）动物接种法：将穿刺物接种易感动物（地鼠），1～2 个月后解剖查无鞭毛体。

（4）皮肤活检：对可疑皮肤型黑热病患者刮取皮肤组织、涂片、染色、镜检，查无鞭毛体。

6.

虫种	流行区	媒介及感染途径	对人体危害
布氏冈比亚锥虫	西非、中非	舌蝇 感染阶段随唾液注入	锥虫下疳、发热、骨关节疼痛、中枢神经损害、脑膜炎（睡眠病）
布氏罗得西亚锥虫	东非、南非	舌蝇 感染阶段随唾液注入	锥虫下疳、发热、骨关节疼痛、中枢神经损害、脑膜炎（睡眠病）
克氏锥虫	南美、中美洲	锥蝽粪便污染伤口	较布氏冈比亚锥虫症状严重。肝、脾、淋巴结肿大，脑膜炎，心肌炎，巨食管和巨结肠

7．蓝氏贾第鞭毛虫寄生人体可引起腹痛、腹泻、消化不良，还可能引起胆囊炎或胆管炎。致病机制主要为：患者发病情况与虫株数量和毒力、免疫状态和共生环境等多种因素有关。①损伤肠黏膜：滋养体寄生于人体小肠，其吸器的附着作用可损伤肠黏膜，造成小肠微绒毛变短，甚至扁平，影响消化吸收功能。②机械隔障作用：当大量滋养体附着肠黏膜时，可形成屏障，从而影响营养物质吸收。由于蓝氏贾第鞭毛虫的寄生可引起肠功能紊乱，产生脂肪痢等。③肠内细菌的协同作用可加重贾第虫病。④二糖酶在贾第虫病患者有不同程度缺乏，二糖酶缺乏是导致宿主腹泻的原因之一。⑤免疫缺陷、HIV 感染者、丙种球蛋白缺乏患者易患贾第虫病。

8．蓝氏贾第鞭毛虫的病原学诊断方法有：

（1）粪便检查：急性期取新鲜粪便标本做生理盐水直接涂片检查滋养体。亚急性期或慢性期，用碘液涂片法、硫酸锌浮聚或醛 - 醚浓集等方法查包囊。由于包囊排出具有间断性，隔日查一次，连查三次，可提高检出率。

（2）小肠液检查：用十二指肠引流或肠检胶囊法采集标本。后者的具体做法是：禁食后，嘱患者吞下一个装有尼龙线的胶囊，3～4 h 后，缓缓拉出尼龙线，取线上的黏附物镜检滋养体。

（3）小肠活检：借助内镜在小肠 Treitz 韧带附近摘取黏膜组织。标本可先做压片，或用吉姆萨染液染色后镜检滋养体。本法临床比较少用。

9．阴道毛滴虫的致病机制：阴道毛滴虫的致病力与虫株毒力和宿主的生理状态有关。

（1）致病力与宿主生理状态有关：阴道毛滴虫寄生时可竞争性消耗糖原，使阴道 pH 转变为中性或碱性，从而破坏阴道自净作用，有利于细菌感染。妇女妊娠期或月经后，阴道 pH 接近中性，又富于血清有利于滴虫繁殖。

（2）与虫株毒力有关：阴道毛滴虫致病主要由于接触细胞毒作用。滋养体通过接触依赖性细胞病变效应，杀伤黏附的细胞。虫体还具有吞噬阴道上皮的作用。滋养体分泌细胞离散因子可促使阴道上皮细胞脱落。

（3）滋养体吞噬精子，其分泌物阻碍精子存活，可引起不孕。

10．在正常情况下，健康妇女的阴道环境，因乳酸杆菌酵解糖原的作用而保持酸性（pH3.8～4.4），可抑制虫体和其他细菌生长繁殖，这称为阴道的自净作用。

11．可以通过性传播的原虫病有——①阴道毛滴虫：可寄生女性及男性的泌尿生殖道，其滋养体有一定抵抗力，可通过性行为直接传播。②溶组织阿米巴、蓝氏贾第鞭毛虫和隐孢子虫等原虫寄生在肠道，在同性恋者中可通过肛交、口交而传播。

12．感染杜氏利什曼原虫后，如不及时治疗，会引起全血性贫血，免疫力下降，易合并感染性疾病，如肺炎、肺结核、急性粒细胞缺乏症、走马疳等，而造成死亡。合并 HIV 感染，机体免疫系统全面崩溃，利什曼原虫在体内广泛寄生，故预后十分恶劣，因并发其他疾病而死亡。

五、病例分析

病例 **1** 　1．C　　　2．ABCE　　　3．ABCD
病例 **2** 　1．B　　　2．ACDE　　　3．B
病例 **3** 　1．C　　　2．ACDE　　　3．CDE
病例 **4** 　1．B　　　2．A　　3．BC

（段义农）

第十章　孢子虫

重点和难点

一、疟原虫（*Plasmodium* spp.）

寄生在人体的疟原虫共有四种[间日疟原虫（*Plasmodium vivax*）、三日疟原虫（*Plasmodium malariae*）、恶性疟原虫（*Plasmodium falciparum*）、卵形疟原虫（*Plasmodium ovale*）]。在我国主要流行间日疟原虫和恶性疟原虫，其中以间日疟原虫流行最广泛。

疟原虫寄生在人肝细胞和红细胞内，红细胞内裂体生殖为主要致病阶段，引起的疾病叫疟疾（malaria）。

（一）形态特点

疟原虫生活史复杂，发育阶段多，在外周血中能查见的红细胞内寄生阶段为诊断阶段，应注意辨认，并掌握吉姆萨染色血涂片中疟原虫的基本结构（细胞核、细胞质、疟色素）特点和被寄生的红细胞形态变化，以鉴别疟原虫种类。

薄血膜中疟原虫形态

	间日疟原虫	恶性疟原虫	三日疟原虫
被寄生的红细胞变化	除环状体外，其余各期均胀大、色淡，出现薛氏小点	正常或略小，可有茂氏小点	正常或略小，偶见齐氏小点
环状体（ring form）	细胞质淡蓝色，环状，其上有核一个，呈红色	环纤细，具有多环（一个红胞内有双环状体）、双核（一个环状体有2个细胞核）和边缘型（虫体常位于红细胞边缘）的特点	类似间日疟原虫环状体
滋养体（trophozoite）	核1个；胞质增多，不均匀，形状不规则，有伪足和空泡；疟色素呈棕黄色	一般不出现在外周血液	圆形或带状，核1个，疟色素深褐色
裂殖体（schizont）	核开始分裂，2～24个，排列不规则；成熟裂殖体细胞质分裂，包绕细胞核，疟色素集中成堆	一般外周血不易看到	圆形；成熟裂殖体核6～12个，排列成菊花状，疟色素集中在中央
雌配子体（female gametocyte）	圆形，几乎占满胀大的红细胞；胞质蓝色、均匀，形态规则，疟色素分散，核致密，常位于虫体一侧	新月形；胞质蓝色，核致密、深红色，位于虫体中央，疟色素分布于核周围	类似间日疟原虫雌配子体
雄配子体（male gametocyte）	圆形；胞质略带粉红色，疟色素分散，核疏松，淡红色，位于虫体中央	腊肠形；胞质略带红色；核疏松，核位置及疟色素分布特点同雌配子体	类似间日疟原虫雄配子体

（二）生活史要点

1. 疟原虫生活史复杂 需要两个宿主，包括人体内无性生殖和有性生殖初期发育，以及蚊体有性生殖和孢子生殖，其中在人体内的发育过程对理解致病、实验诊断、流行和防治都很重要，应重点掌握。

（1）在人体内的发育：包括红细胞外期（exoerythrocytic stage）、红细胞内期（erythrocytic stage）和配子体形成（formation of gametocyte）。

1）红细胞外期：子孢子（sporozoite）进入肝细胞后进行红细胞外裂体生殖，产生数以万计的裂殖子（merozoite）（不同疟原虫成熟裂殖体中裂殖子数目不同），疟原虫在肝细胞内发育称为红细胞外期。间日疟原虫速发型子孢子（tachysporozoite）和迟发型子孢子（bradysporozoite）进入肝细胞的发育时间差别明显，后者进入肝细胞后形成休眠子（hypnozoite），经一段休眠期后才发育为成熟裂殖体。

2）红细胞内期：红细胞外期裂殖子侵入红细胞后进行红细胞内裂体生殖，即环状体→滋养体→裂殖体→裂殖子。不同疟原虫红细胞内裂体生殖时间不同，间日疟原虫、恶性疟原虫、三日疟原虫红细胞内裂体生殖周期时间分别为48h、36～48h和72h。

裂殖子钻入红细胞的机制为了解内容，现简介如下：①了解裂殖子侵入红细胞的有关结构（表膜复合物、类锥体、棒状体），裂殖子钻入红细胞分两步，首先为受体的识别和结合，然后侵入红细胞；②裂殖子侵入红细胞的过程——裂殖子黏附于红细胞表面，棒状体和微线体释放组氨酸蛋白，接触的红细胞部位凹陷，裂殖子进入红细胞，形成纳虫空泡，红细胞膜封闭；③裂殖子侵入红细胞的过程中，其表被脱落于红细胞外。

3）配子体形成：疟原虫在红细胞内经过几代裂体生殖后，部分裂殖子在红细胞内不再进行裂体生殖，而发育为雌、雄配子体，配子体在人体末梢循环血液开始出现的时间略有差异。

（2）在蚊体内的发育：包括配子生殖（gametogony）和孢子生殖（sporogony）。

1）配子生殖：雌、雄配子体发育为雌、雄配子，雌配子（female gamete）和雄配子（male gamete）受精形成合子（zygote），再发育为动合子（ookinete）。

2）孢子生殖：动合子在蚊胃基底膜下形成卵囊（oocyst），进行孢子生殖，形成成千上万个子孢子。

2. 疟原虫在人体的寄生部位 肝细胞和红细胞

3. 休眠体 间日疟原虫和卵形疟原虫有休眠体，而恶性疟原虫和三日疟原虫则无休眠体。

4. 感染阶段 雌性按蚊唾腺中子孢子。

5. 传播途径 经雌性按蚊叮咬传播。

6. 致病阶段 红细胞内裂体生殖，疟疾发作周期与红细胞内裂体生殖周期时间一致。

（三）疟原虫营养代谢

此内容为一般了解内容。

（四）致病机制

疟原虫致病机制复杂是本章的难点和重点内容，应注意理解，重点掌握。

1. 潜伏期（incubation period of malaria）

（1）潜伏期定义：由子孢子侵入人体到首次疟疾发作前这段时间称潜伏期，包括子孢子侵入肝细胞、红细胞外期发育和数代红细胞内期裂体生殖所需时间。

（2）疟原虫潜伏期因种株、感染数量和方式、机体免疫力和患者是否服过抗疟药等因素而异。在我国不同种株间日疟的潜伏期差别明显，短者 8 ～ 31 天，长者 6 ～ 12 个月，甚至 2 年，这与速发型子孢子和迟发型子孢子在人体肝细胞内的发育时间有关。

2．发作　红细胞内裂体生殖可引起周期性寒热发作，称疟疾发作。疟疾的一次典型发作表现为寒战、高热、出汗热退三个连续阶段。应对发作原因和周期性加强理解。

（1）发作原因：发作是由红细胞内裂体生殖所致。疟原虫成熟裂殖体胀破红细胞，释出的裂殖子、疟原虫代谢产物、残余和变性血红蛋白，以及红细胞碎片等一并进入血流，其中相当部分被多形核白细胞及巨噬细胞吞噬，刺激这些细胞产生内源性热原质，与疟原虫代谢产物共同作用于下丘脑的体温调节中枢，引起体温调节的紊乱，体温升高，引起发作。

（2）退热原因：发作数小时后，血中致病性物质已被吞噬、降解，待血中致热原和疟原虫代谢产物被清除后，刺激体温调节的因素消失，体温调节逐渐恢复正常，机体通过出汗散热，体温下降至正常。

（3）发作的周期性：红细胞内成熟裂殖体破裂时，部分逸出的裂殖子进入新的红细胞，进行裂体生殖，而再次引起发作，如此循环，形成典型的周期性发作。

发作周期性因虫种而异，与疟原虫红细胞内裂体生殖周期所需时间一致，间日疟原虫、三日疟原虫和恶性疟原虫红细胞内裂体生殖周期时间分别为 48h、72h 和 36 ～ 48h，故分别为隔天、三日和 36 ～ 48h 发作一次。

3．再燃（recrudescence）与复发（relapse）　掌握再燃与复发的基本概念，对了解临床症状、致病机制及防治工作都十分重要。

（1）再燃：由于抗疟治疗不彻底、免疫作用或抗原变异，虽能杀灭大部分红细胞内疟原虫，但尚有少量疟原虫存活，临床发作暂时停止。在无再感染的情况下，由残存在红细胞内的疟原虫大量增殖，再次引起发作称再燃。感染人的四种疟原虫均有再燃。

（2）复发：经抗疟药物彻底治疗或免疫作用，杀灭全部红细胞内疟原虫，疟疾临床发作较长时间停止，在未经蚊媒再叮咬，由迟发型子孢子在肝细胞内形成的休眠体复苏，经红细胞外裂体生殖产生的裂殖子，侵入红细胞发育，再次引起发作称复发。间日疟原虫和卵形疟原虫有复发，而三日疟原虫和恶性疟原虫无复发。

4．贫血　贫血是疟疾的主要临床症状之一，尤以恶性疟疾为甚，其机制应重点掌握。

（1）疟原虫直接破坏红细胞，疟原虫每完成一代红细胞内裂体生殖周期就破坏大量红细胞，以恶性疟原虫破坏红细胞最多，贫血明显。

（2）脾大，引起脾功能亢进，巨噬细胞增多，吞噬被疟原虫寄生的红细胞和正常红细胞能力增强，使血红蛋白中的铁不能被重新利用，也加重贫血程度。

（3）骨髓中红细胞生成障碍，可能与骨髓造血功能受抑制有关。

（4）免疫溶血：其机制主要有①疟原虫抗原抗体复合物附着在正常红细胞上，与补体结合，使红细胞膜发生变化，而具有自身免疫原性，致红细胞溶解，或被巨噬细胞吞噬；②疟原虫寄生在红细胞后，使隐蔽的红细胞抗原暴露，刺激机体产生自身抗体（IgM），导致红细胞破坏。

5．脾大　脾大是疟疾患者的主要体征之一，其机制如下：

（1）疟原虫及其代谢产物刺激单核 - 巨噬细胞增生，增强吞噬功能。

（2）疟原虫代谢产物刺激脾充血。

（3）疟疾反复发作，纤维组织增生，脾质地变硬。

6．凶险型疟疾（pernicious malaria）

（1）高发人群：多发生在恶性疟原虫流行区的少年儿童，以及来自非疟区或低疟区无免疫力的人群，由于延误治疗或治疗不当所致。主要发生在恶性疟疾患者，间日疟疾偶见。

（2）发病特点：来势凶猛，病情险恶，病死率高。

（3）临床分型：脑型、超高热型、厥冷型和胃肠型，以脑型疟最常见。

（4）发病机制：主要有微血管阻塞学说、炎症学说和弥散性血管内凝血学说，多数学者支持微血管阻塞学说，此学说认为脑型疟最终是由于脑部微血管被受染红细胞堵塞，导致局部组织缺氧及细胞变性坏死，以至发生全身性功能紊乱，其主要致病机制如下：

1）疟原虫感染的红细胞表膜上出现许多疣突（含虫源性抗原），与血管内皮细胞受体特异体性粘连，并与正常红细胞结合，聚集在脑内微血管，阻塞血管。

2）受染红细胞变形能力降低，而不易通过毛细血管，也是引起微血管阻塞的原因之一。

3）由于微血管阻塞，导致脑缺氧，疟原虫的糖酵解产物乳酸聚集，因脑细胞酸中毒而死亡。另外，由于细胞因子分泌增加，加重炎症反应，使血管通透性增加，造成脑水肿。

7．疟性肾病 为Ⅲ型超敏反应所致的免疫病理性改变，以三日疟疾患者长期未愈者最多见。

8．其他类型疟疾（先天性疟疾、婴幼儿疟疾、输血疟疾）的特点也应有所了解。

（五）免疫特点

疟原虫感染的免疫机制相当特殊和复杂，是重点和难点内容，应重点掌握其主要免疫特点。

1．固有免疫（innate immunity） 疟原虫有相当严格的宿主特异性，如人的疟原虫通常只能感染人，而动物的疟原虫也只能感染同种或亲缘相近的动物，这说明人和动物对异种疟原虫存在固有免疫力。固有免疫与种族和遗传有关。在进化过程中，人和一些脊椎动物形成了对某种疟原虫易感，而对另一些疟原虫不易感的现象。

2．适应性免疫（adaptive immunity） 疟原虫感染可诱导人体产生适应性免疫力，特异性抗体可抑制疟原虫在红细胞内的发育，使虫数明显减少，临床症状消失，并对再感染有一定的抵抗力，随疟原虫被杀灭，抗体消失，此种免疫现象称带虫免疫（premunition）。

疟原虫的适应性免疫不仅具有种、株的特异性，还存在同株各阶段的特异性。疟原虫不同种、同种不同株、同株不同发育阶段之间不能诱导交叉免疫反应。

（1）体液免疫：为血清特异性抗体介导的免疫效应。抗体主要作用于裂殖子，使其凝集，阻止它钻入新红细胞，或干扰裂殖子与红细胞表膜上受体结合。此外，抗体还发挥调理作用，使巨噬细胞和中性粒细胞吞噬裂殖子和受染红细胞。体液免疫在疟疾保护性免疫中具有十分重要的作用。

（2）细胞免疫：疟原虫细胞免疫是 T 细胞依赖的，免疫效应细胞主要是巨噬细胞、中性粒细胞和自然杀伤细胞。激活的巨噬细胞吞噬疟原虫能力增强，并产生细胞因子（肿瘤坏死因子、γ 干扰素和白细胞介素）和活性氧，破坏红细胞，使其中的疟原虫变性、死亡。细胞免疫在红细胞外期感染中起主要作用。

（3）免疫逃避机制：①抗原变异；②与功能性免疫无关的疟原虫抗原与抗体结合，形成免疫复合物，可阻断 T 细胞的细胞毒作用；③疟原虫寄生在细胞内，可逃避宿主的免疫攻击；④人体感染疟疾，可诱发免疫抑制。

（4）免疫预防（疟疾疫苗）：为一般了解内容。疟疾疫苗按疟原虫的生活史可分为红外期疫苗（抗感染疫苗）、红内期疫苗（抗病疫苗）、配子体疫苗或传播阻断疫苗。截至目前还没有一种安全、高效的疫苗可实际应用于疟疾预防。从全球范围来看，疟疾疫苗的研究在疟疾防治工作中的重要性仍然是肯定的，多期、复合型疫苗可能是未来疟疾疫苗研发的重点方向之一。

（六）实验诊断

正确掌握实验诊断方法，可及时发现患者和带虫者。

1．病原学检查

（1）厚、薄血涂片检查法为确诊疟疾的最可靠的方法。

1）吉姆萨或瑞氏染色血涂片中可发现的疟原虫阶段：间日疟原虫、卵形疟原虫和三日疟原虫的环状体、滋养体、裂殖体和配子体；恶性疟原虫的环状体和配子体。

2）检查时间：间日疟原虫、三日疟原虫和卵形疟原虫在发作的任何时间采血均可，但以发作数小时为好；恶性疟原虫必须在发热时取血检查。

3）厚、薄血涂片的优缺点：

薄血膜：虫体形态完整、结构清晰，容易辨认。由于血细胞分散，虫数少，发现疟原虫费时、费力，容易漏诊。

厚血膜：疟原虫密度大，检出率高。由于制作中溶血，无红细胞特征，疟原虫形态不典型，鉴别困难。

（2）吖啶橙法。

2．免疫学检测　利用免疫学原理可检测疟原虫的循环抗原。目前在我国流行区检测循环抗原多使用商品化的快速诊断试剂盒，所采用的方法一般是基于斑点免疫结合试验（dot-immunobinding assay，DIA）技术的试纸条（Dip-stick）法。依照国家的相关规定，快速诊断试纸条检测阳性者，必须采集并保留血片备查。

3．分子生物学检测　近十年来，分子生物学方法已逐渐应用于疟疾诊断，如微量反应板杂交技术（PCR-ELISA）检测 PCR 扩增产物、实时（real-time）PCR 检测疟原虫 DNA。

（七）流行

了解疟疾在国内外流行的现状，重点掌握流行环节和流行因素。我国疟区划分为三类：

（1）高传播地区：包括云南的边境地区、海南的中南部山区。此类地区恶性疟和间日疟混合流行，主要传播媒介为大劣按蚊和微小按蚊。

（2）疫情不稳定地区：包括安徽、湖北、河南、江苏等省的部分地区。此类地区仅有间日疟流行，主要传播媒介为中华按蚊和嗜人按蚊。

（3）疫情基本控制地区：除上述两类地区外的其他地区。此类地区经过多年的防治，疟疾流行已得到控制。

1．流行环节

（1）传染源：外周血内有成熟配子体的疟疾患者和带虫者。

（2）传播途径：①疟疾的主要传播途径是通过雌性按蚊叮咬，我国主要传播媒介有中华按蚊、嗜人按蚊、微小按蚊和大劣按蚊；②先天性感染和输血感染并不常见。

（3）易感人群：除西非黑人对间日疟原虫有不感受性外，人类对四种人体疟原虫普遍易感。流行区儿童和低疟区、非疟区无免疫力的人群均为易感人群。

2．流行因素　疟疾流行具有地方性、流行性和季节性特点，影响疟疾流行的因素有：

（1）自然因素：温度、湿度、雨量及地形等因素对疟疾传播都有一定的影响。温度主要影响蚊虫的生长、发育、繁殖和疟原虫在蚊体内的发育。雨量影响蚊虫孳生环境。温度低于 15℃疟疾不能传播，称休止期。

（2）生物因素：疟疾的传播与传疟按蚊种群的密度有关。

（3）社会因素：人类的社会活动（主要是人口流动）、社会经济水平、人群文化素质、生活习惯、卫生条件及医疗防疫机构等因素均可影响疟疾的传播和流行。

（八）防治要点

1．管理传染源，治疗患者和带虫者，应掌握主要杀疟原虫药物。

（1）杀红细胞内期药物：氯喹、羟基哌喹、青蒿素。

（2）杀红细胞外期和配子体药物：伯氨喹。

2．切断传播途径　主要是防蚊灭蚊。流行区提倡使用杀虫剂浸泡蚊帐，辅以每年传播季节前杀虫剂室内滞留喷洒，能明显减少传播。结合爱国卫生运动和新农村建设，开展清理洼地积水、疏通沟渠等有针对性的环境治理措施，减少幼虫孳生。

3．保护健康人群

（1）防蚊叮咬：在高传播地区野外作业或露宿的人员，应使用驱避剂和（或）使用蚊帐，避免蚊虫叮咬。

（2）预防服药：无免疫力的人群进入疟区时，应于传播季节定期服用抗疟药物，主要预防药物有乙胺嘧啶（杀子孢子等红细胞外期疟原虫）加磺胺多辛，并加强个体防护。

4．坚持疟疾监测　监测和防治措施是疟疾防治工作的两个组成部分，监测内容包括发病率、死亡率、媒介情况、现场调查、人口及环境调查等。

二、刚地弓形虫　（*Toxoplasma gondii*）

刚地弓形虫是重要的人兽共患寄生虫病，免疫功能低下时后果严重，是一种重要的机会致病原虫（opportunistic protozoa）。

（一）形态特点

刚地弓形虫生活史包括 5 个不同阶段（滋养体、包囊、裂殖体、配子体和卵囊），重点掌握与临床和流行有关的滋养体、包囊和卵囊的形态特征。

1．滋养体　是在中间宿主的有核细胞内生长、发育和繁殖的单个虫体。假包囊（pseudocyst）内速殖子（tachyzoite）和包囊内缓殖子（bradyzoite）统称滋养体。吉姆萨或瑞氏染色速殖子呈新月形，胞质蓝色，紫红色核位于虫体中央；缓殖子形态与速殖子相似，但虫体较小，核稍偏后。

2．包囊　圆形或椭圆形，囊内缓殖子数个或数千个。

3．卵囊　圆形或椭圆形，成熟卵囊含 2 个孢子囊（sporocyst），每个孢子囊内含 4 个新月形子孢子。

（二）生活史要点

刚地弓形虫生活史复杂，需要两个宿主，重点掌握在人体内的发育阶段。

1．终宿主（猫和猫科动物）体内的发育　包括有性生殖和无性生殖期，因此猫是弓形虫的终宿主兼中间宿主。卵囊随猫粪排出后，在适宜（温、湿度）条件下发育为成熟卵囊。

2．中间宿主（人和其他动物）体内的发育　寄生在有核细胞内，进行无性生殖。在免疫功能正常的宿主内形成包囊，为隐性感染；在免疫功能低下的宿主内形成假包囊，出现临床症状。假包囊和包囊是中间宿主之间或中间宿主与终宿主之间互相传播的主要感染阶段。

3．感染阶段较多，包括卵囊、包囊、假包囊和滋养体（缓殖子和速殖子）。

4．侵入途径　刚地弓形虫有多种侵入途径，即经口、胎盘、损伤的皮肤和黏膜、输血或器官移植感染，但以经口感染为主。

（三）致病机制

重点掌握刚地弓形虫致病机制和机会致病特点。

1．主要致病机制　刚地弓形虫的侵袭力与虫株毒力和宿主的免疫状态有关。

（1）速殖子：是刚地弓形虫的主要致病阶段，虫体在有核细胞内迅速发育、繁殖，破坏细胞，刺激淋巴细胞和巨噬细胞浸润，导致组织急性炎症和坏死。

（2）包囊内缓殖子：是慢性感染的主要阶段，包囊增大，压迫周围组织。包囊破裂引起迟发型超敏反应，产生肉芽肿。病变多见于脑、眼等部位。

（3）机会致病：

1）免疫功能正常时，刚地弓形虫感染可诱导机体产生保护性免疫，而不产生明显症状，宿主呈隐性感染。

2）隐性感染者因患恶性肿瘤，长期接受免疫抑制剂和放射治疗等引起医源性免疫受损，或当免疫功能低下或缺陷时，均可导致复发或致死性播散。引起急性或亚急性弓形虫病。

2．弓形虫病的临床表现　分先天性和获得性弓形虫病，应掌握其主要临床症状。

（1）先天性弓形虫病（congenital toxoplasmosis）：孕期前 3 个月内感染，其体内刚地弓形虫经胎盘传给胎儿，可造成流产、早产、畸胎或死产。典型临床表现为脑积水、大脑钙化灶、脑膜脑炎、运动障碍和视网膜脉络膜炎，还可伴有全身症状，如发热、皮疹、腹泻、黄疸、肝脾大、贫血、心肌炎等。

（2）获得性弓形虫病（acquired toxoplasmosis）：临床表现因刚地弓形虫侵犯部位和机体反应性不同而异。淋巴结肿大是最常见的临床症状，其次可损伤中枢神经系统（脑炎、脑膜脑炎）和眼（视网膜脉络膜炎，视力下降），且常伴有全身反应。

（四）实验诊断

1．取患者体液或活组织　检查刚地弓形虫滋养体或假包囊具有确诊意义，但弓形虫多为隐性感染和慢性感染，不易查到虫体。组织切片用免疫酶学或荧光染色法，可提高检出率。

2．动物接种　将患者样本接种小白鼠，若为阴性可盲传 3 代，同时检查小鼠血清抗体，以提高阳性率。

3．血清学检查　由于捡出刚地弓形虫滋养体和包囊的机会较少，所以免疫学检查就具有重要的意义。如间接血凝试验（IHA）、间接免疫荧光试验（IFA）和酶联免疫吸附试验（ELISA）可检测特异性抗体和循环抗原。

4．基因诊断　用 PCR 和 DNA 探针技术检测刚地弓形虫感染更特异、敏感，具有早期诊断价值。

（五）流行

刚地弓形虫感染遍及全世界，人和动物感染相当普遍，应重点掌握刚地弓形虫广泛流行的原因，其主要原因有：

1．与养猫关系甚大，卵囊排放量大，污染环境。

2．对中间宿主和寄生的组织细胞（任何有核细胞）选择性不强，中间宿主广泛（人、哺乳动物、鸟类、爬行类），与人类关系密切的各种家畜均可感染。

3．可在终宿主间、中间宿主间、终宿主与中间宿主间相互感染。

4．感染阶段多（卵囊、包囊、假包囊、滋养体）。

5．包囊在中间宿主组织内存活时间长，卵囊和包囊对外界抵抗力强。

6．感染方式多种多样，如经消化道、接触、损伤的皮肤和黏膜、节肢动物携带、输血和器官移植等感染，主要经口感染。

7．人体感染主要与饮食习惯和接触动物有关。

8．人群对弓形虫普遍易感。

（六）防治要点

1．治疗患者，常用的治疗药物有磺胺嘧啶、乙胺嘧啶、螺旋霉素等。

2．加强对动物（中间宿主和终宿主）的管理、监测。

3．加强肉类检疫，改变不良的饮食习惯。

4．搞好环境卫生，防止水源和食物污染。

5．注意饮食卫生、饮水卫生和个人卫生。

三、隐孢子虫（*Cryptosporidium*）

寄生在人体的主要是微小隐孢子虫（*Cryptosporidium parvum*），它寄生在人的消化道，引起隐孢子虫病（cryptosporidiosis），主要临床症状是腹泻，该虫是机会致病寄生虫，应掌握其主要内容。

（一）形态特征

隐孢子虫生活史有多个发育阶段（子孢子、滋养体、裂殖体、裂殖子、雌雄配子体、合子和卵囊），重点掌握与病原学诊断和感染有关的卵囊形态。

卵囊呈圆形或椭圆形，成熟卵囊内含四个子孢子和一团颗粒状残留体，用改良抗酸染色，卵囊呈玫瑰红色，残留体为暗黑色或棕色。

（二）生活史要点

1．生活史　简单，虫体发育各期均在宿主小肠上皮细胞内进行。人和家畜（牛、羊、兔，以及犬、猫）均可感染。

2．生殖方式　三种生殖方式（裂体生殖、配子生殖和孢子生殖）均在同一宿主体内进行。整个发育过程不需转换宿主。

3．寄生部位　在小肠上皮细胞膜与胞质间寄生，严重者可扩散到整个消化道。

4．两种卵囊类型　薄壁卵囊（其中子孢子在肠腔中逸出，直接侵入肠上皮细胞，在宿主体内重复感染）和厚壁卵囊（随粪便排出，为感染阶段）。

5．感染阶段　卵囊。

6．侵入途径　经口。

（三）主要致病机制

1．隐孢子虫主要寄生在肠黏膜，致肠绒毛萎缩、变短、变粗，或融合、移位和脱落，破坏肠绒毛的正常功能。

2．肠黏膜表面积缩小，多种黏膜酶（如乳糖酶）减少，导致消化吸收障碍和腹泻。

3．机会致病　临床症状的严重程度与病程长短取决于宿主的免疫功能状况。免疫功能正常者感染后症状一般轻微，可自愈；免疫受损者虫体发育、繁殖迅速，发病急，症状明

显 [持续性霍乱样水泻，甚至出现肠外组织器官（肺和胆道系统）感染、电解质紊乱、酸中毒等]，可造成死亡。

（四）实验诊断

1．病原学检查　诊断方法有肠黏膜组织活检和粪检，主要用粪便涂片、染色（金胺 - 酚染色法、改良抗酸染色法和金胺 - 酚改良抗酸染色法），检查卵囊。轻度感染者可用蔗糖浮聚法或甲醛—醋酸乙酯沉淀法浓集卵囊。

2．免疫学检查

（1）粪便标本：常用单克隆抗体免疫荧光法，适于轻度感染及流行病学调查。

（2）血清标本：常用 IFA、ELISA、酶联免疫印渍技术（ELIB），适于辅助诊断和流行病学调查。

3．分子生物学方法　常规 PCR、巢氏 PCR、反转录 PCR（RT-PCR）等方法可用于临床及环境水标本的隐孢子虫检测。

（五）流行特点

1．在我国主要流行于夏秋季，农村高于城市，畜牧地区多于非牧区，卫生状况差的地区发病率高。

2．传染源为患者、带虫者和受染动物。

3．卵囊对外界抵抗力强，卵囊污染手、食物和饮水，经口感染。

4．人对隐孢子虫普通易感，免疫功能低下或免疫缺陷者更易感染。

（六）防治要点

1．治疗患者和病畜，常用药物为巴龙霉素、阿奇霉素、螺旋霉素、大蒜素等。

2．加强粪便管理，避免卵囊污染食物和水源。

3．加强个人卫生、饮食卫生和饮水卫生。

4．保护免疫功能低下的人群，增强免疫功能。

四、肉孢子虫（*Sarcocystis*）

肉孢子虫为一般了解内容，肉孢子虫主要寄生在食草动物（中间宿主），也可寄生于人体，引起肉孢子虫病（sarcocystosis）。寄生在人体（终宿主）小肠的肉孢子虫有两种：猪 - 人肉孢子虫（*Sarcocystis suihominis*）又称人猪肉孢子虫（中间宿主为猪）和牛 - 人肉孢子虫（*Sarcocystis bovilhominis*）又称人肉孢子虫（中间宿主为牛）。人肌肉孢子虫（又称林氏肉孢子虫 *Sarcocystis lindemanni*）以人为中间宿主，在人肌肉内形成孢子囊，引起肌痛、心肌炎等症状，孢子囊破裂可释放肉孢子毒素，严重时可致死。

主要了解人肠肉孢子虫（猪 - 人肉孢子虫和牛 - 人肉孢子虫总称）如下特点：

1．生活史　有卵囊（oocyst）、孢子囊（sporocyst）和肉孢子囊（sarcocyst）三个时期。

2．双宿主型生活史

（1）中间宿主（食草类动物）内发育：食入终宿主粪便污染的卵囊或孢子囊后，子孢子在小肠逸出，穿过肠壁进入血流，在血管内皮细胞内进行裂体生殖，产生的裂殖子侵入肌肉组织，发育为肉孢子囊。

（2）终宿主（人和食肉类动物）体内发育：食入中间宿主中肉孢子囊后，缓殖子侵入小肠固有层，进行配子生殖，形成卵囊，卵囊和（或）孢子囊随粪便排出。

3．主要症状　食欲缺乏、恶心、腹痛和腹泻等消化系统症状。

4．粪便检查　卵囊为主要的诊断依据，常用硫酸锌浮聚法。

5．感染阶段　为肉孢子囊，侵入途径为经口。

6．流行特点　该病流行与人们的饮食习惯有直接关系，改变不良的饮食习惯（不食生的或未煮熟的猪、牛肉）是预防本病的关键。

7．治疗　目前尚无特效药治疗，磺胺嘧啶、复方磺胺甲噁唑和吡喹酮对本病有一定的疗效。

五、等孢球虫（*Isospora*）

等孢球虫为一般了解内容。等孢球虫广泛寄生于哺乳类、鸟类和爬行类动物。感染人的等孢球虫有贝氏等孢球虫（*Isospora belli*）和纳塔尔等孢球虫（*Isospora natalensis*）。

主要了解以下内容：

1．等孢球虫子孢子寄生在小肠上皮细胞内，进行裂体生殖和配子生殖，形成的卵囊随粪便排出体外，感染阶段为成熟卵囊，卵囊污染食物和饮用水，经口感染人体。

2．贝氏等孢球虫破坏肠黏膜，引起持续性或脂肪性腹泻等消化系统症状，免疫功能低下者感染率高。等孢球虫病（isosporiasis）是免疫缺陷患者腹泻的重要原因。

3．用粪便检查卵囊为主要病原学诊断方法，必要时可做十二指肠引流检查卵囊，或用小肠黏膜活检，检查各发育时期的虫体。

4．注意饮水卫生、饮食卫生和阻断粪-口途径感染是预防本病的关键。

5．治疗药物有乙胺嘧啶和磺胺嘧啶。

六、圆孢子虫（*Cyclospora*）

圆孢子虫（*Cyclospora* spp.）又称环孢子虫，是一种重要的食源性和水源性病原体以及重要的机会性病原体。目前认为，卡耶塔圆孢子虫是唯一能感染人体的圆孢子虫。由该虫导致的人体圆孢子虫病（cyclosporiasis）更多见于儿童及免疫功能低下人群。

主要了解以下内容：

1．圆孢子虫子孢子　寄生在小肠上皮细胞内，进行裂体生殖和配子生殖，形成的卵囊随粪便排出体外。感染阶段为感染期卵囊，感染期卵囊污染食物和饮用水，经口感染人体。

2．保虫宿主　狒狒、猴等灵长类以及鸡、犬等家畜。

3．寄生部位　小肠，特别是空肠。

4．主要症状　腹泻。

5．实验诊断　粪便检查卵囊，最常用改良抗酸染色，还可用荧光显微镜检查。

6．防治

（1）由于圆孢子虫病主要经水源和食物传播，因此注意饮水和饮食卫生、养成良好的卫生习惯至关重要。

（2）治疗圆孢子虫病的首选药物是甲氧苄啶-磺胺甲噁唑。

七、巴贝西虫（*Babesia*）

巴贝西虫（巴贝虫）是一种蜱媒原虫。能感染人的硬蜱有 10 余种，重要的虫种有微小巴贝西虫（*B. microti*）、分歧巴贝虫（*B. divergens*）、牛巴贝西虫（*B. bovis*）、犬巴贝西虫（*B. canis*）和马巴贝西虫（*B. equi*）等。巴贝西虫寄生于人体的红细胞内引起巴贝西虫病

（babesiasis），是动物源性人兽共患寄生虫病。

主要了解以下内容：

1．巴贝西虫的生活史需要两个宿主

（1）终宿主（传播媒介）：硬蜱。

（2）中间宿主：人及多种哺乳动物和鸟类等脊椎动物。

2．生活史至少包括三个生殖期

（1）在蜱肠中配子生殖（gamogony）。

（2）在蜱唾液腺中孢子生殖（sporogony）。

（3）在人和脊椎动物的红细胞内裂体生殖（merogony）。

3．传染源　感染动物。

4．感染阶段　子孢子。

5．侵入途径　经硬蜱叮咬。

6．寄生部位　红细胞内。

7．致病阶段　巴贝西虫裂体生殖阶段。

8．实验诊断

（1）外周血涂片，吉姆萨或瑞氏染色，显微镜下检查虫体。

（2）血清学试验或用 PCR 技术检测血液中的巴贝西虫 DNA。

（3）动物接种：将患者的血液接种到仓鼠或沙土鼠，然后观察接种鼠的原虫血症。

9．防治

（1）防蜱灭蜱是防治本病的重要环节。

（2）治疗药物：克林霉素和奎宁。

试　题

一、名词解释

1．erythrocytic stage

2．exo-erythrocytic stage

3．incubation period of malaria

4．recrudescence

5．relapse

6．pernicious malaria

7．malarial pigment

8．*Toxoplasma* cyst

9．congenital toxoplasmosis

10．acquired toxoplasmosis

11．*Toxoplasma* tachyzoite

二、填空题

1．疟原虫在人体内的发育过程分为_____、_____和_____，分别寄生在_____、_____和_____。

2．裂殖子顶端有成对的_____，其周围还有_____，当裂殖子类锥体与红细胞表面接触时它们释放一些物质，有助于裂殖子钻入红细胞。

3．间日疟原虫多侵犯_____红细胞，三日疟原虫则选择_____红细胞，恶性疟原虫可侵犯_____红细胞。

4．疟原虫的致病阶段是_____。

5．由疟原虫子孢子侵入人体到疟疾发作前这段时间称_____。

6．在我国不同种株间日疟原虫的潜伏期差别明显，这与_____和_____在人体肝细胞内的发育时间有关。

7．疟疾一次典型发作表现为_____、_____和_____三个连续阶段。

8．由残存在红细胞内的疟原虫大量增殖，再次引起发作，称_____。

9．早期疟疾患者脾大，质地_____，而晚期患者脾质地_____。

10．按临床表现凶险型疟疾可分为_____型、_____型和_____型，以_____型最常见。

11．疟原虫成熟子孢子表面附着具有明显抗原性的_____蛋白。

12．疟疾主要病原学诊断方法为_____，用_____或_____染色。

13．嗜人按蚊分布在长江以南，是_____区的主要传播媒介。

14．青蒿素主要杀灭_____期疟原虫，伯氨喹可杀灭_____和_____期疟原虫。

15．外界温度低于15℃，疟疾就不能传播，称_____。

16．刚地弓形虫假包囊内滋养体称_____，包囊内滋养体称_____。

17．刚地弓形虫的终宿主是_____。

18．由于刚地弓形虫感染者捡出其滋养体和包囊的机会较少，所以_____检查就具重要意义。

19．在免疫功能正常的人体中，刚地弓形虫繁殖速度慢，在有核细胞内形成_____。

20．弓形虫病的临床表现分_____性弓形虫病和_____性弓形虫病。

21．寄生在人体的隐孢子虫主要是_____，其主要寄生部位为_____，隐孢子虫病的主要临床表现为_____。

22．隐孢子虫生活史中_____、_____和_____三种生殖方式均在同一宿主体内进行。

23．隐孢子虫卵囊有两种类型，即_____和_____，其中_____可导致宿主自体内重复感染，_____为感染阶段。

24．寄生于人体小肠，并以人为终宿主的肉孢子虫有_____和_____两种。寄生于人体肌肉，并以人为中间宿主的肉孢子虫是_____。

25．粪便检查_____为人肠肉孢子虫的主要诊断依据。

26．猪-人肉孢子虫和牛-人肉孢子虫的中间宿主分别为_____和_____，生食含有_____的猪、牛肉是人体感染人肠肉孢子虫的主要途径。

27．寄生在人体的等孢球虫有_____和_____两种，其寄生部位为_____。

28．贝氏等孢球虫是因为_____污染食物和饮水，经_____感染人体。

29．贝氏等孢球虫病原学诊断为粪便检查_____。

30．圆孢子虫子孢子寄生在人体_____。

31．圆孢子虫的感染阶段为_____，经_____感染人体。

32．巴贝西虫生活史至少包括三个生殖期，即_____、_____和_____。

33．巴贝西虫病原学诊断为用_____检查虫体。

三、选择题

（一）A 型题

1. The diagnostic characteristics of *Plasmodium falciparum* are best described by which one of the following statements ?

   A. A period of 72 hours is required for the development of the mature schizont，which resembles a rosette with only 8 to 10 oval merozoites

   B. An important diagnostic feature is the irregular appearance of the edges of the infected red blood cell

   C. The signet-ring-shaped trophozoite is irregular in shape with ameboid extensions of the cytoplasm

   D. Except in infections with very high parasitemia，only ring forms of early trophozoites and the gametocytes are seen in the peripheral blood

   E. Schüffer stippling is routinely seen in red blood cells that harbor parasites

2. A man who recently traveled through Hainan province now complains of severe chills and fever，abdominal tenderness，and darkening urine. His febrile periods last for 28 hours and recur regularly. Which of the blood smears drawn below would most likely be associated with the symptoms described ?

   A. Ⅰ
   B. Ⅱ
   C. Ⅲ
   D. Ⅳ
   E. Ⅴ

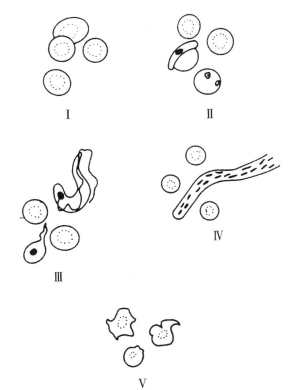

3. Malaria is a significant worldwide public health problem. The life cycle of *Plasmodium* can be seen in the figure below. Which one of the following control methods for malaria is currently effective ?

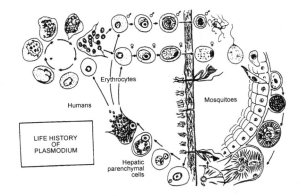

   A. A vaccine
   B. Chemoprophylaxis
   C. Antibodies

D．White clothing

E．Tick repellents

4．疟原虫的主要致病阶段是

    A．erythrocytic stage

    B．tachysporozoite

    C．bradysporozoite

    D．exo-erythrocytic stage

    E．gametocyte

5．脑型疟主要发生在下述疟原虫感染

    A．*Plasmodium malariae*

    B．*Plasmodium falciparum*

    C．*Plasmodium vivax*

    D．*Plasmodium ovale*

    E．*P.vivax and P.ovale*

6．疟性肾病多见于

    A．卵形疟疾患者长期未愈者

    B．间日疟疾患者长期未愈者

    C．恶性疟疾患者长期未愈者

    D．三日疟疾患者长期未愈者

    E．间日疟疾和卵形疟疾患者长期未愈者

7．A man recently returned from Yunnan province complains of having paroxysmal attacks of chills, fever, and sweating. These attacks last a day or two at a time and recur every 36 to 48 hours. Examination of a stained blood specimen reveals ringlike and crescent-like forms within red blood cells. The infecting organisms most likely is

    A．*Plasmodium ovale*

    B．*Plasmodium falciparum*

    C．*Plasmodium vivax*

    D．*Plasmodium malariae*

    E．*Plasmodium ovale* 、*Plasmodium malariae*

8．疟疾的传染源是

    A．外周血中有裂殖子的现症患者和带虫者

    B．外周血中有环状体的现症患者和带虫者

    C．外周血中有滋养体的现症患者和带虫者

    D．外周血中有裂殖体的现症患者和带虫者

    E．外周血中有配子体的现症患者和带虫者

9．Which is the most common species of human malaria in China ?

    A．*Plasmodium malariae*

    B．*Plasmodium vivax*

    C．*Plasmodium falciparum*

    D．*Plasmodium ovale*

    E．mixed infection of *P.f* and *P.m*

10．Malaria pigment is produced from

    A．the cytoplasm of the parasite

    B．the membrane of the host red blood cell

    C．the nucleus of the parasite

    D．the stippling of the parasite

    E．the haemoglobin of the host red blood cell

11．Malaria is transmitted from person to person by

    A．male culicine mosquitos

    B．female culicine mosquitos

    C．male anopheline mosquitos

    D．female anopheline mosquitos

    E．female yellow-fever mosquitos

12．The schizogonic cycle for *Plasmodium falciparum* is

    A．72 hours

    B．24 hours

    C．48 hours

    D．12 hours

    E．36 ~ 48hours

13．The infective stage of *Plasmodium* is

    A．gametocyte

    B．trophozoite

C. oocyst

D. ookinete

E. sporozoite

14. In malaria，which stage should be responsible for the infection of mosquito?

    A. gamete

    B. ring form

    C. schizont

    D. trophozoite

    E. gametocyte

15. By blood checking we may find out

    A. *Cyclospora* spp

    B. *Cryptosporidium*

    C. *Plasmodium* spp

    D. *Isospora belli*

    E. *Sarcocystis hominis*

16. In the asexual cycle of *Plasmodium*，the length of time from the merozoite stage of one cycle to the merozoite stage of the next is 50 hours or less for

    A. *Plasmodium ovale* and *Plasmodium malariae*

    B. *Plasmodium vivax*

    C. *Plasmodium malariae*

    D. *Plasmodium falciparum*

    E. *Plasmodium falciparum* and *Plasmodium ovale*

17. Which of the following parasites can infect by mosquito blood meal?

    A. *Toxoplasma gondii*

    B. *Cryptosporidium*

    C. *Plasmodium* spp.

    D. *Sarcocystis hominis*

    E. *Isospora belli*

18. Which of the following is most commonly seen with multiple infections of ring forms in the red blood cell ?

A. *Plasmodium vivax*

B. *Plasmodium ovale*

C. *Plasmodium falciparum*

D. *Plasmodium malariae*

E. *P.vivax* and *P.malariae*

19. 疟原虫可诱导人体产生

    A. 带虫免疫

    B. 伴随免疫

    C. 消除性免疫

    D. 固有免疫

    E. 终身免疫

20. 诊断间日疟和三日疟原虫感染者，容易发现疟原虫的采血时间

    A. 发热间隔时间

    B. 发热时

    C. 发作后数小时至 10h

    D. 第二次发作时

    E. 发作前数小时

21. 刚地弓形虫的主要致病阶段是

    A. 速殖子

    B. 缓殖子

    C. 包囊

    D. 子孢子

    E. 卵囊

22. 当宿主免疫功能正常时，刚地弓形虫感染可产生保护免疫，无临床症状，宿主呈

    A. 隐性感染

    B. 急性感染

    C. 亚急性感染

    D. 全身播散

    E. 慢性感染

23. In order to exert control over the primary cause of toxoplasmosis of pregnancy，which one of the following steps of the life cycle of *Toxoplasma* would be most practical to interrupt ?

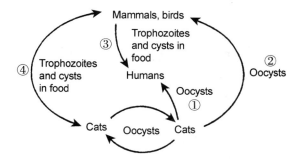

A．step1

B．step2

C．step3

D．step4

E．step3 and 4

24．A survey of 100 healthy adults reveals that 80% have IgG antibodies to *Toxoplasma*. Which one of the following statements would help to explain this finding ?

  A．The potential for *Toxoplasma* infection is widespread and the disease is mild and self-limiting.

  B．Toxoplasmosis is caused by eating meat. Therefore, all meat eaters have had toxoplasmosis.

  C．A variety of parasitic infections induce the formation of *Toxoplasma* antibody.

  D．The test for *Toxoplasma* antibodies is highly nonspecific.

  E．The IgM test is more reliable than the IgG test for determination of past infections. Retesting for IgM would show that most people do not have *Toxoplasma* antibody.

25．An AIDS patient complains of headaches and disorientation. A clinical diagnosis of *Toxplasma* encephalitis is made and *Toxoplasma* cysts were observed in a brain section. Which one of the following antibody results would be most likely in this patient ?

  A．IgM nonreactive，IgG nonreactive

  B．IgM nonreactive，IgG reactive（low titer）

  C．IgM reactive（low titer），IgG reactive（high titer）

  D．IgM reactive（high titer），IgG reactive（high titer）

  E．IgM reactive（high titer），IgG nonreactive

26．在免疫力正常人体，速殖子侵入宿主有核细胞后繁殖，并形成

  A．配子体

  B．假包囊

  C．包囊

  D．裂殖体

  E．孢子囊

27．A butcher，who is fond of eating raw hamburger，develops chorioretinitis. A Sabin-Feldman dye test is positive. This patients is most likely infected with

  A．toxoplasmosis

  B．isosporiasis

  C．taeniasis suis

  D．trichinosis

  E．visceral larva migrans

28．隐孢子虫主要寄生在

  A．肠腔

  B．小肠上皮细胞膜与胞质之间

  C．腹腔

  D．肝

  E．胆管

29．隐孢子虫的侵入途径是

  A．经媒介昆虫叮咬

  B．经空气、飞沫传播

  C．卵囊污染食物和饮水，经口感染

  D．卵囊经皮肤侵入

E．卵囊经直接接触感染

30．在免疫功能低下或缺陷时，隐孢子虫感染可出现

　　A．隐性感染

　　B．持续性霍乱样水泻

　　C．自限性腹泻

　　D．有轻微临床症状

　　E．病程持续 1 ～ 2 周，症状逐渐减轻或消退

31．预防肉孢子虫感染的关键是

　　A．不喝生水

　　B．管理水源

　　C．管理动物粪便

　　D．不食生的和未煮熟的猪、牛肉

　　E．注意个人卫生

32．肉孢子囊在中间宿主的寄生部位是

　　A．肝

　　B．肺

　　C．脑

　　D．肌肉

　　E．眼

33．造成疟疾暴发流行的主要社会因素是

　　A．经济发展快

　　B．人口大量流动

　　C．人群文化水平低

　　D．居民不良卫生习惯

　　E．环境卫生差

34．引起疟疾复发的原因是

　　A．速发型子孢子，经红外期，进入血流

　　B．血内残存的红细胞内裂体生殖疟原虫

　　C．血内残存的疟原虫配子体

　　D．休眠期疟原虫复苏进入血流

　　E．抗原变异

35．西非黑人对如下疟原虫具有固有免疫力

　　A．恶性疟原虫

　　B．间日疟原虫

　　C．卵形疟原虫

　　D．三日疟原虫

　　E．恶性疟原虫和间日疟原虫

36．诊断等孢球虫感染的主要病原学诊断方法是

　　A．粪便检查卵囊

　　B．碘液涂片检查包囊

　　C．透明胶纸法查卵囊

　　D．血液涂片查包囊

　　E．抗酸染色查包囊

37．人肠肉孢子虫的感染是由于

　　A．生食猪、牛肉的习惯

　　B．生食鱼肉的习惯

　　C．饮生水的习惯

　　D．粪便污染食物

　　E．生食野生食肉动物肉的习惯

38．经硬蜱叮咬传播的寄生虫有

　　A．疟原虫

　　B．巴贝西虫

　　C．刚地弓形虫

　　D．肉孢子虫

　　E．圆孢子虫

（二）X 型题

1．我国主要传疟按蚊有

　　A．微小按蚊

　　C．嗜人按蚊

　　C．冈比亚按蚊

　　D．大劣按蚊

　　E．中华按蚊

2．疟疾贫血原因有

　　A．脾功能亢进，巨噬细胞吞噬疟原虫寄生的红细胞和正常红细胞的能力增强

　　B．免疫溶血

　　C．红细胞外期疟原虫破坏肝细胞

　　D．骨髓红细胞生成障碍

　　E．红细胞内期疟原虫直接破坏红细胞

3．对恶性疟原虫具有抵抗力的人群有

A．非流行区成年人

B．镰状红细胞贫血患者

C．非流行区青少年

D．在流行区居住的所有人群

E．红细胞缺乏葡萄糖 -6- 磷酸脱氢酶患者

4．仅有再燃，无复发的疟原虫为

A．三日疟原虫

B．间日疟原虫

C．三日疟原虫与卵形疟原虫

D．卵形疟原虫

E．恶性疟原虫

5．恶性疟原虫主要分布在

A．寒带

B．温带

C．热带和温带

D．亚热带

E．热带

6．疟疾的流行特点是

A．季节性、无地方性

B．季节性

C．无季节性

D．地方性

E．无地方性

7．疟疾的防治原则主要有

A．治疗患者和带虫者

B．坚持疟疾监测

C．加强流动人口的管理

D．预防服药

E．防蚊、灭蚊

8．In blood smears we may find out the following stages of *Plasmodium vivax*.

A．microgametocyte

B．trophozoite

C．macrogametocyte

D．schizont

E．ring form

9．The following parasites produce premunition when they infected in man.

A．*Plasmodium falciparum*

B．*Toxoplasma gondii*

C．*Plasmodium vivax*

D．*Plasmodium ovale*

E．*Plasmodium malariae*

10．刚地弓形虫生活史中

A．人为终宿主

B．人为中间宿主

C．其他哺乳动物为终宿主

D．其他哺乳动物为中间宿主

E．猫既是终宿主，又是中间宿主

11．刚地弓形虫对中间宿主的选择不严格，它可寄生在

A．人类

B．鸟类

C．哺乳动物

D．鱼类

E．爬行类

12．刚地弓形虫的实验室诊断方法主要有

A．动物接种法

B．血清学检查

C．离心、沉淀患者体液，染色检查

D．检查血液中包囊

E．粪便检查滋养体

13．刚地弓形虫的感染阶段有

A．卵囊

B．包囊

C．假包囊

D．滋养体

E．配子体

14．刚地弓形虫的侵入途径有

A．感染动物肉、蛋、奶，经口感染

B．经输血和器官移植感染

C．经损伤的皮肤和黏膜感染

D．经胎盘感染

E．刚地弓形虫卵囊污染食物和饮水，经口感染

15．刚地弓形虫的中间宿主有

A．人和哺乳动物

B．鸟类

C．爬行类

D．鱼类

E．禽类

16．Immunocopromised hosts have found to have an increased susceptibility to

A．*Toxoplasma gondii*

B．*Cryptosporidium*

C．*Plasmodium falciparum*

D．*Isospora belli*

E．*Plasmodium ovale*

17．引起腹泻的原虫主要有

A．*Plasmodium vivax*

B．*Toxoplasma gondii*

C．*Sarcocystis hominis*

D．*Cryptosporidium*

E．*Isospora belli*

18．隐孢子虫流行特点有

A．发病率与卫生状况无关

B．卵囊污染食物和饮水，经口感染

C．免疫功能低下或缺陷者更易感染

D．传染源为患者、带虫者和病畜

E．在我国主要在城市流行

19．喜食生肉或半生肉者，可感染

A．刚地弓形虫

B．隐孢子虫

C．贝氏等孢球虫

D．猪 - 人肉孢子虫

E．牛 - 人肉孢子虫

20．经口感染的孢子虫有

A．圆孢子虫

B．贝氏等孢球虫

C．人肠肉孢子虫

D．隐孢子虫

E．巴贝西虫

21．Medically important blood and tissue protozoa

A．*Plasmodium* species

B．*Babesia* species

C．*Toxoplasma* species

D．*Trypanosoma* species

E．*Lerishmania* species

22．既能引起再燃，又有复发的疟原虫为

A．间日疟原虫

B．卵形疟原虫

C．恶性疟原虫

D．三日疟原虫

E．间日疟原虫和恶性疟原虫

23．引起疟疾发作的物质是

A．裂殖子

B．红细胞碎片

C．残余和变性的血红蛋白

D．疟原虫的代谢产物

E．疟色素

四、问答题

1．阐述疟疾贫血的原因。

2．阐述疟原虫在人体的发育过程及其要点。

3．阐述疟疾发作及发作的周期性。

4．阐述疟疾脾大的原因。

5．疟疾的主要病原学诊断方法是什么？阐述其优缺点。

6．阐述刚地弓形虫在人体的发育过程及其要点。

7．阐述刚地弓形虫感染广泛的原因和人感染弓形虫的途径。

8．阐述疟原虫免疫逃避机制。

9．免疫功能低下或缺陷主要可引起哪些孢子虫病？并阐述其主要临床症状和主要病原学诊断方法。

10．阐述疟疾疫苗研制面临的主要困难。

11．阐述隐孢子虫的生活史要点。

五、病例分析题

病例1

患者男性，因畏寒、发热、腹泻、黑便2月余入院。2个多月前患者感全身不适。畏寒、轻微寒战，体温达40℃，伴剧烈头痛，持续5h后体温恢复正常，每日发作1～2次，曾用青霉素治疗无效，疑为伤寒，用阿米卡星治疗3天。期间出现腹泻、黑便3～4次/日，仍有不规则发热，并出现2次短暂意识丧失，经对症处理后清醒，病情好转出院。1个多月前又出现畏寒、发热，疑诊伤寒复发，血液和骨髓培养多次，均未发现细菌生长。患者曾在云南及海南山区工作3个月，常被蚊虫叮咬，并有头痛、全身不适，未就医。

入院体检：T 38℃，P 76次/分，R 21次/分，BP 14/10kPa（105/75mmHg）；神志清，轻度贫血貌；巩膜轻度黄染，未见瘀点和瘀斑；两侧腋下各触及一黄豆大小淋巴结，压痛明显；颈软，无抵抗；心肺（−）；肝肋下未触及；脾肋缘下4cm，质地中等，有明显触痛。

实验室检查：白细胞$6.3×10^9$/L，红细胞$2.83×10^{12}$/L，血小板$182×10^9$/L；尿蛋白0.25g/L；丙氨酸转氨酶9U/L，天门冬氨酸转氨酶20U/L；血涂片见恶性疟原虫环状体和配子体。

确诊为恶性疟疾，立即给予磷酸咯萘啶160mg，肌内注射。6h一次 共两次，观察72h未再出现畏寒、发热症状，复查血涂片，原虫逐渐消失。

问题：

1．怀疑疟疾病例，应注意询问如下流行病学史（单选题）

　A．生食或半生食动物肉史

　B．赴疟区，有被蚊虫叮咬史

　C．与疫水接触史

　D．与疫土接触史

　E．饮生水史

2．确诊疟疾的诊断方法为（单选题）

　A．厚、薄血涂片

　B．血培养

　C．动物接种

　D．免疫学方法

　E．影像学方法

3．疟疾患者主要症状和体征有（多选题）

　A．贫血

　B．脾大

　C．肺部有肿物

　D．发热、寒战，周期性发作

　E．头部CT有占位性阴影

4．治疗恶性疟疾的药物有（多选题）

　A．青蒿素

　B．磷酸咯萘啶

　C．伯氨喹

　D．乙胺嘧啶

　E．青霉素

5．恶性疟疾患者不用伯氨喹治疗的原因（单选题）

　A．此药物加重毛细血管堵塞

　B．此种疟原虫无复发

　C．此种疟原虫有再燃

　D．伯氨喹副作用大

　E．恶性疟原虫对此药有抗药性

病例2

患者，20岁，男性，四川人，因5天来间歇热住院。

住院前4天发热（38.8℃）、寒战，晚上退热，住院前2天再次发作，症状同前，两次发作之间体温正常，患者感觉良好，曾被诊断为流行性感冒，经治疗无效。因病情加重，左侧胸痛，伴轻度咳嗽，体温升至40.5℃，寒战而入院。

入院体检：T 40.3 ℃，P 120 次/分，R 20 次/分，BP 19.42/11.97kPa（146/90mmHg）；急性病容；心脏检查（−）；左肺可闻少量啰音；脾可触及，质软。

实验室检查：血红蛋白 140g/L，血沉 14mm，白细胞总数 6.65×10^9/L，其中中性粒细胞 0.80，淋巴细胞 0.20；尿糖及尿蛋白（−）。血涂片检查显示一个油镜视野有 4 个红细胞内有原虫寄生，虫体均有一个细胞核和多量细胞质，细胞质内有空泡、伪足和棕黄色小点，虫体形态不规则，被寄生的红细胞胀大、变浅，其上有红色小点。

问题：

1．血涂片所见的病原体是（单选题）

　　A．间日疟原虫滋养体

　　B．刚地弓形虫滋养体

　　C．恶性疟原虫环状体

　　D．三日疟原虫滋养体

　　E．杜氏利什曼原虫无鞭毛体

2．诊断的依据（多选题）

　　A．主要症状为发热、寒战、出汗间歇发作

　　B．周期性发作，每 24 h 发作一次

　　C．脾大

　　D．血涂片可见间日疟原虫滋养体

　　E．患者所居住地区为疟疾流行区

3．此病采血检查的最佳时间是（单选题）

　　A．发热前

　　B．夜间

　　C．发热数小时后

　　D．发作间歇期

　　E．脾大时

4．此患者的最佳治疗方案为（单选题）

　　A．氯喹 + 甲硝唑

　　B．氯喹 + 伯氨喹

　　C．氯喹 + 乙胺嘧啶

　　D．氯喹 + 咯萘啶

　　E．青蒿素 + 乙胺嗪

5．此病人患的疾病是（单选题）

　　A．三日疟疾

　　B．恶性疟疾

　　C．间日疟疾

　　D．弓形虫病

　　E．黑热病

病例 3

女，68 岁，因反复淋巴结肿大 30 天入院。患者 30 天前无明显诱因，出现全身淋巴结肿大，轻触痛，伴低热、食欲缺乏、全身乏力。患者在当地医院就诊，查血白细胞 8.6×10^9/L，中性粒细胞 0.68，淋巴细胞 0.30，血红蛋白 13.0g/L；腹部 B 超检查肝、胆、胰、脾、肾均未见异常，服用阿莫西林，疗效不佳，为进一步诊治入某医院。患者既往无喂养猫、犬等宠物史。查体：体温 36.8℃；颈部、锁骨上、腋窝和腹股沟等处可触及数个大小不等的淋巴结，轻触痛，无粘连；心肺（−）；腹部无压痛，肝脾未触及。取淋巴结活检，查到刚地弓形虫滋养体，确诊为弓形虫病。进一步做血清学检查，弓形虫抗体试验阳性。口服复方磺胺甲噁唑和磺胺嘧啶 1 周，肿大的淋巴结逐渐缩小消失，随访 1 年未再复发。

问题：

1．确诊弓形虫病的依据为（单选题）

　　A．淋巴结肿大

　　B．发热

　　C．淋巴结活检查到刚地弓形虫滋养体

　　D．弓形虫抗体试验阳性

　　E．无喂养猫史

2．获得性弓形虫病最常见的临床症状为（单选题）

　　A．低热

　　B．食欲缺乏

　　C．全身乏力

　　D．淋巴结肿大

E．体重减轻

3．诊断时，应注意询问如下病史（多选题）

A．与猫接触史

B．食生的或半生肉的历史

C．与家畜接触史

D．饮生奶史

E．制作肉类食品时，生熟食品是否分开

4．采用如下诊断方法有助诊断（多选题）

A．活检

B．免疫学检查特异性抗体

C．动物接种

D．免疫学检查循环抗原

E．PCR 和 DNA 探针技术

5．常用治疗药物有（多选题）

A．磺胺嘧啶

B．乙胺嘧啶

C．螺旋霉素

D．青霉素

E．甲硝唑

参考答案

一、名词解释

1．红细胞内期（erythrocytic stage）：红细胞外期或红细胞内期裂殖子侵入红细胞进行裂体生殖的过程称红细胞内期。此期是疟原虫的致病阶段。疟原虫红细胞内裂体生殖周期为环状体 - 滋养体 - 裂殖体 - 裂殖子，其裂体生殖周期时间因疟原虫种而异，间日疟原虫和卵形疟原虫均为48h，三日疟原虫和恶性疟原虫分别为72h 和 36 ～ 48h。

2．红细胞外期（exo-erythrocytic stage）：当雌按蚊叮咬人时，子孢子随蚊唾液注入人体，侵入肝细胞，疟原虫在肝细胞内发育、增殖的过程叫红细胞外期。人四种疟原虫在肝细胞内均进行裂体生殖，其发育时间需 6 ～ 16 天，因种而异。间日疟原虫和卵形疟原虫不同地理株的红细胞外期发育时间差异较大，可能与两型子孢子有关，即速发型子孢子进入肝细胞后迅速发育增殖，产生的裂殖子数天后进入血流，红细胞外期所需时间短，而迟发型子孢子进入肝细胞后发育慢，形成休眠体，呈休眠状态，经较长时间（数月至数年），激活休眠期，发育为成熟裂殖体，感染肝细胞破裂，肝细胞期裂殖子进入血流，此型红细胞外期所需时间长。迟发型子孢子形成的休眠体是复发的来源。

3．疟疾潜伏期（incubation period of malaria）：由雌性按蚊叮咬人，疟原虫子孢子被注入人体开始，到疟疾发作所需时间称为潜伏期，它包括子孢子侵入肝细胞，红细胞外期发育成熟和数代红细胞内期裂体生殖，红细胞内疟原虫达到一定数量所需时间的总和。潜伏期的长短与疟原虫的种、株、感染数量和方式、机体的免疫力和患者是否曾服用抗疟药等因素有关。间日疟原虫长、短两种潜伏期与两型子孢子（迟发型子孢子和速发型子孢子）有关。侵入人体疟原虫子孢子数量多、经输血输入大量红细胞内期疟原虫，或机体免疫力降低时间日疟原虫的潜伏期较短，服抗疟药者潜伏期可能延长。

4．再燃（recrudescence）：初发患者连续发作数次后，人体对疟原虫产生免疫力，或服用杀虫药，致血中原虫数量明显减少，而不易查到，发作自行停止，在无再感染的情况下，由残存在红细胞内的少量虫体大量增殖，经数周或数月，再次引起发作称再燃，四种人体疟原虫都可引起再燃。另外疟原虫抗原变异及宿主免疫力下降亦是引起疟疾再燃的原因。

5．复发（relapse）：疟疾初发后，经过抗疟治疗或免疫作用，完全消灭患者体内红细胞内期疟原虫，而停止发作，在未经按蚊传播感染的情况下，经 1～2 年，又出现疟疾发作称为复发。复发与疟原虫株的遗传特征有关。如间日疟原虫迟发型子孢子在肝细胞内形成休眠体，在某些因素的作用下，休眠体开始裂体生殖，产生的大量裂殖子进入血液循环，再引起的疟疾发作，即为复发。间日疟原虫和卵形疟原虫可引起复发，而三日疟原虫和恶性疟原虫无复发。

6．凶险型疟疾（pernicious malaria）：凶险型疟疾多见于对恶性疟原虫无免疫力的人群，如流行区儿童，或来自非疟区或低疟区无免疫力的人群，由于延误治疗或治疗不当所致，间日疟原虫偶见。本病来势凶猛、病情险恶、病死率高。按临床表现凶险型疟疾可分为脑型、超高热型和胃肠型，以脑型疟（cerebral malaria）最常见。发病机制主要有微血管阻塞学说、炎症学说和弥散性血管内凝血学说，多数学者支持微血管阻塞学说。

7．疟色素（malarial pigment）：除疟原虫环状体以外各期（滋养体、裂殖体、配子体）均有消化分解血红蛋白的终末产物——疟色素，疟色素呈棕黄色、棕褐色或黑褐色。疟色素为疟原虫所特有，不染色血片中亦可见到，可与血液中其他原虫鉴别。

8．刚地弓形虫包囊（*Toxoplasma* cyst）：当机体免疫力正常时刚地弓形虫滋养体侵入宿主有核细胞后，特别是在脑、眼及骨骼肌等组织细胞内，分泌物质形成囊壁。囊内虫体反复增殖，含数个至数百个虫体，囊内虫体称缓殖子。

9．先天性弓形虫病（congenital toxoplasmosis）：孕妇在孕期前 3 个月内感染弓形虫，其体内的虫体可经胎盘传给胎儿，导致孕妇流产、早产，胎儿出现畸形如脑积水、小脑和小眼畸形，或死产。受染胎儿或婴儿多表现为隐性感染，有的出生后数月甚至数年才出现症状，典型临床表现为脑积水、大脑钙化灶、脑膜脑炎、运动障碍和视网膜脉络膜炎，还可伴有全身症状，如发热、皮疹、腹泻、黄疸、肝脾大、贫血、心肌炎等。

10．获得性弓形虫病（acquired toxoplasmosis）：可因虫体侵袭部位和机体的免疫应答程度，而呈现不同的临床表现，淋巴结肿大是获得性弓形虫病最常见的临床表现，多见于颌下和颈后淋巴结，刚地弓形虫常累及脑和眼部，引起中枢神经系统损害，如脑炎、脑膜脑炎、癫痫和精神异常，刚地弓形虫眼病以视网膜脉络膜炎为多。

隐性感染者因长期接受免疫抑制剂和放射治疗，致免疫功能受损，或先天性、后天性免疫缺陷（如艾滋病），都可使隐性感染转变为急性或亚急性全身弓形虫病，常因并发弓形虫脑炎而死亡。

11．刚地弓形虫速殖子（*Toxoplasma* tachyzoite）：刚地弓形虫滋养体侵入免疫功能低下宿主的有核细胞内，分裂繁殖数个至数十个滋养体群落被宿主细胞膜包绕，因无真正的囊壁故称假包囊，其内虫体称速殖子，是刚地弓形虫的致病阶段。

二、填空题

1．红细胞外期　红细胞内期　配子体形成　肝细胞　红细胞　红细胞
2．棒状体　微线体

3．网织　老龄　各时期

4．红细胞内期

5．疟疾潜伏期

6．速发型子孢子　迟发型子孢子

7．寒战　发热　出汗退热

8．再燃

9．柔软　坚硬

10．脑　超高热　胃肠　脑

11．环子孢子

12．厚、薄血涂片　吉姆萨染液　瑞氏染液

13．山

14．红细胞内　配子体　红细胞外

15．疟疾休止期

16．速殖子　缓殖子

17．猫和猫科动物

18．免疫学

19．包囊

20．先天　获得

21．微小隐孢子虫　小肠上皮细胞膜与胞质间　腹泻

22．裂体生殖　配子生殖　孢子生殖

23．薄壁卵囊　厚壁卵囊　薄壁卵囊　厚壁卵囊

24．猪 - 人肉孢子虫　牛 - 人肉孢子虫　人肌肉孢子虫（又称林氏肉孢子虫）

25．卵囊

26．猪　牛　肉孢子囊

27．贝氏等孢球虫　纳塔尔等孢球虫　小肠上皮细胞

28．卵囊　口

29．卵囊

30．小肠上皮细胞内

31．成熟期卵囊　口

32．在蝉肠中配子生殖　在蝉唾液腺中孢子生殖　在人和脊椎动物的红细胞内裂体生殖

33．外周血涂片

三、选择题

（一）A 型题

1．D	2．B	3．B	4．A	5．B	6．D	7．B	8．E
9．B	10．E	11．D	12．E	13．E	14．E	15．C	16．B
17．C	18．C	19．A	20．C	21．A	22．A	23．A	24．A
25．B	26．C	27．A	28．B	29．C	30．B	31．D	32．D
33．B	34．D	35．B	36．A	37．A	38．B		

（二）X 型题

1．ABDE　　2．ABDE　　3．BE　　4．AE　　5．DE　　6．BD
7．A BCDE　8．ABCDE　9．ABCDE　10．BDE　　11．ABCDE　12．ABC
13．ABCD　14．ABCDE　15．ABCDE　16．ABD　　17．CDE　　18．BCD
19．ADE　　20．ABCD　21．ABCDE　22．AB　　23．ABCD

四、问答题

1．贫血是疟疾的主要临床症状之一，尤以恶性疟疾为甚，疟原虫感染致贫血的原因有：

（1）疟原虫直接破坏红细胞，疟原虫每完成一代红细胞内裂体生殖周期就破坏大量红细胞，以恶性疟原虫破坏红细胞最多，贫血明显，这是由于发作时恶性疟原虫数量较多，并可侵犯各时期红细胞所致，而间日疟原虫和三日疟原虫分别仅侵犯网织红细胞和老龄红细胞。

（2）疟原虫感染可致脾大，而引起脾功能亢进，巨噬细胞增多，吞噬被疟原虫寄生的红细胞和正常红细胞能力增强；由于红细胞被吞噬，血红蛋白中铁沉着于吞噬细胞中，铁不能被重新利用，也加重贫血程度。

（3）抑制骨髓造血功能，而引起骨髓中红细胞生成障碍。

（4）免疫溶血，其机制主要有①疟原虫抗原附着于红细胞表面，使之成为自身抗原，并诱生特异性抗体，形成抗原抗体复合物，在补体参与下，致红细胞破坏；②疟原虫寄生在红细胞后，使隐蔽的红细胞抗原暴露，刺激机体产生自身抗体（IgM），导致红细胞破坏。

2．疟原虫在人体内的发育包括红细胞外期、红细胞内期和配子体形成。

（1）在人体内发育过程：

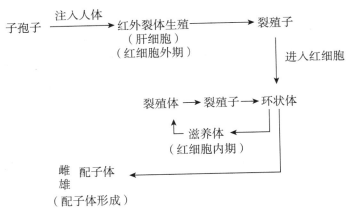

（2）在人体内发育特点：

1）间日疟原虫具有 2 型子孢子（速发型子孢子和迟发型子孢子），迟发型子孢子进入肝细胞后形成休眠体，为复发的来源。

2）不同疟原虫红细胞内裂体生殖时间不同，间日疟原虫和卵形疟原虫、恶性疟原虫、三日疟原虫红细胞内裂体生殖周期时间分别为 48h、36 ～ 48h 和 72h，这与疟疾发作周期一致，疟原虫红细胞内期是致病阶段。

3）疟原虫在红细胞内经过几代裂体生殖后，部分裂殖子在细胞中发育为雌、雄配子体，配子体形成是有性生殖的开始，是感染按蚊的阶段，外周血有成熟配子体的患者和带虫者为疟原虫的传染源。

3．疟原虫红细胞内裂体生殖可引起周期性寒热发作，称疟疾发作。疟疾的一次典型发作表现为寒战、高热、出汗热退三个连续阶段。

（1）疟疾发作原因：发作是由疟原虫红细胞内裂体生殖所致。疟原虫成熟裂殖体胀破红细胞，释出裂殖子、疟原虫代谢产物、残余和变性血红蛋白，以及红细胞碎片等一并进入血流，其中相当部分被多形核白细胞和巨噬细胞吞噬，刺激这些细胞产生内源性热原质，与疟原虫代谢产物共同作用于下丘脑体温调节中枢，引起体温调节的紊乱，体温升高，引起发作。

（2）热退原因：发作数小时后，血中致病性物质被吞噬、降解，待血中致热原和疟原虫代谢产物被清除后，刺激体温调节的因素消失，体温调节逐渐恢复正常，机体通过出汗散热，体温下降至正常。

（3）发作的周期性：红细胞内成熟裂殖体破裂时，部分逸出的裂殖子进入新的红细胞，进行裂体生殖，而再次引起发作，如此循环，形成典型的周期性发作。发作的周期性与疟原虫红细胞内裂体生殖周期所需时间一致，但因种而异，间日疟原虫和卵形疟原虫、三日疟原虫和恶性疟原虫红细胞内裂体生殖周期时间分别为48h、72h和36～48h，故分别为隔天、三日和36～48h发作一次。

4．脾大是疟疾患者的主要体征之一，其机制如下：

（1）疟原虫及其代谢产物刺激单核 - 巨噬细胞增生，增强吞噬功能。由于这些细胞吞噬了大量感染的红细胞和疟色素，脾切面颜色较深，包膜增厚。

（2）疟原虫代谢产物刺激脾充血。

（3）感染晚期或反复发作，纤维组织增生，脾质地坚硬。

5．确诊疟疾的最可靠方法为厚血涂片和薄血涂片、吉姆萨或瑞氏染色、显微镜检查，在间日疟原虫、三日疟原虫和卵形疟原虫感染者血涂片中可检查到环状体、滋养体、裂殖体和配子体，而恶性疟原虫感染者主要可检查出环状体和配子体。

厚血涂片与薄血涂片的优缺点为：

（1）薄血涂片：虫体形态完整，结构清晰，容易辨认；由于薄血膜中红细胞散在，虫数少，发现疟原虫费时、费力，容易漏诊。

（2）厚血涂片：厚血膜中红细胞重叠，因而疟原虫密度大，检出率高，但由于血片制作中需溶血，因而无红细胞特征，致疟原虫形态不典型，鉴别困难。

6．（1）刚地弓形虫在人体内的发育过程：

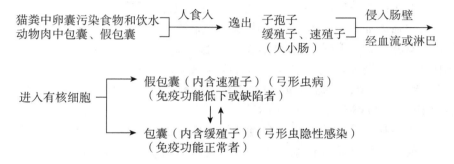

（2）刚地弓形虫在人体内发育要点：

1）刚地弓形虫生活史需2个宿主，终宿主为猫和猫科动物，其内包括有性生殖和无性生殖，卵囊随猫粪排出体外。中间宿主为人和其他动物，刚地弓形虫在有核细胞内寄生，在免疫功能正常的宿主内和免疫功能低下或缺陷宿主内分别形成包囊和假包囊，假包囊和包囊是中间宿主之间或中间宿主与终宿主之间互相传播的主要感染阶段。

2）刚地弓形虫感染阶段多，包括卵囊、包囊、假包囊和滋养体。

3）侵入途径：刚地弓形虫有多种侵入途径，即经口、胎盘、损伤的皮肤和黏膜、输血或器官移植感染等，但以经口感染为主。

4）致病：在免疫功能正常宿主表现为隐性感染，在免疫功能低下或缺陷宿主出现临床症状，表现为弓形虫病。

7．（1）刚地弓形虫感染广泛的原因：

1）与养猫关系甚大，猫粪中卵囊排放量大，污染环境。

2）对中间宿主和寄生的组织细胞选择性不强。中间宿主广泛，包括人、哺乳动物、鸟类、鱼类和爬行类，与人关系密切的各种家畜、家禽均可感染。在中间宿主中寄生的细胞种类多，包括任何有核细胞。

3）在终宿主之间、中间宿主之间，以及终宿主与中间宿主之间均可互相感染。

4）感染阶段多，包括卵囊、包囊、假包囊、滋养体。

5）包囊和卵囊对外界抵抗力强，包囊在中间宿主组织内存活时间长。

6）感染方式多种多样，如经消化道、接触、损伤的皮肤和黏膜、输血、器官移植，或节肢动物机械性携带，但以经口感染为主。

7）人体感染主要与饮食习惯和接触动物有关。

8）人群对弓形虫普通易感。

（2）人感染弓形虫的途径：见本题答案4）、6）、7）。

8．疟原虫免疫逃避机制有：

（1）抗原变异的疟原虫可逃避机体产生的原抗体作用而存活。

（2）与功能性免疫无关的疟原虫抗原与抗体结合，形成免疫复合物，可阻断T细胞的细胞毒作用。

（3）疟原虫寄生在细胞内，可逃避宿主的免疫攻击。

（4）人体感染疟原虫，可引起暂时性免疫抑制。

9．免疫功能低下或缺陷可引起的孢子虫病有：

（1）弓形虫病：① 临床表现：因刚地弓形虫侵犯部位和机体反应性不同而异，淋巴结肿大为最常见的临床症状，其次可损伤中枢神经系统（引起脑炎、脑膜脑炎）和眼部（引起视网膜脉络膜炎，视力下降），且伴有全身症状。②病原学检查：A．在患者体液或活组织中检查刚地弓形虫滋养体或假包囊，具有确诊意义，但刚地弓形虫多为隐性感染和慢性感染，不易查到虫体；B．动物接种：将患者样本接种至小白鼠腹腔，若为阴性可盲传3代，同时检查小白鼠血清抗体，可提高阳性率。

（2）隐孢子虫病：①临床表现：免疫功能受损者虫体发育、繁殖迅速，发病急，症状明显，主要表现为持续性霍乱样水泻，甚至出现肠外组织器官（肺和胆道系统）感染、电解质紊乱和酸中毒等，可造成死亡；②病原学诊断：肠黏膜组织活检和粪检，粪检主要用粪便涂片、染色（金胺-酚染色法、改良抗酸染色法或金胺-酚改良抗酸染色法），检查卵囊。轻度感染者可用蔗糖浮聚法或甲醛-醋酸乙酯沉淀浓集卵囊。

（3）人肠肉孢子虫病：①临床表现：人肠肉孢子虫感染可出现食欲缺乏、腹痛、腹泻、恶心、呕吐，免疫功能受损的宿主可出现严重症状；②病原学诊断：粪便直接涂片、蔗糖浮聚法或硫酸锌浮聚法，从粪便中检出卵囊或孢子囊即可诊断。

（4）贝氏等孢球虫病：①临床表现：发热、腹泻、体重减轻。免疫功能受累时宿主可出现持续腹泻、虚弱等症状，甚至可发生肠外感染；②病原学诊断：在粪便中发现该虫卵囊即可确诊，常用检查方法为粪便涂片改良抗酸染色法，为提高检出率可用硫酸锌或蔗糖浮聚法浓集卵囊；必要时可在十二指肠组织引流液中找卵囊，或用小肠黏膜活检，查找发育各期虫体。

10．疟疾疫苗研制面临的主要困难：①缺乏保护作用强的候选抗原，②缺乏对疟疾保护性免疫机制的了解，③缺乏有效的动物模型，④疟原虫存在抗原变异及多途径入侵机制，⑤缺乏持久的免疫力和难以产生足够高浓度的抗体。

11．隐孢子虫的生活史要点

（1）生活史简单，虫体发育各期均在宿主小肠上皮细胞内进行，人和家畜（牛、羊、兔，以及犬、猫）均可感染。

（2）三种生殖方式（裂体生殖、配子生殖和孢子生殖）均在同一宿主体内进行。整个发育过程不需转换宿主。

（3）寄生部位：在小肠上皮细胞膜与胞质间寄生，严重者可扩散到整个消化道。

（4）两种卵囊类型：薄壁卵囊（其中子孢子在肠腔中逸出，直接侵入肠上皮细胞，在宿主体内重复感染）和厚壁卵囊（随粪便排出，为感染阶段）。

（5）感染阶段：卵囊。

（6）侵入途径：经口。

五、病例分析题

病例 1　　1．B　　　2．A　　　3．ABD　　　4．AB　　　5．B
病例 2　　1．A　　　2．ABCDE　　3．C　　　4．B　　　5．C
病例 3　　1．C　　　2．D　　　3．ABDE　　　4．ABCDE　　　5．ABC

（高兴政）

第十一章 人芽囊原虫

重点和难点

人芽囊原虫（*Blastocystis hominis*）是一种主要寄生于人体和哺乳动物消化道的原虫，也可寄生于爬行类、鸟类等动物体内，引起人兽芽囊原虫病。

人芽囊原虫呈世界性分布，全球以发展中国家和公共卫生条件较差的地区人群感染率高。在我国，四川、福建、云南、江西等省人群感染率较高。

人芽囊原虫有四种常见的基本形态：空泡型、颗粒型、阿米巴型和包囊型。一般认为包囊型为其感染期，而阿米巴型为其主要致病阶段。

目前，有关人芽囊原虫生活史的发育过程尚不完全清楚。根据体外观察结果，推测其生活史发育过程为：包囊型—空泡型—阿米巴型—包囊型。人芽囊原虫在人体寄生的主要部位是回盲部。

人芽囊原虫行二分裂法是其主要的繁殖形式。空泡型虫体也可进行孢子生殖和裂体生殖。同时，阿米巴型虫体也可以在人体内以内二芽殖法进行增殖。

人芽囊原虫致病力较弱，人体感染后是否发病与感染虫体数量、机体免疫力等因素密切相关。免疫功能正常者一般无症状或症状轻微，并具有自限性；感染重度患者可表现有腹痛、腹泻、恶心和呕吐等胃肠炎症状，也可伴有低热、寒战和乏力等全身症状。通常艾滋病患者较易感染人芽囊原虫，且症状严重，治疗困难。

临床上从粪便中检获虫体可确诊本病。常采用的病原学检查方法包括：生理盐水直接涂片、碘液涂片法、固定染色法（如吉姆萨或瑞氏染色法）以及培养法。

在临床，对症状轻微者无需治疗；重度感染患者可给予甲硝唑，亦可用甲氟喹治疗。对甲硝唑有抗药性的虫株可应用复方磺胺甲噁唑、硝唑尼特等药物治疗。

试 题

一、选择题

（一）A 型题

1. 人芽囊原虫主要寄生部位为
   A. 皮肤
   B. 口腔
   C. 肺
   D. 肠道
   E. 肝

2. 人芽囊原虫的致病期为
   A. 空泡型
   B. 包囊型
   C. 阿米巴型
   D. 颗粒型
   E. 多空泡型

（二）X 型题

1. 人芽囊原虫可感染

　　A．人体

　　B．猴

　　C．犬

　　D．鱼

　　E．兔

2. 可致肠道腹泻的原虫有

　　A．溶组织内阿米巴

　　B．棘阿米巴

　　C．人芽囊原虫

　　D．齿龈内阿米巴

　　E．隐孢子虫

参考答案

（一）A 型题

1．D　　2．C

（二）X 型题

1．ABCE　　2．ACE

（崔　昱　任一鑫）

第十二章　结肠小袋纤毛虫

结肠小袋纤毛虫需了解内容：

结肠小袋纤毛虫（***Balantidium coli***）生活史有滋养体和包囊两个阶段。滋养体呈椭圆型，无色透明或淡灰绿色；全身被有纤毛，虫体有胞口、胞咽、胞肛、食物泡和伸缩泡；染色标本可见大核和小核。包囊圆形或卵圆形，淡黄或淡绿色；囊壁厚；染色后可见胞核。

结肠小袋纤毛虫寄生在人体结肠内，包囊为感染阶段，经口感染。滋养体可借机械运动和分泌的透明质酸酶的作用，侵入结肠黏膜，形成溃疡，可引起结肠小袋纤毛虫痢疾。滋养体偶尔侵袭肠外组织，如肝、肺等。传染源包括结肠小袋纤毛虫痢疾患者和带虫者，以及保虫宿主猪。

急性患者主要有腹痛、腹泻、黏液血便。慢性患者为周期性腹泻。实验诊断为粪便生理盐水直接涂片检查滋养体和包囊，必要时用乙状结肠镜取活组织检查。

甲硝唑（灭滴灵）治疗效果良好，防治原则与溶组织内阿米巴相同。

试　题

一、选择题

（一）A 型题

1. 结肠小袋纤毛虫的运动细胞器是
   - A. 鞭毛
   - B. 伪足
   - C. 纤毛
   - D. 波动膜
   - E. 无明显运动细胞器

2. 结肠小袋纤毛虫主要寄生部位在
   - A. 肠
   - B. 肝
   - C. 肺
   - D. 血液
   - E. 皮肤

3. 结肠小袋纤毛虫感染人体的主要途径为
   - A. 经直接接触感染
   - B. 经媒介节肢动物感染
   - C. 经皮肤感染
   - D. 经口感染
   - E. 经血液感染

4. 人体最大的寄生原虫是
   - A. 溶组织内阿米巴
   - B. 阴道毛滴虫
   - C. 疟原虫
   - D. 蓝氏贾第鞭毛虫
   - E. 结肠小袋纤毛虫

5. 结肠小袋纤毛虫的生殖方式是
   - A. 纵分裂
   - B. 结合生殖
   - C. 配子生殖
   - D. 出芽生殖
   - E. 横二分裂

6. 结肠小袋纤毛虫的感染阶段是

    A. 卵囊

    B. 滋养体

    C. 包囊

    D. 孢子囊

    E. 假包囊

（二）X 型题

1. 结肠小袋纤毛虫最主要的传染源来自

    A. 猪

    B. 牛

    C. 羊

    D. 马

    E. 患者

2. 可以导致腹泻的肠道原虫有

    A. 溶组织内阿米巴

    B. 迪斯帕内阿米巴

    C. 棘阿米巴

    D. 结肠小袋阿米巴

    E. 齿龈内阿米巴

3. 结肠小袋纤毛虫病原学诊断方法有

    A. 透明胶带法查包囊

    B. 生理盐水涂片法查滋养体和包囊

    C. 沉淀孵化法

    D. 十二指肠引流法查滋养体

    E. 乙状结肠镜取活组织，检查病原体

参考答案

（一）A 型题

1. C　　2. A　　3. D　　4. E　　5. B　　6. C

（二）X 型题

1. AE　　2. AD　　3. BE

（刘红丽）

第三篇　医学蠕形动物

第十三章　医学蠕形动物概述

重点和难点

医学蠕虫（medical helminths）为一类借自体肌肉收缩与舒张进行蠕形运动的多细胞无脊椎动物，包括扁形动物门、线形动物门、棘颚门中与人体健康有关的人体寄生虫。

蠕虫根据是否需要中间宿主分为土源性蠕虫及生物源性蠕虫。

土源性蠕虫生活史不需要中间宿主，其中卵或幼虫在土壤中直接发育至感染阶段，人体与污染的土壤接触可经皮肤感染，或污染的食物和饮水经口感染，蠕形住肠线虫卵可不离开人体，通过污染手经口感染，也属于土源性蠕虫。绝大多数线虫都属于土源性蠕虫。

生物源性蠕虫在发育中必须有中间宿主，这类蠕虫在中间宿主体内发育至感染期，当人食入中间宿主中的感染期或被媒介昆虫叮咬而感染，所有吸虫、棘头虫、大部分绦虫和少数线虫均属于生物源性蠕虫。

试　题

一、名词解释

1．miracidium

2．metacercaria

二、填空题

1．吸虫属于_____门，_____纲，绝大多数为雌雄同体，但是_____为雌雄异体。

2．吸虫的生活史包括虫卵、_____、胞蚴、雷蚴、_____、_____和成虫。

三、选择题

1．吸虫的英文译名是
    A．worm
    B．fluke
    C．helminth
    D．nematode
    E．insect

2．吸虫的形态特点不包括
    A．背腹扁平
    B．舌状
    C．多为雌雄同体
    D．有体腔
    E．有吸盘

3．Which one is not the life cycle stage of trematode ?

  A．miracidium

  B．sporocyst

  C．cercaria

  D．metacercaria

  E．cysticercus

4．寄生人体吸虫的生殖方式包括

A．幼虫期行有性生殖，成虫期行无性生殖

B．成虫期行有性生殖，幼虫期行无性生殖

C．幼虫、成虫均行无性生殖

D．幼虫、成虫均行有性生殖

E．幼虫不繁殖，成虫期行有性生殖

四、问答题

吸虫的生活史包括哪几个发育阶段？生活史特点是什么？

参考答案

一、名词解释

1．毛蚴（miracidium）：为吸虫生活史的一个发育阶段，在虫卵内发育为毛蚴。毛蚴体表披纤毛，在水面下呈直线运动，运动活泼；内含头腺、胚细胞等结构。如血吸虫毛蚴在钉螺体内可发育为胞蚴。

2．囊蚴（metacercaria）：为吸虫生活史的一个发育阶段，为多数吸虫的感染阶段，由尾蚴发育而成。圆形或椭圆形，外为囊壁，内为虫体。

二、填空题

1．扁形动物　吸虫　血吸虫

2．毛蚴　尾蚴　囊蚴

三、选择题

1．B　　2．D　　3．E　　4．B

四、问答题

吸虫生活史包括虫卵、毛蚴、胞蚴、雷蚴、尾蚴、囊蚴和成虫。

吸虫生活史较复杂，要经历有性世代和无性世代的交替。有多个发育阶段，有幼体增殖现象。需要终宿主和1～2个中间宿主，并有保虫宿主。第一中间宿主多为淡水螺类，第二中间宿主则为多种水生动物。发育中离不开水。

第十四章　吸　虫

重点和难点

一、吸虫概述

吸虫（trematode）属扁形动物门，吸虫纲。全部营寄生生活。在我国，寄生人体的吸虫主要有华支睾吸虫、布氏姜片吸虫、卫氏并殖吸虫、斯氏并殖吸虫、日本裂体吸虫。重点掌握吸虫的形态和生活史特点。

（一）形态特征

吸虫生活史有多个发育阶段：成虫、虫卵、毛蚴、胞蚴、雷蚴、尾蚴、囊蚴。重点掌握成虫、虫卵等与致病、诊断有关的形态特征，也要了解其他阶段，并认识感染阶段的形态特点。

1. 成虫　重点掌握其外部形态和内部构造的主要特点，如吸盘（相对大小和位置）、消化系统、生殖系统等。

（1）外形：多数背腹扁平，叶状，两侧对称，有的呈椭圆形（卫氏并殖吸虫）或圆柱状（日本裂体吸虫）。

（2）有口、腹吸盘。口吸盘位于虫体前端，腹吸盘常在体前部或中部。

（3）吸虫无体腔，皮层表面有皱褶、体棘及感觉乳突，具有保护虫体、吸收营养物质、分泌、排泄和感觉功能。

（4）消化系统有口、咽、食道及两支肠管，肠管末端为盲端（盲管）。

（5）生殖系统发达，绝大多数吸虫雌雄同体（hermaphrodite）（血吸虫除外），雌、雄性生殖系统均开口于生殖腔。

2. 虫卵　形态各异，多数有卵盖（血吸虫卵除外），是病原学诊断的主要依据。根据虫卵的大小、颜色、卵壳特征及内含物等方面鉴别。

3. 毛蚴（miracidium）　椭圆形，周身被有纤毛，运动活跃。

4. 胞蚴（sporocyst）和雷蚴（redia）　分别呈袋状和长袋状，均寄生于淡水螺，内含胚细胞团，可进行幼体增殖。

5. 尾蚴（cercaria）　分体部和尾部，体部有口、腹吸盘。有的吸虫尾部有分叉，如血吸虫。尾蚴在水中游动。

6. 囊蚴（metacercaria）　圆形或椭圆形，外被囊壁，内含虫体。

（二）生活史特点

吸虫为生物源性蠕虫，发育过程复杂，均需经历无性世代与有性世代的交替及宿主的转换，应掌握如下特点：

1. 多数吸虫的成虫寄生于人和哺乳动物体内，人是这类吸虫的终宿主。

2. 虫卵的发育必须在淡水环境中。

3. 需1～2个中间宿主。第一中间宿主为淡水螺类，第二中间宿主包括多种水生动物。

生活史中有多个发育阶段：卵、毛蚴、胞蚴（1～2代）、雷蚴（1～2代），尾蚴、后尾蚴（囊蚴）、童虫及成虫。幼虫阶段有幼体增殖。

4．多数吸虫感染阶段是囊蚴，经口感染；有的吸虫（血吸虫）感染阶段是尾蚴，经皮肤、黏膜感染。

二、华支睾吸虫（*Clonorchis sinensis*）

华支睾吸虫寄生于人体及多种动物的肝胆管内，也称肝吸虫，可引起华支睾吸虫病（clonorchiasis）。华支睾吸虫对人的危害比较严重，应重点掌握其成虫、虫卵的形态特点、生活史要点、致病机制和病原学诊断方法。

（一）形态鉴别要点

1．成虫

（1）虫体扁平，半透明，外形似葵花子，活体呈淡橙红色。

（2）口吸盘（oral sucker）略大于腹吸盘（ventral sucker），前者位于体前端，后者位于虫体前 1/5 处。

（3）肠管位于虫体两侧，其末端为盲端。

（4）雌雄同体，睾丸呈分支状，前后位于虫体的后部。睾丸之前有小的、分叶状卵巢。卵巢的斜后方有囊状受精囊。体中部为盘绕的子宫，其中充满虫卵。卵黄腺位于虫体两侧。

2．虫卵　为最小的人体寄生虫卵。

（1）棕褐色，低倍镜观察外形为芝麻状。

（2）前端卵盖明显，后端常见一疣状小突起（protuberance or small knob），卵内含有发育成熟的毛蚴。

（二）生活史要点

重点掌握寄生部位、感染阶段、感染方式、终宿主、中间宿主及保虫宿主。

1．成虫寄生在人或犬、猫、鼠等的肝胆管中，人是终宿主。

2．重要的保虫宿主为犬、猫等哺乳动物。

3．第一中间宿主有赤豆螺、纹沼螺、长角涵螺等。成虫在终宿主肝胆管内产卵，卵进入水体后被上述淡水螺吞食，在螺类体内毛蚴孵出，经胞蚴、雷蚴、尾蚴的发育、繁殖，大量成熟的尾蚴从螺体逸出入水。

4．第二中间宿主为鲤鱼科鱼及淡水虾。尾蚴侵入其肌肉等组织，形成囊蚴。

5．囊蚴为终宿主和保虫宿主的感染阶段，人食入含活囊蚴的半生鱼、虾而感染。

（三）致病

华支睾吸虫成虫机械性损伤及分泌物、代谢产物的毒性或化学性刺激是致病的主要因素。

1．成虫寄生于肝胆管内引起的病理变化

（1）由于虫体机械性运动导致胆管上皮损伤、脱落、增生，胆管壁周围炎症细胞浸润，纤维增生，致管壁增厚、管腔狭窄，加上大量虫体寄生引起胆管堵塞，导致胆汁淤积，严重者出现阻塞性黄疸。

（2）破碎或死亡的虫体和虫卵可作为胆石的核心，导致胆结石。

（3）晚期可因纤维组织增生导致肝硬化，并可诱发肝癌。

（4）成虫寄生易继发细菌感染，引起细菌性胆管炎、胆囊炎或胆管肝炎。

2．临床表现　轻度感染无症状。重度感染才出现症状，其致病的严重性与虫体的感染程度、病程长短、有无感染和宿主的免疫力有关。临床表现可分为急性期和慢性期。本病一般表现为慢性过程，其主要临床表现为上腹部胀满、食欲缺乏、厌油腻、消瘦、腹泻和便秘等消化道症状。感染严重且长期未治疗的重症患者可发生肝硬化、腹水、上消化道出血，甚至肝性脑病（肝昏迷）。

（四）实验诊断

重点掌握病原学诊断。免疫学诊断仅用于临床辅助诊断或流行病学调查。

1．病原学诊断

（1）粪检检出虫卵即可确诊，常用生理盐水直接涂片法、加藤法、醛醚沉淀法等。生理盐水直接涂片法检出率低，加藤法和醛醚沉淀法检出率较高。

（2）必要时可用十二指肠引流法检查虫卵。

2．免疫学诊断检测血清抗体或抗原，酶联免疫吸附试验由于敏感性高，便于自动化，因此，临床应用较多。

（五）流行

重点掌握华支睾吸虫病流行的三个基本环节。

1．传染源　患者及猫、犬等保虫宿主为重要的传染源。

2．传播途径　人食入生的或未熟的含活囊蚴的鱼、虾而被感染。

3．易感人群　儿童和成人均可感染。

（六）防治原则

1．首选吡喹酮治疗患者，以控制传染源。

2．加强卫生宣传，不食生的或未熟的含活囊蚴的鱼、虾。

3．粪便无害化处理，防止水源污染。结合渔业生产进行清塘、灭螺。

三、布氏姜片吸虫（*Fasciolopsis buski*）

布氏姜片吸虫简称姜片吸虫，寄生于人体小肠内，引起姜片吸虫病（fasciolopsiasis）。该病主要在种植水生植物的地区流行。应重点掌握其成虫、虫卵的形态特点，生活史要点、致病机制和病原学诊断方法。

（一）形态鉴别要点

1．成虫

（1）成虫长椭圆形，体肥厚，虫体前端较窄，后端较宽，活体呈肉红色，为人体寄生虫中最大的吸虫。

（2）口、腹吸盘均在虫体前端，相距较近。腹吸盘大，呈漏斗状。

（3）生殖系统雌雄同体，睾丸高度分支呈珊瑚状。卵巢分叶，卵膜和梅氏腺明显可见，卵黄腺发达，位于虫体两侧。

2．虫卵　淡黄色，椭圆形。卵壳较薄，卵盖不明显。卵内含1个卵细胞和20～40个卵黄细胞，是寄生人体中最大的虫卵。

（二）生活史要点

1．寄生部位　成虫寄生在人和保虫宿主（猪等动物）的小肠。

2．终宿主和保虫宿主　人是布氏姜片吸虫的终宿主，猪是保虫宿主。

3．中间宿主　为扁卷螺。卵随宿主粪便排出，入水，经2～3周发育为毛蚴，毛蚴侵入扁卷螺，经胞蚴、母雷蚴、子雷蚴发育为尾蚴。尾蚴离开螺体，在水中游动。

4．重要的植物媒介 为水浮莲、菱角、水葫芦等水生植物。尾蚴可附着于水生植物的表面形成囊蚴。也可在砂、石等物体上形成囊蚴。

5．感染阶段和感染方式 囊蚴为感染阶段，人食入附着活囊蚴的水生植物或饮用含囊蚴的生水而感染。

（三）致病

成虫以腹吸盘吸附肠壁，造成肠黏膜损伤、坏死、出现炎症，严重者可引起溃疡或脓肿。常见的临床表现为腹痛，肠蠕动增强，肠鸣音亢进，患者出现消瘦、贫血、水肿等症状。大量虫体寄生可覆盖肠壁，影响肠黏膜的吸收与消化，甚至引起肠梗阻。

（四）实验诊断

粪检虫卵，多用浓集法提高检出率。检出成虫亦有意义。

（五）流行特点

本病多流行于广种水生植物的湖沼地区。猪是重要的保虫宿主。

1．传染源 布氏姜片吸虫患者和带虫者，以及感染猪都是重要的传染源。

2．传播途径 通过生食水生植物或饮用池塘中的生水，囊蚴经口感染。

3．易感人群 人对布氏姜片吸虫无固有免疫。

（六）防治

患者常用吡喹酮治疗。不生食水生植物或饮用池塘中的生水防止感染。人及猪的粪便进行无害化处理，防止水源污染。消灭中间宿主。

四、卫氏并殖吸虫（*Paragonimus westermani*）

卫氏并殖吸虫主要寄生在肺，也称肺吸虫，引起肺吸虫病（paragonimiasis）。对人的危害较严重，需重点掌握。

（一）形态鉴别要点

1．成虫

（1）体椭圆形，背面隆起，腹面扁平，似半颗黄豆粒。

（2）口、腹吸盘大小相近，口吸盘位于前端，腹吸盘位于体中横线之前。

（3）弯曲的肠管和卵黄腺分布于虫体两侧。

（4）卵巢与子宫并列于腹吸盘之后，两叶分支状睾丸并列。

2．虫卵

（1）卵椭圆形，棕黄色，中等大小，前端较宽，后端较窄。

（2）卵盖宽大，中央稍隆起，卵壳后端增厚。

（3）卵内有 1 个卵细胞及 10 多个卵黄细胞。

（二）生活史要点

1．终宿主和保虫宿主 人是终宿主，肉食哺乳动物是保虫宿主。

2．第一中间宿主 为短沟蜷等淡水螺类。成虫寄生于终宿主的肺内，形成的虫囊往往与支气管相通，排出的卵可进入呼吸道，随痰吞入后随粪便排出。卵入水后，发育至毛蚴，毛蚴自卵内孵出，侵入第一中间宿主短沟蜷，在螺体内经过胞蚴、母雷蚴、子雷蚴发育繁殖成尾蚴，尾蚴从螺体逸出入水。

3．第二中间宿主 为淡水蟹和蝲蛄，尾蚴侵入淡水蟹或蝲蛄形成囊蚴。

4．感染阶段和感染方式　囊蚴为感染阶段，人和多种肉食动物捕食含活囊蚴的淡水蟹和蝲蛄而被感染。

5．虫体在人体内的移行过程　囊蚴进入小肠，幼虫脱囊，童虫穿过肠壁。经腹腔，部分虫体穿膈肌入胸腔，侵入肺组织发育为成虫。一部分虫体可移行至皮下、脑或腹壁等组织，长期保持童虫状态，不发育为成虫。

（三）致病

卫氏并殖吸虫主要寄生在人的肺内，引起肺吸虫病。童虫和成虫在人体内移行，引起机械性损伤和虫体代谢物诱发的超敏反应，以及成虫定居处造成的组织坏死。致病为难点，应注意分析理解。

1．临床表现　临床上除少数病例为急性肺吸虫病外，多数为慢性过程。多数患者表现为低热、咳嗽、血痰或铁锈痰、胸痛等。虫体常移行至肺以外的其他组织器官引起异位损伤，常见的异位损伤有：

（1）脑型：病变涉及脑部，称脑肺吸虫病。临床表现为头痛、癫痫、瘫痪等。

（2）皮肤型：以游走性皮下包块或结节为特点。

（3）腹型：出现食欲缺乏、腹泻、腹痛、稀便等。

2．肺吸虫囊肿的发生、发展过程　可分为三期。

（1）脓肿期：此期为组织破坏区，虫体周围炎性渗出及坏死、出血，病灶周围产生肉芽组织，形成薄膜状脓肿壁。

（2）囊肿期：脓肿组织内有赤褐色黏稠性液体，其周围纤维组织增生明显形成囊肿。

（3）纤维瘢痕期：囊肿内含物被吸收或与支气管相通而排出，囊肿由肉芽组织填充而纤维化，形成瘢痕，称为瘢痕期。

（四）实验诊断

从痰液或粪便中检出虫卵确诊。

1．病原学诊断

（1）痰检虫卵：痰液的检出率较高，典型的痰呈铁锈色。为提高检出率，可收集24 h痰液，用10%氢氧化钠消化后，离心取沉渣检查。

（2）粪检虫卵：检出率较低。

（3）影像学检查：X线、B超对胸肺型、肝型肺吸虫病，以及CT和MRI检查对脑型患者均有较高的诊断价值。

（4）活检：皮下包块或结节可用活检发现虫体。

2．免疫学方法　包括皮内试验、间接血凝试验、酶联免疫吸附试验等；用夹心法ELISA可检测患者血清抗原。

（五）流行

除寄生人体外，还寄生于多种食肉哺乳动物，是典型的人兽共患病。我国部分地区属溪蟹型疫区，东北地区为蝲蛄型疫区。

1．传染源　患者和保虫宿主（犬、猫、虎、豹、狼等）均为传染源。

2．传播途径　人主要因食入含活囊蚴的溪蟹和蝲蛄而感染；也可因食入含卫氏并殖吸虫童虫的猪或野猪等肉类，或饮用囊蚴污染的生水及使用被囊蚴污染的食具而感染。

3．易感人群　人对卫氏并殖吸虫无固有免疫。

（六）防治

1．开展健康教育 教育居民尤其是儿童不吃生溪蟹和蝲蛄，不饮用生水，防止囊蚴污染食具、食物等。

2．防止虫卵污染水源 加强粪便管理，教育患者不要随地吐痰，捕杀病兽，控制传染源。

3．积极治疗患者 常用吡喹酮治疗患者。

五、斯氏并殖吸虫（*Paragonimus skrjabini*）

该虫仅在我国分布。主要熟悉以下内容：

1．终宿主 果子狸、猫、犬等动物为终宿主，成虫寄生于这些动物的肺。

2．中间宿主 第一中间宿主为拟钉螺和小豆螺。第二中间宿主为溪蟹。

3．人是斯氏并殖吸虫的非正常宿主，感染人体的斯氏并殖吸虫不能发育为成虫。人体感染主要是由于生食或半生食含有囊蚴的溪蟹或含有童虫的野猪肉而感染；生饮山涧溪水或使用被囊蚴污染的炊具、食具也可被感染。

4．侵入人体的童虫到处移行窜扰，造成局部或全身病变，临床表现为皮肤型或内脏型幼虫移行症。

5．实验诊断 以皮下结节活检、检查童虫为主，免疫学、影像学与分子生物学诊断与卫氏并殖吸虫相同。

6．流行和防治与卫氏并殖吸虫相同。

六、日本裂体吸虫（*Schistosoma japonicum*）

日本裂体吸虫也称日本血吸虫，寄生在人体的血吸虫还有曼氏裂体吸虫、埃及裂体吸虫、间插裂体吸虫、湄公裂体吸虫。在我国寄生人体的仅有日本血吸虫，能引起日本血吸虫病（schistosomiasis），"十二五"期间该病与艾滋病、结核病、乙型肝炎病并列为我国四大传染病，应重点、全面掌握。

（一）形态鉴别要点

成虫、虫卵、尾蚴的形态特点与致病和诊断相关，应重点掌握。

1．成虫 圆柱状，雌雄异体，形似线虫，大小 1 ~ 2cm。口、腹吸盘位于虫体前端。雌虫细长，黑褐色。雄虫短粗，乳白色；雄虫在腹吸盘后，体壁两侧向腹面卷曲，形成抱雌沟（gynecophoric canal），雌虫常位于抱雌沟内。

2．虫卵 椭圆形或近圆形，淡黄色。卵壳薄，无卵盖，在卵壳一侧有指状侧棘（lateral spine），卵壳外常附坏死组织及粪渣。卵内含有毛蚴及毛蚴分泌物。

3．毛蚴 长椭圆形，乳白色，周身被有纤毛，前端有锥形突起。多分布在近水面处，呈直线匀速运动。

4．尾蚴 由体部及尾部组成，尾部分尾干和尾叉。体部前端为特化的头器（head organ），头器中央有头腺。体中后部腹吸盘两侧分布 5 对单细胞钻腺（penetration gland）。尾蚴多分布于水的表面。

（二）生活史要点

1．寄生部位 成虫寄生于人及多种哺乳动物（牛、羊、鼠）的门脉 - 肠系膜静脉系统。

2．终宿主和保虫宿主 人是终宿主。牛、羊、鼠和野兔等动物是保虫宿主。

3．中间宿主 钉螺是日本血吸虫唯一中间宿主。

4．感染阶段和感染方式　尾蚴是感染阶段，尾蚴经皮肤钻入而感染。

5．虫体在人体内的移行、发育过程　尾蚴侵入皮肤，脱去尾部即为童虫。童虫经短暂的停留后，侵入循环系统，经肠系膜动脉至肝门静脉系统，雌雄合抱后逆血流移行至肠黏膜下层小静脉末梢产卵，成虫产出的虫卵沉积在肝和肠壁。在组织经 10 天左右，卵内毛蚴发育成熟，毛蚴分泌物透过卵壳渗入组织，引起周围组织炎症、坏死。在肠壁的虫卵可随坏死组织脱落至肠腔，随粪便排出体外。

6．虫卵入水后，毛蚴孵出，遇到中间宿主钉螺，侵入螺体。经母胞蚴和子胞蚴的发育、繁殖阶段。在子胞蚴体内发育成很多尾蚴。尾蚴自螺体逸出。

（三）致病

日本血吸虫各阶段均诱发宿主产生一系列免疫应答，产生免疫病理现象。因此，日本血吸虫病可称为免疫性疾病。其尾蚴、童虫、成虫、虫卵都有致病作用，以虫卵的致病作用最为严重。

1．尾蚴　侵入皮肤后称皮肤型童虫，引起 I、IV 型超敏反应，称尾蚴性皮炎，出现丘疹、荨麻疹、瘙痒和水肿等症状和体征。

2．童虫　在血管内移行时，可造成毛细血管栓塞、破裂，局部细胞浸润和点状出血，以肺部病变最为明显，患者出现发热、咳嗽、痰中带血、嗜酸性粒细胞增多症。童虫所致血管炎症与童虫毒素、代谢产物或死亡后分解产物所致的超敏反应有关。

3．成虫　对血管的损伤是轻微的，可引起血管内膜及血管周围的炎性反应。虫体的代谢产物、分泌物以及皮层脱落的质膜均为可溶性抗原（soluble antigen），与抗体结合形成免疫复合物沉积在血管基底膜上，诱发免疫复合物型（III 型）超敏反应，可对宿主造成较严重的损害。

4．虫卵　是血吸虫的主要致病阶段。卵内毛蚴分泌物（可溶性虫卵抗原）透过卵壳微孔进入宿主组织，其抗原性很强，诱发肉芽肿，肉芽肿中心坏死，即嗜酸性脓肿，最后肉芽肿纤维化，形成瘢痕组织。其致病过程如下：

（1）虫卵肉芽肿基本病理变化：虫卵肉芽肿是血吸虫卵沉积在宿主肝及肠壁等组织所致的病理变化。应重点理解、分析其形成机制。

抗原抗体复合物所致损害，主要病变常出现在肾小球，引起肾小球肾炎，患者出现蛋白尿、水肿和肾功能减退。

血吸虫虫卵内毛蚴成熟后分泌的可溶性虫卵抗原（soluble egg antigen，SEA），透过卵壳微孔释放到周围组织，被巨噬细胞吞噬、处理后，将抗原呈递给辅助性 T 淋巴细胞，使其分化、增殖为致敏的 T 细胞，促使释放多种淋巴因子，在这些淋巴因子的作用下，大量巨噬细胞、嗜酸性粒细胞及成纤维细胞等汇集到虫卵周围，形成虫卵肉芽肿。在宿主体内肉芽肿一般经过 4 个阶段：急性期肉芽肿、过渡期肉芽肿、慢性期肉芽肿和瘢痕期肉芽肿。

日本血吸虫虫卵肉芽肿的特点：

1）日本血吸虫产卵量大，多成簇沉积于肝和肠壁等组织，虫卵肉芽肿的体积较大。

2）虫卵肉芽肿内含大量嗜酸性粒细胞、浆细胞，肉芽肿常出现中心坏死，称嗜酸性脓肿。

3）虫卵周围常出现抗原抗体复合物反应，在 HE 染色的肝切片上，虫卵周围有红色放射状嗜伊红物质，称何博礼现象（Hoeppli phenomenon）。

（2）虫卵肉芽肿所致脏器的损害：

1）肝：以肝的病变最为严重。虫卵肉芽肿多在门静脉分支的末端堵塞血管，在门静脉周围出现大面积的纤维组织增生，即干线型纤维化。肝硬化是晚期血吸虫病的主要病变。

2）结肠：结肠壁的病变过程与肝相同。早期为黏膜下层坏死，形成溃疡。晚期由于纤维组织增生，形成息肉或癌变。

3）异位损害（ectopic lesion）：日本血吸虫寄生在门脉系统以外的静脉，或虫卵沉积在肝、肠壁以外的器官、组织形成肉芽肿所造成的损害称异位损害。

（四）临床表现

根据患者感染程度、感染时间和免疫状况等可分为急性期、慢性期和晚期。

1. 急性血吸虫病患者一次感染数量较多，感染后 5 ~ 8 周出现症状，如：发热、食欲缺乏、腹痛、腹泻、脓血便、肝脾大，嗜酸性粒细胞增高。

2. 慢性血吸虫病患者因少量多次感染可获得部分免疫力，或由于急性血吸虫病患者未及时治疗所致。病情平稳，肝、脾持续性肿大，患者出现消瘦和贫血。

3. 晚期血吸虫病　由于长期反复感染或重度感染而未经及时治疗，或治疗不彻底，发展为晚期血吸虫病，根据主要临床表现可分为巨脾型、腹水型、侏儒型及结肠增厚型。腹水型患者出现门静脉高压、腹水，并发上消化道大出血而死亡。儿童和青少年反复感染，可因营养不良、垂体前叶和性腺等内分泌腺的功能下降，而引起侏儒症。

（五）免疫

掌握血吸虫伴随免疫的特点，了解血吸虫成虫的免疫逃避机制。

1. 伴随免疫　宿主感染血吸虫后可产生一定的免疫力，这种免疫力对再次感染的童虫有一定的抵抗作用，但对体内已寄生的成虫无作用。当寄生虫被清除后，这种免疫力也随之消失，这种现象称为伴随免疫（concomitant immunity）。

2. 免疫逃避　血吸虫成虫能逃避宿主的免疫攻击而生存的现象称免疫逃避（immune evasion）。其机制如下：

（1）获得宿主的抗原：血吸虫可摄取宿主的血型抗原和组织相容性抗原结合于虫体的表面，称抗原伪装（antigenic disguise）。

（2）血吸虫具有合成类似宿主抗原的能力，称抗原模拟（antigenic mimicry）。

（3）结合于表面受体。

（4）封闭抗体。

（5）虫体的免疫调节作用。

（六）实验诊断

血吸虫病的诊断包括病原学诊断和免疫学诊断。应重点掌握血吸虫病特有的诊断方法，如：毛蚴孵化法、环卵沉淀试验等。

1. 病原学检查

（1）粪检虫卵或毛蚴孵化法：生理盐水直接涂片、尼龙绢筛集卵法、水洗沉淀、改良加藤厚涂片法，或毛蚴孵化法检查。

（2）肠黏膜活检：粪检阴性时，可用乙状结肠镜或直肠镜刮取病变组织检查虫卵，或纤维内窥镜直接观察黏膜病变。

2. 免疫学检查　常用环卵沉淀试验（COPT）、酶联免疫吸附试验（ELISA）、免疫酶染色试验（IEST）、间接血凝试验、免疫印迹试验、胶体金免疫渗滤法、胶体染料免疫试纸条法等。循环抗原测定可以确定有无活虫存在。

（七）流行

日本血吸虫病分布在我国长江流域及其以南的 12 个省、自治区、直辖市。我国台湾的日本血吸虫为动物株，不感染人。

1．传染源　日本血吸虫是多宿主寄生虫，人为终宿主，国内已有 30 余种哺乳动物可作为其保虫宿主，在流行病学上有重要意义的是牛及鼠类。

2．感染阶段和传播途径　血吸虫尾蚴是感染阶段。含有血吸虫虫卵的粪便入水、钉螺的存在、人因生产或生活活动接触疫水，是血吸虫病流行的基本环节。

钉螺是日本血吸虫的唯一中间宿主，我国湖北钉螺分布在杂草丛生的湖沼、洲滩、池塘、沟渠的边缘地带。根据钉螺的分布特点，我国的血吸虫病流行区分为平原水网型、山区丘陵型、湖沼型，后者为主要流行区。

3．易感人群　人对日本血吸虫无固有免疫。

（八）防治原则

采取以控制传染源为主的血吸虫病综合防治策略。

1．治疗患者、病畜，捕杀鼠类。吡喹酮是理想的杀成虫药物。

2．消灭钉螺是我国采取的一项重要的预防措施，灭螺以改造环境为主、药物杀灭为辅的原则，采取有效措施，综合防制。

3．管理水源和人、畜粪便，防止含卵的粪便入水，对粪便进行无害化处理，耕牛和羊等家畜圈养，以机耕代替牛耕是预防血吸虫病的主要措施。

4．加强个人防护，预防血吸虫感染。治疗患者和避免接触疫水，实践证明这种策略是行之有效的。

七、三种主要人体寄生血吸虫比较

		日本血吸虫（Schistosoma janonicum）	曼氏血吸虫（Schistoma mansoni）	埃及血吸虫（Schistosoma haematobium）
雄虫	大小	（9～22）mm×（0.5～0.55）mm	（6～14）mm×1.1mm	（10～15）mm×（0.75～1）mm
	表皮	无结节，有细而尖的皮棘	结节明显，结节上有束状细毛	结节细小
	睾丸个数	6～9 个	3～14 个	4～5 个
	肠支	在虫体后半部联合，盲管短	在虫体前半部联合，盲管长	在虫体中后部联合，盲管短
雌虫	大小	（12～28）mm×（0.1～0.3）mm	（7～17）mm×0.16mm	（20～26）mm×0.25mm
	表皮	小体棘	小结节	末端有小结节
	卵巢位置	虫体中后部	虫体中线之前	虫体中线之后
	子宫内含虫卵数	≥50 个	1～2 个	20～100 个
虫卵	大小	（70～105）μm×（50～80）μm	（112～182）μm×（45～73）μm	（83～187）μm×（40～73）μm
	形态学特征	卵圆形或圆形，侧棘短小	长卵圆形，侧棘长大	纺锤形，一端有小棘
	排放	粪便	粪便	尿液

	日本血吸虫 （ Schistosoma janonicum ）	曼氏血吸虫 （ Schistoma mansoni ）	埃及血吸虫 （ Schistosoma haematobium ）
成虫寄生部位	肠系膜静脉及其分支	肠系膜小静脉及其分支	膀胱静脉，骨盆静脉丛
虫卵分布	主要在肝及肠壁	主要在肝及肠壁	膀胱及生殖系统
中间宿主	湖北钉螺	光滑双脐螺	截形小泡螺
保虫宿主	多种哺乳动物	狒狒、猴、野鼠等	野鼠、狒狒
地理分布	亚洲（中国、日本、菲律宾、印尼）	非洲、拉丁美洲、亚洲	亚洲、非洲、葡萄牙

八、毛毕吸虫（ *Trichobilharzia* ）和东毕吸虫（ *Orientobilharzia* ）

尾蚴性皮炎（cercarial dermatitis）属于幼虫移行症，是禽类和畜类血吸虫尾蚴侵入人皮肤，引起的超敏反应性皮炎，又称稻田皮炎（paddy-field dermatitis）或游泳痒（swimmer's itch）。人不是这些血吸虫的终宿主，在人体不能发育为成虫。

1．病原体 国内禽类血吸虫是毛毕吸虫属，畜类血吸虫是东毕吸虫属。

2．中间宿主为椎实螺。这些螺繁殖力强，广泛分布于水田、沟渠、稻田等地方。

3．侵犯部位 尾蚴侵入皮肤的部位，多在与水面接触处，如手腕、脚腕、小腿。侵入部位有刺痒感，可发展成丘疹及水肿。

4．皮炎性质 尾蚴性皮炎属Ⅰ型和Ⅳ型超敏反应。重复感染者临床症状较初次感染者重。

5．尾蚴性皮炎有明显季节性，多在插秧季节发生。

6．防治措施 可用脱敏剂或外用止痒药，也可穿袜套、鞋套下水劳动。加强粪便管理，防止未经无害化处理的禽类、畜类粪便入水。在螺比较集中的秧田，可用药物灭螺。

九、其他吸虫

	肝片形吸虫（ *Fasciola hepatica* ）	异形吸虫（ heterophyids ）	棘口吸虫（ echinostomes ）
第一中间宿主	椎实螺	多种淡水螺	淡水贝类
第二中间宿主（媒介）	水生植物	淡水鱼、蛙	淡水鱼类
终宿主	牛、羊、犬	食鱼鸟类、犬、猫、鼠、狐狸等	鸡、鸭、鸟、犬、猫、鼠等
感染阶段	囊蚴、童虫	囊蚴	囊蚴
感染方式	喝生水、生吃水生植物、吃半生牛羊肝	食入含有活囊蚴的淡水鱼、蛙	食未熟的含有活囊蚴的淡水螺、鱼、蛙
寄生部位	肝、胆道	小肠	小肠上部
致病阶段	后尾蚴、童虫、成虫	成虫、虫卵	成虫
我国主要流行区域	散发于多省（自治区、直辖市），甘肃省最高	台湾省，内地仅少数病例	湖南、安徽

试　题

一、名词解释

1. Hoeppli phenomenon
2. circulating antigen
3. concomitant immunity
4. 尾蚴性皮炎（cercarial dermatitis）
5. 虫卵肉芽肿（egg granulomas）
6. GAA
7. MAA
8. SEA
9. COPT
10. 晚期血吸虫病（advanced schistosomiasis）
11. 异位血吸虫病（ectopic schistosomiasis）

二、填空题

1. 虫卵内含有毛蚴的吸虫是_____和_____，虫卵内含有卵细胞和卵黄细胞的吸虫是_____、_____、_____。

2. 只有成虫期对人体有致病性的吸虫是_____、_____。

3. 成虫不在肠内寄生，但可通过粪检诊断的吸虫是_____、_____和_____。

4. 能异位寄生于脑部的吸虫有_____、_____、_____。

5. 在粪便中或十二指肠液中可检出_____吸虫卵，在粪便或痰液中可查到_____吸虫卵。

6. 多数吸虫的感染阶段是囊蚴，经_____感染；血吸虫的感染阶段是_____，经_____感染。

7. 晚期血吸虫病，临床表现可分为_____、_____、_____、_____四型。

8. 吸虫的感染期为_____或_____。

9. 华支睾吸虫成虫寄生在人体_____，导致_____，第一中间宿主为_____，第二中间宿主为_____。

10. 华支睾吸虫的感染阶段是_____，由于肝胆管的解剖结构造成华支睾吸虫容易进入_____肝胆管寄生。

11. 华支睾吸虫的主要传染源包括_____、_____、_____。

12. 治疗华支睾吸虫病的首选药物是_____。

13. 布氏姜片吸虫成虫寄生于人体的_____，其中间宿主是_____，实验室确诊布氏姜片虫感染的依据是_____。

14. 卫氏并殖吸虫成虫寄生在终宿主_____，第一中间宿主为_____，第二中间宿主为_____。

15. 斯氏并殖吸虫第一中间宿主为_____和_____的部分螺类，当有_____出现时，切除并作活检是最可靠的诊断方法。

16. 寄生于人体的血吸虫主要有6种，即日本血吸虫、_____、_____、_____、_____和_____。

17．日本血吸虫成虫雌雄_____，雄虫较_____，雌虫较_____。

18．血吸虫的中间宿主为_____，终宿主为_____，生活史缺少_____和_____阶段。

19．日本血吸虫成虫寄生在终宿主_____，感染阶段为_____，感染途径为_____。

20．造成血吸虫病流行的 3 个重要的环节是_____、_____和_____。

21．我国的血吸虫病流行区划分为 3 个类型，即_____、_____和_____。

22．治疗血吸虫病的首选药物是_____。

23．用于免疫诊断血吸虫病的主要抗原是_____、_____、_____。

24．根据临床表现及病理变化可将血吸虫病分为_____、_____、_____。

25．日本血吸虫产卵量大，卵多_____聚集在宿主的组织和器官，以_____病变最重。引起的肝硬化病理特征为_____。

26．尾蚴性皮炎又称稻田皮炎，在美国、加拿大沼泽地区因游泳而感染称_____，均为家畜或家禽血吸虫_____侵入人体皮肤所引起的疾病。

三、选择题

1．Which of the following trematodes needs only one intermediate host to complete the life cycle ?

　　A．Clonorchis sinensis

　　B．Paragonimus westermani

　　C．Schistosoma japonicum

　　D．Paragonimus skrjabini

　　E．heterophyid

2．华支睾吸虫病的感染方式是

　　A．生食淡水鱼、虾

　　B．生食菱角、荸荠

　　C．喝生水

　　D．生吃蔬菜

　　E．生吃某些螺类

3．日本血吸虫的中间宿主是

　　A．淡水鱼、虾

　　B．钉螺

　　C．水生植物

　　D．淡水蟹

　　E．海鱼

4．华支睾吸虫对人的危害主要是

　　A．肝受损

　　B．小肠炎

　　C．肺炎

　　D．腹部多器官受损

　　E．肠壁溃疡

5．The main reservoir host of Clonorchis sinensis is

　　A．fresh water snails

　　B．fresh water fishes

　　C．water chestnut or water bamboo

　　D．fish-eating mammals

　　E．domestic animals

6．The intermediate host of Fasciolopsis buski is

　　A．Oncomelania hupensis

　　B．Segmentina

　　C．aquatic plant

　　D．fresh water crab

　　E．fresh water fish/crustacean

7．The second intermediate host of Paragonimus westermani is

　　A．Semisulcospira libertina

　　B．aquatic plant

　　C．fresh water crab

　　D．fresh water fish/crustacean

　　E．Segmentina

8．卫氏并殖吸虫主要损害人的

A．小肠

B．肝胆管

C．肝

D．肺

E．全身

9．Which type is not the clinical manif-estation of paragonimiasis？

    A．Cerebral paragonimiasis

    B．Liver paragonimiasis

    C．Abdominal paragonimiasis

    D．Gut paragonimiasis

    E．Subcutaneous paragonimiasis

10．卫氏并殖吸虫病的病原学诊断为

    A．十二指肠液中查虫卵

    B．粪便和痰液中找虫卵

    C．粪检成虫

    D．尿液查虫卵

    E．痰液查成虫

11．卫氏并殖吸虫的主要传染源是

    A．仅有患者

    B．仅有带虫者

    C．患者和保虫宿主

    D．淡水鱼、虾

    E．家畜

12．Which stage is the infective stage of *Paragonimus westermani*？

    A．metacercaria

    B．cercaria

    C．sporocyst

    D．miracidium

    E．egg

13．In the life cycle of *Paragonimus westermani*，cats and dogs can serve as

    A．final host

    B．intermediate host

    C．reservoir host

    D．second intermediate host

    E．paratenic host

14．In the life cycle of *Paragonimus*

skrjabini，human can serve as

    A．final host

    B．intermediate host

    C．reservoir host

    D．second intermediate host

    E．abnormal host

15．斯氏并殖吸虫的中间宿主不包括

    A．中国小豆螺

    B．微小拟钉螺

    C．锯齿华溪蟹

    D．福建马来溪蟹

    E．水生植物

16．斯氏并殖吸虫对人的主要危害是

    A．内脏幼虫移形症

    B．虫卵所致肝损害

    C．妨碍吸收、消化

    D．代谢产物引起病理变化

    E．成虫所致机械损害

17．The reservoir host of *Schistosoma japonicum* is

    A．chicken and duck

    B．snail

    C．mammals such as dog，pig and cattle

    D．chronic patient

    E．symptomless infective people

18．日本血吸虫常见的异位损害部位为

    A．肺和脑

    B．生殖系统

    C．消化系统

    D．泌尿系统

    E．淋巴系统

19．The adult of *Schistosoma japonicum* usually parasite in

    A．liver

    B．intestine

    C．lung

    D．mesenteric vein

    E．brain

20．日本血吸虫的主要致病阶段是

A．成虫

B．童虫

C．尾蚴

D．虫卵

E．囊蚴

21．日本血吸虫尾蚴从螺体内逸出的首要条件是

A．淡水

B．光照

C．温度

D．pH 值

E．渗透压

22．日本血吸虫虫卵孵出毛蚴与水、渗透压、温度和光照等有关，其中主要条件是

A．渗透压

B．温度

C．光照

D．水

E．pH 值

23．日本血吸虫进入人体后的移行途径为

A．口—小肠—肠系膜血管

B．口—小肠—结肠—痔静脉

C．皮肤—小血管或淋巴管—右心—左心—主动脉—全身微血管

D．皮肤—小血管或淋巴管—右心—左心—主动脉—肠系膜静脉

E．皮肤—小血管或淋巴管—右心—左心—主动脉—门静脉—肠系膜静脉

24．卫氏并殖吸虫中间宿主的栖息环境是

A．池塘

B．草滩

C．山间小溪

D．湖沼

E．稻田

25．Pig is an important reservoir host for which fluke in the following

A．*Clonorchis sinensis*

B．*Paragonimus westermani*

C．*Schistosoma japonicum*

D．*Paragonimus skrjabi*ni

E．*Fasciolopsis buski*

26．下列方法不适合用于诊断肺吸虫病的是

A．生理盐水直接涂片法

B．饱和盐水浮聚法

C．自然沉降法

D．皮下包块活检

E．痰液检查

27．尸检见肝轻度肿大，大、小胆管呈不同程度的扩张，其内可见扁平、形似葵花子、大小为（10 ～ 25）mm×（3 ～ 5）mm 的虫体，应考虑是

A．布氏姜片吸虫

B．日本血吸虫

C．华支睾吸虫

D．卫氏并殖吸虫

E．肝片形吸虫

28．儿童出现磨牙、睡眠不安等症状，有排虫史，虫体扁平，长椭圆形，大小为（20 ～ 70）mm×（8 ～ 20）mm，肉红色，肉眼可见头部一小孔，应考虑是

A．布氏姜片吸虫

B．日本血吸虫

C．华支睾吸虫

D．卫氏并殖吸虫

E．肝片形吸虫

29．患者腹部、胸背部、颈部和四肢等多部位出现游走性皮下包块，痰液和粪便中找不到虫卵，包块活检可见虫体，应考虑是

A．布氏姜片吸虫

B．日本血吸虫

C．华支睾吸虫

D．斯氏并殖吸虫

E．肝片形吸虫

30. 下列虫卵发育为幼虫需时最短的为
    A. 钩虫卵
    B. 似蚓蛔线虫卵
    C. 毛首鞭形线虫卵
    D. 蠕形住肠线虫卵
    E. 布氏姜片吸虫卵

31. 并殖吸虫形态特点为
    A. 卵巢与睾丸并列
    B. 二卵巢并列
    C. 卵巢与子宫并列，二睾丸并列
    D. 生殖系统与消化系统并列
    E. 生殖孔与排泄孔并列

32. 日本血吸虫在中间宿主体内的发育过程为
    A. 毛蚴 - 胞蚴 - 雷蚴 - 尾蚴
    B. 毛蚴 - 胞蚴 - 雷蚴 - 尾蚴 - 囊蚴
    C. 毛蚴 - 母胞蚴 - 子胞拗 - 尾蚴
    D. 毛蚴 - 母胞呦 - 子胞蝴 - 雷蚴 - 尾蚴
    E. 毛蚴 - 母胞蚴 - 子胞蚴 - 母雷蚴 - 子雷蚴 - 尾蚴

33. 日本血吸虫毛蚴侵入钉螺后，形成胞蚴，经发育繁殖产生大量尾蚴，尾蚴的增殖与逸出方式为
    A. 一次产生大量尾蚴，尾蚴逸出后，钉螺死亡
    B. 一次产生大量尾蚴，尾蚴同时逸出，钉螺不死亡，如无新感染，不再产生尾蚴
    C. 胞蚴体内胚细胞陆续增殖，一旦形成尾蚴后，钉螺可长期不断逸出尾蚴
    D. 胞蚴体内胚细胞陆续增殖，一旦形成尾蚴后，钉螺可分批产生许多尾蚴
    E. 尾蚴逸出后可再次感染钉螺，形成胞蚴

34. About the brief introduction of *Clonorchis sinensis*, which is not right？

A. *C. sinensis* is the most important lung fluke infecting man

B. *C. sinensis* is distributed widely in Far East

C. Disease caused by *C. sinensis* is called clonorchiasis

D. Of all the egg of trematodes infecting human being，that of *C. sinensis* is the smallest one

E. Ovum of *C. sinensis* contains a miracidium with a thick rim located around the operculum

35. Which is the abnormal host for *Paragonimus skrjabini*？
    A. Dogs
    B. Humans
    C. Foxes
    D. Wolves
    E. Cats

36. Which species of *Schistosoma* is prevalent in China，Philippines and Indonesia？
    A. *S. mansoni*
    B. *S. japonicum*
    C. *S. haematobium*
    D. *S. mekongi*
    E. *S. intercalatum*

（二）X型题

1. In the following flukes，which infective stage is metacercaria？
    A. *Clonorchis sinensis*
    B. *Paragonimus westermani*
    C. *Schistosoma japonicum*
    D. *Paragonimus skrjabini*
    E. *Fasciolopsis buski*

2. In the following flukes，which main pathogenic stage is adult worm？
    A. *Clonorchis sinensis*
    B. *Paragonimus westermani*

C．*Schistosoma japonicum*

D．*Paragonimus skrjabini*

E．*Fasciolopsis buski*

3．Which flukes may cause the ectopic lesion ?

A．*Clonorchis sinensis*

B．*Paragonimus westermani*

C．*Schistosoma japonicum*

D．*Paragonimus skrjabini*

E．*Fasciolopsis buski*

4．Which fluke may cause cercarial dermatitis ?

A．*Clonorchis sinensis*

B．*Paragonimus westermani*

C．*Schistosoma japonicum*

D．*Trichobilharzia*

E．*Orientobilharzia*

5．Which eggs of fluke contain miracidium, when they pass out with fecal ?

A．*Clonorchis sinensis*

B．*Paragonimus westermani*

C．*Schistosoma japonicum*

D．*Paragonimus skrjabini*

E．*Fasciolopsis buski*

6．华支睾吸虫病的病原学诊断方法有

A．生理盐水直接涂片法

B．漂浮聚卵法

C．自然沉降法

D．十二指肠液引流法

E．痰液检查

7．华支睾吸虫病可表现为

A．腹痛，腹泻

B．肝区疼痛

C．胆结石

D．腹水

E．胆囊炎

8．华支睾吸虫病的预防措施有

A．不食生的或未煮熟的鱼、虾

B．加强粪便管理，防止虫卵入水

C．不吃生菜

D．不用生鱼虾喂犬、猫和猪等动物

E．不接触疫水

9．华支睾吸虫病的病理变化有

A．胆管炎

B．胆囊炎

C．胆管结石

D．胆管上皮细胞癌

E．胆管阻塞

10．布氏姜片吸虫的形态特征不包括

A．寄生人体内最大的吸虫

B．口吸盘大于腹吸盘

C．虫卵两端都有卵盖

D．虫体活时呈肉红色，死后呈灰白色

E．卵内含有卵细胞和卵黄细胞

11．布氏姜片吸虫病的病理变化有

A．肠黏膜充血、水肿

B．肠黏膜出血，溃疡形成

C．肠梗阻

D．腹痛、腹泻

E．嗜酸性粒细胞浸润

12．布氏姜片吸虫病流行的关键因素是

A．传染源的存在

B．虫卵入水

C．水中有扁卷螺

D．水生植物媒介存在

E．生食水生植物

13．卫氏并殖吸虫的第二中间宿主是

A．扁卷螺

B．短沟蜷

C．淡水溪蟹

D．淡水蝲蛄

E．水生植物

14．卫氏并殖吸虫的保虫宿主有

A．犬

B．虎

C．猫

D．人

E．狼

15．卫氏并殖吸虫的临床表现可分为
　　A．胸肺型
　　B．腹型
　　C．皮肤型
　　D．脑型
　　E．肝型

16．卫氏并殖吸虫的主要致病作用是
　　A．童虫和成虫移行致机械性损伤
　　B．代谢产物致超敏反应
　　C．成虫定居引起损伤
　　D．异位寄生
　　E．掠夺宿主大量营养

17．斯氏并殖吸虫的生活史特点是
　　A．第一中间宿主为淡水螺
　　B．第二中间宿主为溪蟹
　　C．人是正常宿主
　　D．在人体内可产卵
　　E．皮肤型幼虫移行症是最常见的临床表现

18．日本血吸虫的形态特点有
　　A．雌雄同体
　　B．雄虫深褐色，较细长
　　C．雄虫睾丸椭圆形，多达 7 个
　　D．囊蚴为感染期
　　E．雄虫有抱雌沟

19．日本血吸虫虫卵的形态特点是
　　A．淡黄色，椭圆形
　　B．卵壳厚度不均
　　C．卵内含有成熟毛蚴
　　D．无卵盖
　　E．平均大小约 89μm×67μm

20．下列不是日本血吸虫生活史特点
　　A．生活史中有雷蚴期
　　B．第二中间宿主为水生植物类
　　C．成虫多寄生于门脉－肠系膜静脉系统
　　D．虫卵入水后孵出毛蚴
　　E．毛蚴经消化道感染人

21．The pathogenic stages of *S.japonicum* include
　　A．adult
　　B．sporocyst
　　C．cercaria
　　D．egg
　　E．schistosomula

22．血吸虫病病原学诊断方法有
　　A．粪便生理盐水直接涂片法
　　B．自然沉淀法
　　C．毛蚴孵化法
　　D．直肠黏膜活检法
　　E．饱和盐水漂浮法

23．The immunodiagnostic methods of *S.japonicum* include
　　A．circumoval precipitin test
　　B．indirect haemagglutination test
　　C．intradermal test
　　D．enzyme-linked immunosorbent assay
　　E．cercarien-huellen reaction

24．灭钉螺措施有
　　A．兴修水利
　　B．改造水田
　　C．生物灭螺
　　D．用溴乙酰胺杀螺
　　E．采取综合性措施灭螺

25．钉螺孳生条件为
　　A．气候温暖
　　B．土质肥沃
　　C．杂草丛生
　　D．水流湍急
　　E．以藻类和腐败植物为食

26．日本血吸虫虫卵常见的致病部位有
　　A．肝
　　B．结肠
　　C．皮肤
　　D．骨髓
　　E．淋巴系统

27．晚期血吸虫病的临床表现类型为
　　A．巨脾型
　　B．腹水型

C. 侏儒型

D. 结肠增殖型

E. 贫血型

28. 血吸虫常见的异位寄生部位为

A. 皮肤

B. 肾

C. 肺

D. 脑

E. 心包

29. 血吸虫虫卵进入肠腔，随粪便排出的主要原因是

A. 毛蚴分泌物破坏血管壁，使其周围组织发炎、坏死，虫卵沉积于肠组织

B. 血流压力增加

C. 肠蠕动增强

D. 腹内压增加

E. 毒素分泌物引起肠壁坏死

30. About schistosome cercarial dermatitis which are true ?

A. It is called swimmer's itch

B. It is caused by the species of *S. japonicum*

C. It happened when the cercariae penetrate the skin of human

D. Human act as the suitable final host for this schistosome

E. Duck，cattle and goat are the definitive host for this schistosome

31. About treatment of schistosomiasis, which are true ?

A. The drug of choice for the treatment of schistosomiasis is albendazole

B. The drug of choice for the treatment of schistosomiasis is metronidazole

C. The drug of choice for the treatment of schistosomiasis is praziquantel

D. Both human and domestic animals should synchronously be surveyed and cured in the endemic areas of schistosomiasis

E. Furapromide can also be useful to treat schistosomiasis

32. The schistosomes differ from other trematodes in that

A. the adult are monoecious

B. the adult worms parasitize in blood vessels

C. they produce operculate eggs

D. the cercaria，with a bifurcated tail，invades the final host percutaneously

E. the adult are dioecious

33. Trematodes are commonly known as flatworms. Each adult fluke is equipped with

A. two suckers

B. one sucker

C. one oral sucker

D. one ventral sucker

E. one oral sucker and the other ventrally

34. Aboul trematodes'morphology，which are right ?

A. all trematodes are typically bilaterally symmetrical

B. the trematode lacks a body cavity

C. The digestive tract of trematode, if present，is complete

D. all of the trematodes are monoecious（both male and female reproductive organs are present in one body）

E. skeletal，circulatory and respiratory systems of trematodes are usually lacking

35. About trematodes' life cycle，which are right ?

A. all trematodes have complex life cycles, requiring one or more intermediate hosts

B. the trematodes pass through a phase of sexual development in the snail hosts

C. the miracidium emerges from the egg of the trematode

D. the miracidium loses its cilia and changes into an elongated sporocyst in the snail

E. the cercaria cannot penetrate directly through the skin of the vertebrate host

36. The adult worm of *C. sinensis* take residence in

    A. human being

    B. the suitable snail

    C. the fresh water fish

    D. the biliary ducts of human being

    E. the pancreatic duct of human being

37. The life cycle of *C. sinensis* include these hosts

    A. human being

    B. dogs

    C. cats

    D. *Cyprinus carpio*

    E. *Parafossarulus*, *Bithynia* and *Alocimna*

38. The life cycle of *C. sinensis* has these stages

    A. miracidium

    B. sporocyst

    C. daughter sporocysts

    D. rediae

    E. cercariae/metacercariae

39. The pathogenicities of *C. sinensis* are base on these factors

    A. mechanical pathogenictiy

B. toxic irritation pathogenicity

C. mechanical and toxic irritation pathogenicity

D. the number of worm present

E. how long the human being he infected

40. The dogs and cats act as the_____in the life cycle of *C. sinensis*

    A. reservoir host

    B. final host

    C. intermediate host

    D. paratenic host

    E. second intermediate host

41. Which methods are available for the diagnosis of clonorchiasis ?

    A. smears of stool specimens

    B. duodenal aspirates

    C. ELISA

    D. Kato-Katz

    E. IHA

42. During the life cycle of *P. westermani*, which are the intermediate hosts

    A. human being

    B. freshwater *Potamon* spp.

    C. freshwater *Cambaroides* spp.

    D. freshwater snail *Semisulcospira*

    E. canines such as dogs and foxes

43. The pathogenicity of *P. westermani* are

    A. Damage is done by the migration of adult worms

    B. The worms can take residence in the lung

    C. Damage is done by the migration of immature adult worms

    D. Worms can migrate to the brain

    E. Worms can migrate to the muscle and subcutaneous tissue

44. The basic pathological development of paragonimiasis may divide into

A．4 stages

B．3 stages

C．2 stages

D．abscess stage and cystic stage

E．abscess stage, cystic stage and scar formation stage

45．About the morphology of *Fasciolopsis buski*, which are right ?

A．*F. buski* is the giant extraintestinal fluke

B．the egg of *F. buski* is the biggest of all helminth eggs

C．*F. buski* is the giant intestine fluke

D．the ventral sucker of *F. buski* is much smaller than the oral one

E．the ventral sucker of *F. buski* is much larger than the oral one

46．About the life cycle of *F. buski*, which are right ?

A．the infective stage is miracidium

B．the metacercaria take residence in the freshwater fish

C．the miracidium of *F. buski* can penetrate the snail

D．the redia can take residence in the snail

E．the sporocyst can take residence in the snail

47．About the life cycle of *S. japonicum* which are right ?

A．the freshwater snails-*Oncomelania hupensis* act as the intermediate host

B．the infective stage is the miracidium

C．the life span of adult schistosomes in final host can be more than 30 years

D．various domestic and wild animals can act as the reservoir

host

E．human schistosomiasis get infected via oral

48．The preventive measures of schistosomiasis including

A．elimination of *Oncomelania* snail

B．prevention of water contamination by human night soil in endemic areas

C．protection of susceptible population and avoidance of contact with cercaria-infected water

D．treatment of patients and reservoir host

E．improvements of environment sanitation and safe water

49．About the epidemiology on schistosomiasis in China, which are right ?

A．Based on epidemiological pattern, the endemic regions in China can be stratified into 3 types

B．Patients and reservoir hosts are infective sources of schistosomiasis

C．The parasite carrier would not expel schistosome eggs along with excrement, so the carriers are not the infective sources of schistosomiasis

D．Currently, only the immune-deficient patients are susceptible for schistosomiasis

E．Based on epidemiological pattern, the endemic regions in China can be stratified into 4 types

50．Pathogenesis of schistosomiasis including

A．The primary lesion in schistosomiasis

is a DTH reaction around the adult worm

B. granuloma formation in liver

C. scarring around retained eggs

D. granuloma formation in lung

E. There are 3 major clinicopathologic stages in schistosomiasis

51. The symptomatology on schistosomiasis including

A. acute schistosomiasis

B. chronic schistosomiasis

C. advanced schistosomiasis

D. salmonella-schistosoma syndrome

E. ectopic schistosomiasis

52. Immunity mechanisms on schistosomiasis are complicated

A. Human shows incomplete immunity or non-sterilizing immunity

B. Schistosomal adult cannot escape the immune attack of host

C. The schistosomula have ability to disguise themselves

D. The schistosomula have ability to synthesize mimicry antigen

E. Human immune response inhibitor factors may be induced by the parasites-schistosoma

53. In the life cycle of *Paragonimus westermani*, which are the second intermediate hosts？

A. Crayfish

B. Freshwater crabs

C. Fresh snail

D. Water chestnut

E. Water caltrop

四、问答题

1．急性华支睾吸虫病的主要临床表现有哪些？

2．试述华支睾吸虫的生活史。

3．布氏姜片吸虫如何感染人？

4．布氏姜片吸虫病的主要临床表现有哪些？

5．如何预防和治疗布氏姜片吸虫病？

6．试述卫氏并殖吸虫的生活史。

7．试述卫氏并殖吸虫病的临床表现。

8．列举卫氏并殖吸虫病的实验室诊断方法

9．日本血吸虫成虫寄生于人体的什么部位？阐述粪便检查时可发现虫卵的原因。

10．血吸虫的主要致病阶段是什么？阐述其致病特点。

11．为什么日本血吸虫感染时，肝细胞结构和功能的损伤不严重却出现门脉高压症？

12．如何控制和阻断我国肝吸虫病的流行？

13．如何控制并殖吸虫病的流行？

14．如何阻断我国血吸虫病的流行？

15．试述五种寄生人体吸虫的生活史差异。

五、病例分析题

病例 1

患者，男，39 岁。上腹部烧灼样隐痛 2

个月余，夜间常感饥饿，但进食后有腹胀、嗳气，不反酸。间歇性腹泻 2～3 次/天，便稀，无黏液和血。近 2 个月体重减轻 3kg。体检：患者神清，中度贫血貌；浅表未扪及肿大淋巴结，剑突下轻度压痛，腹部未触及肿块，无腹水。实验检查：Hb 98g/L，RBC 2.56×10^{12}/L，WBC 6.8×10^9/L，N 0.75，L 0.1，E 0.1；肝、肾、心功能均正常；粪、尿常规无异常。B 超示肝脾无异常。入院后行胃镜检查，胃部未见异常。十二指肠前壁见散在少许出血点，在球部小弯侧后壁和上行角处见一直径 3.5cm 暗红色表面光滑的半球形隆起，与正常黏膜分界清楚。追问病史，患者来自荸荠产区，并有生食荸荠的习惯。

问题：

1. 患者可能患什么病（单选题）

    A．肝吸虫病

    B．姜片虫病

    C．肺吸虫病

    D．斯氏并殖吸虫引起的幼虫移行症

    E．血吸虫病

2. 如何确诊（多选题）

    A．粪便中查虫卵

    B．粪便中成虫鉴别

    C．痰液查虫卵

    D．毛蚴孵育法查毛蚴

    E．十二指肠引流液查虫卵

3. 治疗药物主要有哪种（单选题）

    A．青蒿素

    B．阿苯达唑

    C．吡喹酮

    D．甲硝唑

    E．乙胺嗪

病例 2

患者，女，49 岁，平素健康。体检时 B 超发现胆囊明显增大（13cm×6.3cm），胆囊内回声清楚，壁厚 0.3cm；肝内胆管无扩张，肝内回声均匀，肝大小正常。体检：皮肤、巩膜无黄染，胆囊区无压痛。给予消炎利胆治疗。半年后复查 B 超，肝内回声增强、略粗；胆囊又增大（14.5cm×6.5cm），胆囊内

未见沉积物和光点闪烁；肝内胆管轻度扩张。B 超诊断胆总管肿物，行剖腹探查术，胆总管内有较多活虫体，体形狭长，背腹扁平，前端稍窄，后端钝圆，状似葵花子；大小为（10～25）mm×（3～5）mm，有 2 个吸盘，口吸盘大于腹吸盘。追问病史，有食生鱼史。

问题：

1. 患者可能感染哪种寄生虫（单选题）

    A．华支睾吸虫

    B．卫氏并殖吸虫

    C．布氏姜片吸虫

    D．血吸虫

    E．斯氏并殖吸虫

2. 你认为还需要做哪些病原学检查（多选题）

    A．粪便涂片法

    B．沉淀集卵法

    C．十二指肠引流法

    D．毛蚴孵化法

    E．痰检查法

病例 3

患者，男，35 岁，湖北荆州人，农民。近 1 个月来乏力，食欲缺乏，腹痛，腹泻，黏液血便，刷牙易出血。体检：肝大，肝区压痛，肝质地较软、表面光滑；腹水征阳性。实验室检查：血象：Hb 100g/L，WBC 3×10^9/L，N 0.65，L 0.35，Pt 40×10^9/L。追问病史，有接触疫水史。

问题：

1. 该患者考虑可能感染哪种寄生虫（单选题）

    A．日本血吸虫

    B．华支睾吸虫

    C．布氏姜片吸虫

    D．卫氏并殖吸虫

    E．斯氏并殖吸虫

2. 可以用哪些方法确诊（多选题）

    A．粪便生理盐水直接涂片法

B．沉淀孵化法

C．环卵沉淀试验

D．直肠黏膜活检

E．尼龙袋集卵法

3．如无有效治疗，以后可能出现哪些并发症（多选题）

　　A．消化道大出血

　　B．肝硬化

　　C．腹水

　　D．门脉高压

　　E．侏儒症

病例 4

患者，女，30 岁，湖北荆州人，农民。近 2 周来发热、头痛、腹泻、黏液血便。体检：皮疹、视力模糊伴有脑膜刺激症状和颅内高压，肝大，肝区压痛，表面光滑，腹水征阳性。实验室检查：血象：Hb 120g/L，WBC3×10^2/L，N 0.68，L 0.37，Pt 42×10^7/L。追问病史，有疫水接触史。

1．请问最有可能是哪一种寄生虫感染（单选题）

　　A．日本血吸虫

　　B．华支睾吸虫

　　C．布氏姜片吸虫

　　D．卫氏并殖吸虫

　　E．斯氏并殖吸虫

2．需要进行哪些病原学和免疫学检查（多选题）

　　A．饱和盐水浮聚法

　　B．肝组织活检

　　C．环卵沉淀试验

　　D．血清、脑脊液 ELISA 检测

　　E．尼龙袋集卵法

3．需要进行哪些物理检查（多选题）

　　A．脑部 X 线检查

　　B．进一步进行脑磁共振检查

C．眼底检查

D．超声波检查

E．红外线检查

4．你考虑该患者最恰当的诊断可能为（单选题）

　　A．日本血吸虫脑病

　　B．脑囊虫病

　　C．包虫病

　　D．卫氏并殖吸虫病

　　E．斯氏并殖吸虫病

病例 5

患者，浙江湖州人，男性，23 岁。因低热、干咳伴胸痛 2 周，加剧 3 天入院。入院前两个月与友人曾生吃大量醉蟹和生鱼片，近两周来出现刺激性咳嗽，痰白色腥味，伴轻度胸痛。体检：神清，体温 37.6℃，唇微绀，指甲发绀，右下肺呼吸音略低，左下肺可闻及少量湿啰音。X 线检查：右侧中下肺野见边界模糊的圆形浸润阴影，双侧胸腔见少量积液。

1．请问该患者最有可能是哪一种寄生虫感染（单选题）

　　A．日本血吸虫

　　B．华支睾吸虫

　　C．布氏姜片吸虫

　　D．卫氏并殖吸虫

　　E．斯氏并殖吸虫

2．需要进行哪些病原学和免疫学检查（多选题）

　　A．痰液消化、沉淀后涂片法检测虫卵

　　B．活检

　　C．环卵沉淀试验

　　D．ELISA 检测血清抗体

　　E．尼龙袋集卵法

参考答案

一、名词解释

1. 何博礼现象（Hoeppli phenomenon）：日本血吸虫感染肝病理组织切片染色，某些虫卵周围所见的红色辐射状物，系抗原抗体复合物，称何博礼现象。

2. 循环抗原（circulating antigen）：血吸虫卵内毛蚴分泌物，童虫和成虫的代谢产物、分泌物、排泄物以及虫体表皮更新时脱落的质膜在人体内形成循环抗原。

3. 伴随免疫（concomitant immunity）：宿主感染血吸虫后对再感染可产生不同程度的抵抗力，这种抵抗力主要表现为对再次入侵的童虫具有一定的杀伤作用，而对原发感染的成虫不具杀伤作用，这种原发感染继续存在，而对再感染具有一定免疫力的现象称为伴随免疫。

4. 尾蚴性皮炎（cercarial dermatitis）：尾蚴钻入宿主皮肤后数小时至 2～3 天内，侵入部位的皮肤毛细血管扩张、充血，伴出血、水肿，严重者可引起全身水肿及红斑，炎症周围有中性粒细胞、嗜酸性粒细胞和单核细胞浸润，局部瘙痒，并出现红色小丘疹，称尾蚴性皮炎。

5. 虫卵肉芽肿（egg granulomas）：日本血吸虫虫卵内毛蚴分泌的可溶性虫卵抗原，经卵壳微孔释放到周围组织，被巨噬细胞吞噬、处理后，将抗原提呈给辅助性 T 淋巴细胞，使其分化、增殖为致敏的 T 细胞，促使释放多种淋巴因子，在这些淋巴因子的作用下，大量巨噬细胞、嗜酸性粒细胞、成纤维细胞、淋巴细胞聚集于虫卵周围，形成虫卵肉芽肿，又称虫卵结节。

6. 肠相关抗原（GAA）：GAA 来源于血吸虫成虫肠道上皮细胞，随虫体吐出物进入宿主血流，在感染后第四周出现，可能是血吸虫循环抗原的主要成分。

7. 膜相关抗原（MAA）：血吸虫成虫表膜不断更新，表膜脱落进入血流，在感染后第 5 周出现。

8. 可溶性虫卵抗原（SEA）：血吸虫卵内毛蚴分泌物经卵壳微孔渗出，进入血流，在感染后第 6～7 周出现。

9. 环卵沉淀试验（COPT）：以血吸虫完整虫卵为抗原的特异性免疫学试验。虫卵周围毛蚴分泌物与被测血清内特异抗体结合，可在虫卵周围形成特殊的复合物沉淀，是用于诊断血吸虫感染的一种免疫学诊断方法。

10. 晚期血吸虫病（advanced schistosomiasis）：是指肝纤维化门脉高压综合征。患者多因反复或大量感染血吸虫尾蚴，又未经及时治疗、或治疗不彻底，经过较长时间（5～15年）的发展，而形成晚期血吸虫病。

11. 异位血吸虫病（ectopic schistosomiasis）：日本血吸虫寄生在门静脉以外的静脉称为异位寄生。虫卵在门静脉和肝肠以外的器官内沉积，形成血吸虫卵肉芽肿称为异位血吸虫病。

二、填空题

1．华支睾吸虫 日本血吸虫 布氏姜片吸虫 卫氏并殖吸虫 斯氏并殖吸虫
2．华支睾吸虫 布氏姜片吸虫
3．华支睾吸虫 卫氏并殖吸虫 日本血吸虫
4．卫氏并殖吸虫 斯氏并殖吸虫 日本血吸虫
5．华支睾 卫氏并殖
6．口 尾蚴 皮肤黏膜
7．巨脾型 腹水型 侏儒型 结肠增殖型
8．尾蚴 囊蚴
9．肝胆管 肝吸虫病 淡水螺 淡水鱼虾
10．囊蚴 左
11．带虫者 华支睾吸虫患者 保虫宿主
12．吡喹酮
13．小肠内 扁卷螺 查到布氏姜片吸虫卵或成虫
14．肺 短沟蜷 溪蟹或蝲蛄
15．拟钉螺科 小豆螺科 皮下包块
16．埃及血吸虫 曼氏血吸虫 间插血吸虫 湄公血吸虫 马来血吸虫
17．异体 粗短 细长
18．钉螺 人或其他多种哺乳类动物 雷蚴 囊蚴
19．门静脉 - 肠系膜静脉系统 尾蚴 皮肤
20．含有血吸虫卵的粪便污染水体 水体中存在钉螺 人群接触疫水
21．平原水网型 湖沼型 山区丘陵型
22．吡喹酮
23．肠相关抗原 膜相关抗原 可溶性虫卵抗原
24．急性 慢性 晚期
25．成簇 肝 干线性纤维化
26．游泳痒 尾蚴

三、选择题

（一）A 型题

1．C	2．A	3．B	4．A	5．D	6．B	7．C	8．D
9．D	10．B	11．C	12．A	13．C	14．E	15．E	16．A
17．C	18．A	19．D	20．D	21．A	22．A	23．E	24．C
25．E	26．B	27．C	28．A	29．D	30．D	31．C	32．C
33．D	34．A	35．B	36．B				

（二）X 型题

1．ABDE	2．ABE	3．BC	4．CDE	5．AC	6．ACD
7．ABCDE	8．ABD	9．ABCDE	10．BC	11．ABCE	12．ABCDE
13．CD	14．ABCE	15．ABCDE	16．ABCD	17．ABE	18．CE

19．ACDE	20．ABE	21．ACDE	22．ABCD	23．ABCDE	24．ABCDE
25．ABCE	26．AB	27．ABCD	28．CD	29．ABCD	30．ACE
31．CDE	32．BDE	33．AE	34．ABE	35．ACD	36．ADE
37．ABCDE	38．ABDE	39．ABCDE	40．AB	41．ABCDE	42．BCD
43．ABCDE	44．BE	45．BCE	46．CDE	47．ACD	48．ABCDE
49．AB	50．BCDE	51．ABCDE	52．ACDE	53．AB	

四、问答题

1．急性华支睾吸虫病的主要临床表现：腹部疼痛、腹泻，继而出现寒战、高热、肝大等，类似急性胆囊炎的症状，伴有嗜酸性粒细胞增多；部分患者可有黄疸，血清转氨酶升高；重者出现类白血病反应。慢性华支睾吸虫病的主要表现以食欲缺乏、腹胀、腹泻等消化道症状为主，肝大，以左叶肿大常见，常伴有乏力、神经衰弱的症状。晚期华支睾吸虫病患者可出现胆囊炎、胆管肝炎、胆结石、肝硬化、腹水、脾大等并发症，可因肝性脑病（肝昏迷）、消化道出血而死亡。

2．华支睾吸虫的生活史：

（1）成虫主要寄生在人、犬、猫和猪等哺乳动物的肝胆管内，成虫成熟后，自体受精或异体受精。虫卵随胆汁进入消化道，随粪便排出体外。

（2）虫卵入水后被第一中间宿主淡水螺吞食，在螺体消化道内孵出毛蚴，穿过肠壁移行至肝发育，经历胞蚴、雷蚴和尾蚴三个发育阶段，尾蚴自螺体逸出。

（3）尾蚴遇到第二中间宿主淡水鱼、虾时，侵入其内发育为囊蚴。

（4）囊蚴是感染阶段，终宿主因食入含囊蚴的淡水鱼、虾而被感染。囊蚴内幼虫在十二指肠内脱囊而出，脱囊后的童虫沿胆汁流动的逆方向移行，经胆总管至肝胆管或穿过肠壁经腹腔进入肝胆管内，通常在感染后1个月左右，发育为成虫。

3．布氏姜片吸虫的感染阶段为囊蚴，人或猪等生食或半生食含有囊蚴的菱角、荸荠等水生植物而获得感染。

4．布氏姜片吸虫病的主要临床表现：一般轻型患者无临床症状和体征，偶尔上腹部出现间歇性疼痛。重度感染者主要表现为营养不良和消化功能紊乱，主要症状有腹痛、腹泻、食欲缺乏、恶心等；儿童患者可出现磨牙、睡眠不安等。严重时儿童可出现胸腔积液、腹水、全身水肿等症状，甚至出现生长发育障碍和智力减退。

5．（1）普查普治：发现患者、病猪及时治疗，常用药物为吡喹酮、槟榔等。

（2）开展卫生宣传，提倡不生食菱角、茭白等水生食物，不喝生水。

（3）消灭中间宿主：放养鸭，或鲤鱼等肉食性鱼类，吞食扁卷螺。

6．卫氏并殖吸虫的生活史过程包括卵、毛蚴、胞蚴、母雷蚴、子雷蚴、尾蚴、囊蚴、童虫及成虫等阶段。终宿主是人，保虫宿主为食肉类哺乳动物，如犬、猫、狐、狼等。第一中间宿主为短沟蜷，第二中间宿主为溪蟹、石蟹等淡水蟹类和喇蛄。卫氏并殖吸虫生活史：①成虫寄生在肺，虫卵主要随痰咳出，也可咽下随粪便排出；②虫卵入水，孵化出毛蚴；③毛蚴侵入第一中间宿主短沟蜷，在螺体内发育为胞蚴，进一步发育增殖为母雷蚴、子雷蚴、尾蚴，尾蚴自螺体逸出入水；④尾蚴侵入第二中间宿主溪蟹和喇蛄，在其体内形成囊蚴；⑤感染阶段为囊蚴，人和食肉哺乳动物食入含活囊蚴的溪蟹和喇蛄而感染；⑥囊蚴中幼虫在小肠脱囊而出，童虫穿过肠壁，经腹腔、横膈进入胸腔，侵入肺，形成虫囊，发育为成虫、产卵；⑦异位寄生：童虫移行至脑、皮下等组织器官，造成异位损害。

7．卫氏并殖吸虫虫体对组织破坏大，具有游走特性，故虫体可对人体多种组织，器官造成不同程度的损伤，临床表现多样复杂，最常见的类型为胸肺型，其次为脑型、肝型、腹型和皮肤型等。成虫寄生于肺称胸肺型，多数患者具胸痛、咳嗽、血痰或铁锈色痰，痰中常可发现大量虫卵及 Charcot-Leyden 结晶。此型初期多为干咳，以后咳痰，多为白色黏稠状，带腥味，然后转为典型的铁锈色或果酱样血痰，有时为烂桃酱样，以晨起为剧。脑型患者以儿童多见，主要侵犯大脑，引起颅内高压症、大脑皮质刺激征以及脑组织破坏等，主要症状有头痛、恶心、呕吐、反应迟钝、癫痫、偏盲、瘫痪等。肝型患者有肝痛、肝大、肝功能紊乱等临床表现。腹型患者常出现食欲缺乏、腹痛、腹泻，多有黄色或黄绿色稀便。皮肤型可见移行性包块、结节，包块出现的部位以腹部多见，如寄生在阴囊则表现为阴囊肿大。

8．卫氏并殖吸虫病的实验室诊断方法包括：

（1）病原学诊断方法：①痰、粪便中虫卵检查；②活检可发现童虫，偶可见成虫或虫卵；③脑脊液检查虫卵。

（2）免疫学检查：常用皮内试验、间接血凝试验、补体结合试验、酶联免疫吸附试验和间接荧光抗体试验检测抗体，以及应用夹心法 ELISA 检测患者血清中循环抗原。

（3）影像学检查：X 线、B 超、CT 和 MRI。

9．日本血吸虫成虫寄生在终宿主的肠系膜下静脉内，可逆血流到肠黏膜下层的静脉末梢交配产卵。由于成熟卵内毛蚴分泌的可溶性虫卵抗原可透过卵壳，引起虫卵周围组织和血管壁炎症坏死，在血管内压力、肠蠕动和腹内压共同作用下，虫卵可随破溃的组织落于肠腔，并随粪便排出体外，所以在粪检时可发现虫卵。

10．虫卵是血吸虫的主要致病阶段。虫卵主要沉着在宿主的肝及结肠肠壁等部位，所引起的虫卵肉芽肿及其后纤维化是血吸虫病的主要病变。虫卵肉芽肿的形成一般经历四个阶段，①急性期肉芽肿：急性期肉芽肿在虫卵周围出现大量嗜酸性粒细胞浸润，同时伴有许多巨噬细胞；由于嗜酸性粒细胞变性、坏死、液化而出现脓肿样损害，称为嗜酸性脓肿。组织切片染色，某些虫卵周围可见红色辐射状物，系抗原抗体复合物，称何博礼现象。②过渡期肉芽肿：虫卵周围仍有大量炎性细胞浸润，包括巨噬细胞、淋巴细胞、浆细胞、嗜酸性粒细胞、中性粒细胞、类上皮细胞等开始出现；肉芽肿外围由成纤维细胞包绕。③慢性期肉芽肿：虫卵周围出现大量的成纤维细胞和巨噬细胞，坏死组织被清除，虫卵崩解、破裂，甚至钙化。④瘢痕期肉芽肿：肉芽肿缩小，仅残留卵壳或虫卵消失，肉芽肿周围出现大量胶原纤维，使之纤维化；重度感染者，门脉出现广泛纤维化，导致典型的干线型纤维化和肝硬化，出现门脉高压综合征。虫卵肉芽肿的形成是宿主对虫卵的一种免疫反应，有利于破坏和清除虫卵，并使虫卵渗出的抗原局限于虫卵周围以减少抗原抗体复合物对宿主的损害，但另一方面，强烈的肉芽肿反应可引起宿主组织的破坏，形成瘢痕组织，甚至导致肝硬化和肠壁纤维化等一系列严重病理变化。

11．日本血吸虫产卵量大，卵多成簇地沉积在肝和结肠壁。在肝，虫卵肉芽肿多在门静脉的末端堵塞血管，即窦前堵塞，致使门静脉压力增加，因此肝细胞结构和功能在损伤不严重时却出现门脉高压症。

12．控制和阻断我国肝吸虫病的流行的途径包括：

（1）控制传染源：对粪检阳性的患者和带虫者必须进行治疗，首选治疗药物为吡喹酮、阿苯达唑；加强对猫、犬等动物管理，不用生鱼虾喂猫、犬等动物。

（2）切断传播途径：对人畜粪便进行无害化处理，避免粪便流入有鱼的水体；加强饮食行业管理，不食生的不熟的淡水鱼、虾等水生动物。

（3）保护易感人群：以社区和乡基层卫生为单位，加强华支睾吸虫传播途径和防治的宣传，普及正确的饮食习惯和烹饪方法，提高防病的认识。同时加强淡水鱼养殖和鱼类食品的管理。

13．控制并殖吸血虫病流行办法包括：

（1）并殖吸虫是经媒介和水源传播的食源性寄生虫，其传染源包括多种野生哺乳动物，仅对患者治疗很难达到控制疾病流行。

（2）对疫源地的淡水蟹、蝲蛄，进行感染并殖吸虫调查，定点、捕捉、控制这些水生动物的数量。

（3）禁止出售和食用醉蟹、未煮熟的淡水蟹、蝲蛄和饮用生水，把食源性寄生虫病防治条例纳入到当地中小学健康教育内容。

（4）应用皮试和ELISA等免疫检测方法，筛查并治疗患者。

（5）加强粪便管理，教育患者不要随地吐痰，防止虫卵污染水源。

14．阻断我国血吸虫病的流行途径有：

（1）控制传染源：

1）对重点人群和保虫宿主进行监测；治疗患者、病畜。

2）对水上作业人员进行重点监测和防治，并对其粪便收集系统进行严格管理。

3）采用卫星遥感技术对湖北钉螺分布动态监测，并进行控制。

4）用哨螺和尾蚴采集器对水体血吸虫毛蚴及尾蚴进行监测。

5）地方财政补贴，以机耕代替牛耕。

6）研发小型的割草机，收割滩涂牧草，作为圈养家畜的饲料。

（2）环境防治：

1）全覆盖无害化厕所，管理好粪便。

2）采取砖石硬化沟渠河岸及湖沼岸口的措施，阻止钉螺的爬行，控制其孳生。

3）消灭钉螺。

（3）个人防护：穿戴防护用具进行作业，对污染用具进行快速处理。对流行区的居民、流动人口，包括游客进行血吸虫病防治的法规宣传。

15．五种寄生于人体的寄生虫的生活史差异：

虫种	华支睾吸虫	布氏姜片吸虫	卫氏并殖吸虫	斯氏并殖吸虫	日本裂体吸虫
第一中间宿主	纹沼螺、长角涵螺	扁卷螺	短沟蜷	拟钉螺	湖北钉螺
第二中间宿主	淡水鱼、淡水虾	无（以水生植物为媒介）	溪蟹、蝲蛄	溪蟹	无
终宿主	人、猫、犬、猪、鼠等	人、猪	人、猫、犬、狼、虎、豹等	果子狸、猫、犬	人、牛、鼠等
感染阶段	囊蚴	囊蚴	囊蚴	囊蚴	尾蚴
寄生部位	肝内胆管	小肠	肺（皮肤、脑）	皮肤、肺、肝	门静脉系统
致病阶段	成虫	成虫	童虫、成虫	童虫	尾蚴、童虫、成虫、虫卵
我国主要流行区	广东、广西以及东北地区朝鲜族居民聚居地	我国中部与南部地区	溪蟹型和蝲蛄型疫区	由青海至山东连线的南部地区	长江中下游及以南地区

五、病例分析题

病例 **1**　1．B　　　2．AB　　　3．C
病例 **2**　1．A　　　2．ABC
病例 **3**　1．A　　　2．ABCDE　　　3．ABCDE
病例 **4**　1．A　　　2．CDE　　　3．AB　　　4．A
病例 **5**　1．C　　　2．AD

（诸葛洪祥　许　静）

第十五章　绦　虫

一、概　述

绦虫可分为圆叶目（Cyclophyllidea）绦虫和假叶目（Pseudophyllidea）绦虫。圆叶目绦虫主要包括链状带绦虫、肥胖带绦虫、亚洲带绦虫、细粒棘球绦虫、多房棘球绦虫、微小膜壳绦虫、缩小膜壳绦虫、克氏假裸头绦虫、犬复孔绦虫、西里伯瑞列绦虫等；假叶目绦虫有曼氏迭宫绦虫、阔节裂头绦虫。绦虫概论要求重点掌握成虫的形态特征和生活史要点。

（一）形态特征

1．成虫　绦虫成虫主要从虫体的长短、节片数、头节、成节、孕节等特点加以鉴别，其中，孕节的子宫形态特征是绦虫虫种鉴别的重要依据之一。

（1）虫体背腹扁平，左右对称呈带状，白色或乳白色。

（2）虫体分节，由头节（scolex）、颈部、幼节（immature proglottid）、成节（mature proglottid）、孕节（gravid proglottid）组成。幼节、成节、孕节合称为链体（strobilus）。头节多呈球形，上有吸盘（sucker）或吸槽（groove），有的有顶突和小钩；绦虫颈部具有很强的生发能力，能不断生出节片；幼节内生殖器官未成熟；成节内含成熟的生殖器官；圆叶目绦虫孕节内只含子宫，假叶目绦虫孕节结构与成节相似。

（3）圆叶目绦虫的头节有吸盘，有些圆叶目绦虫的头节还有顶突、小钩，如链状带绦虫、微小膜壳绦虫、缩小膜壳绦虫。假叶目绦虫的头节上有吸槽，如曼氏迭宫绦虫。

（4）雌雄同体，同一节片中具雌性和雄性生殖器官。

（5）圆叶目虫的孕节无子宫孔，孕节子宫内充满虫卵，向两侧分支，孕节与成节的形态差别大。假叶目绦虫有子宫孔，孕节与成节的形态相似。

（6）无体腔及消化道，虫体通过皮层表面遍布的微毛吸收营养。

（7）绦虫的体壁由皮层和实质组成。实质组织中散布许多椭圆形的钙、镁的碳酸盐颗粒，称石灰小体或石灰颗粒，其外面被以胞膜，有平衡酸碱度、调节渗透压的作用或可作为离子或二氧化碳的补给库，石灰小体是绦虫的特征性结构。

2．幼虫　绦虫的幼虫期统称中绦期（metacestode），其名称和形态因种而异，如假叶目绦虫的原尾蚴、裂头蚴，圆叶目绦虫的囊尾蚴（cysticercus）、似囊尾蚴（cysticercoid）、棘球蚴（hydatid cyst）、泡球蚴（alveolar hydatid cyst）。

（1）囊尾蚴（链状带绦虫、肥胖带绦虫）：黄豆粒大小、乳白色、半透明囊状物，囊壁上有一向内凹陷的头节，囊内充满透明液体。

（2）棘球蚴（细粒棘球绦虫）：大小不等的囊状物，囊内充满液体，囊内有原头节、生发囊、子囊、孙囊。游离于囊液中的原头节、生发囊及子囊统称为棘球蚴砂（hydatid sand）。

3. 虫卵　假叶目绦虫卵椭圆形，有卵盖，排出时内含1个卵细胞和多个卵黄细胞。圆叶目绦虫卵呈球形，无卵盖；卵壳薄且多已脱落，内有较厚的棕黄色胚膜，上有放射状条纹，卵内含一个六钩蚴。

（二）生活史要点

1. 绦虫成虫均寄生在脊椎动物消化道，虫卵或脱落的孕节随粪便排出。

2. 假叶目绦虫生活史与吸虫相似，需要两个中间宿主才能完成生活史。虫卵需在水中发育，孵出钩球蚴，在第一中间宿主剑水蚤体内发育为原尾蚴，在第二中间宿主鱼、蛙等体内发育成裂头蚴，裂头蚴必须进入终宿主肠道后才能发育为成虫。

3. 圆叶目绦虫生活史只需一个中间宿主。虫卵随孕节排出，被中间宿主吞食，在其肠道中孵出六钩蚴，钻入宿主肠壁血管，随血液循环到达组织内，发育至中绦期幼虫，如囊尾蚴、似囊尾蚴、棘球蚴。中绦期幼虫被终宿主吞食后，在其肠道发育为成虫。有的种类可不需要中间宿主，其幼虫和成虫在同一宿主体内寄生，虫卵为感染阶段。

（三）致病特点

1. 成虫　夺取宿主营养、造成机械性损伤、引起超敏反应等。

2. 幼虫　寄生于人体组织器官的幼虫，危害远较成虫严重。致病与虫种、虫体数量及寄生部位不同而异。

二、链状带绦虫（*Taenia solium*）

链状带绦虫又称猪带绦虫、猪肉绦虫或有钩绦虫。成虫寄生于人的小肠引起猪带绦虫病（taeniasis solium）；囊尾蚴寄生在人体引起猪囊虫病（cysticercosis）。链状带绦虫是一种流行广泛、严重危害人类健康的寄生虫，需重点掌握。

（一）形态特征

1. 成虫

（1）虫体：背腹扁平，乳白色，呈带状，长2～4m，有700～1000节片，分为头节、颈部、链体。

（2）头节：圆球形（直径1～2mm），具有顶突、两圈小钩和4个吸盘，为附着器官。

（3）颈部：位于头节之后，与头节无明显界线，细长（5～10mm），不分节，具有很强的生发功能，可不断芽生出新的节片。

（4）链体：扁长，带状，由许多节片组成，依次分为幼节、成节、孕节。

1）幼节：宽大于长，节片内生殖器官尚未发育成熟。

2）成节：略呈正方形，生殖器官发育成熟。卵巢由两大叶及一中央小叶组成；子宫呈棒状，位于节片中部；睾丸150～200个，滤泡状，散在于实质中。生殖孔位于节片的一侧。

3）孕节：长大于宽（12×6）mm，全部由子宫占据，其他器官已退化。每侧子宫分支为7～13支。子宫内充满虫卵（每节3万～5万个）。

2. 猪囊尾蚴（cysticercus cellulosae）

（1）卵圆形，大小为5mm×10mm，呈乳白色半透明的囊状泡，内有囊液及头节。

（2）头节凹陷于囊内，小米粒大，其构造与成虫的头节相似。

3. 虫卵

（1）近圆形，直径为 31 ～ 43μm，卵壳透明而薄，虫卵自孕节释出时卵壳多破碎脱落。

（2）脱去卵壳的虫卵呈圆球形，直径为 31 ～ 43μm。外层为厚胚膜，呈棕褐色，上有放射状条纹。

（3）卵内含一个六钩蚴（onchosphere）。

（二）生活史特点

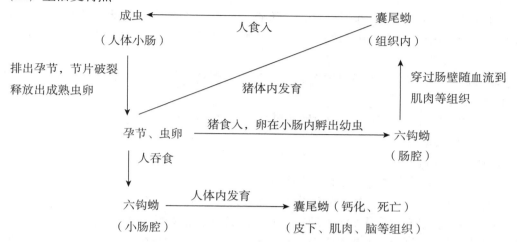

1．孕节脱落　脱落的孕节（单节或多节）或孕节破裂后的虫卵随粪便排出体外。

2．在中间宿主体内的发育　孕节或虫卵被中间宿主猪食入，在小肠中孵出六钩蚴，六钩蚴进入肠壁内小血管及小淋巴管，随血液循环到达肌肉或其他组织，经 2 ～ 3 个月发育为囊尾蚴。如果链状带绦虫卵有机会进入人体，六钩蚴亦可在人小肠中孵出，经血液循环到达皮下、肌肉、脑、眼等组织，发育为囊尾蚴。人也可作为中间宿主，但不能在人体内完成生活史。

3．在终宿主体内的发育　人生食或吃半生的含囊尾蚴猪肉（米猪肉），在小指肠上段，由于胆汁等消化液的作用，囊内头节伸出，附着于肠壁，自颈部长出链体，经 2 ～ 3 个月发育为成虫，成虫寄生于小肠。人是链状带绦虫唯一的终宿主。成虫寿命为 20 ～ 30 年。

（三）致病特点

1．猪带绦虫病　由成虫寄生于人的小肠所致。成虫寄生一般无明显症状。有些患者可出现腹痛、腹泻、消化不良等。在头节的附着处，肠黏膜可有机械性损伤。偶尔也可引起机械性肠梗阻或阑尾炎。

2．囊虫病　人误食被链状带绦虫卵污染的食物，虫卵进入宿主消化道，在消化液的作用下孵出六钩蚴，经肠壁进入血管或淋巴管，在人体的许多部位发育为囊尾蚴，使人患囊虫病。虫卵发育到囊尾蚴约需 10 周，囊尾蚴主要寄生在皮下、肌肉、脑等组织。囊虫在人体可存活 3 ～ 5 年。囊虫外有宿主纤维囊包围，死后逐渐钙化。根据囊尾蚴寄生的部位将囊虫病分为以下类型：

（1）皮下和肌肉型囊虫病：最为常见。寄生于皮下的囊尾蚴呈结节状，多分布于躯干，局部可触及，硬度如软骨略有弹性，与周围组织无粘连，无压痛。寄生在肌肉中的囊尾蚴可引起肌肉胀感、酸痛。

（2）脑型囊虫病：对人的危害严重，临床症状复杂。依囊尾蚴寄生于脑组织的部位和数量不同，临床症状不同，癫痫发作、颅内压增高和精神症状是脑囊尾蚴病的三大主要症状，以癫痫发作最为多见。主要临床症状有癫痫发作（抽风）、头痛、头晕、偏瘫、视力模糊以及因颅内压增高引起恶心、呕吐。伴有记忆力减退，耳鸣等症状。

（3）眼型囊虫病：囊尾蚴多寄生在眼球深部玻璃体和视网膜下，使患者有视力障碍，甚至失明。

（4）其他部位寄生：寄生于心、肝、腹腔等，可出现相应的症状。

3．囊虫病的三种感染方式

（1）自体内感染：由于小肠逆蠕动，可将虫卵或脱落的孕节逆反到胃内，因受到胃肠消化液的刺激作用，在小肠中六钩蚴孵出，经血液循环到达肌肉等组织发育为囊尾蚴，即为自体内重复感染。

（2）自体外感染：患者肠道内有成虫寄生，因误食自体排出的虫卵而感染。多通过肛门—手—口途径食入虫卵。

（3）异体感染：外界环境中的虫卵污染食物或水源，经口感染。

（四）实验诊断要点

1．猪带绦虫病

（1）询问有无排节片史，可辅助诊断。

（2）粪便中孕节压片检查，观察子宫侧支数，少于13支即为确诊依据之一。

（3）粪检查虫卵：可用粪便生理盐水直接涂片法、饱和盐水浮聚法、水洗沉淀法检查粪便中虫卵。但因链状带绦虫主要以孕节排出体外，故一般较少采用粪便查卵法。即使在粪便中发现了虫卵，仍需根据成虫头节的形状和子宫侧支数来鉴定虫种。

2．囊虫病

（1）活检：皮下或浅部肌肉的囊尾蚴可用手术摘除，进行活检以确诊。

（2）免疫学诊断：采用间接血凝试验（IHA）、酶联免疫吸附试验（ELISA）、斑点酶联免疫吸附试验（Dot-ELISA）对囊虫病进行辅助诊断。

（3）其他辅助诊断：脑、眼等部位的囊尾蚴可用CT、磁共振成像、检眼镜等辅助诊断。

（五）流行特点

本病主要流行于有生食或半生食猪肉、野猪肉习惯的地区。流行因素包括：

1．粪便管理不当　猪带绦虫患者的粪便污染环境。

2．猪的饲养不当　如厕所和猪圈相通或敞放养猪，使猪有吃到患者粪便的机会而感染。

3．不良饮食习惯　生食或半生食含囊尾蚴的猪肉，是本病流行的重要因素。如广西、云南等少数民族地区居民有吃"生皮""剁生"的习俗，都可能造成感染。

4．刀具、砧板被囊尾蚴污染，或食物和饮用水源被虫卵污染，也可造成感染。

（六）防治原则

1．改变不良饮食习惯，注意饮食卫生，不食生的或未煮熟的猪肉，切生、熟食的砧板和刀具要分开，饭前便后要洗手。

2．加强粪便管理，改进养猪方法，提倡圈养，并加强猪肉的检疫。

3．及早治疗患者，槟榔南瓜子合剂可有效驱除成虫，排出带头节的完整虫体。吡喹酮、阿苯达唑对猪带绦虫病和囊虫病均有较好疗效。

三、肥胖带绦虫（*Taenia saginata*）

肥胖带绦虫又称牛带绦虫、牛肉绦虫或无钩绦虫。成虫寄生于人的小肠导致牛带绦虫病。要求重点掌握肥胖带绦虫的形态、生活史、致病、实验诊断，及链状带绦虫和肥胖带绦虫的异同点。

（一）形态特征

1．成虫

（1）体长 4～8m，由 1000～2000 节组成。

（2）头节呈方形，有 4 个吸盘，无顶突和小钩。

（3）成节中卵巢分左、右两叶。

（4）孕节的活动能力强，子宫侧支数为 15～30 支。

2．虫卵　与链状带绦虫卵相似，不易鉴别。

3．囊尾蚴　略小于猪囊尾蚴，凹陷于囊内的头节与成虫的头节相似。

（二）生活史要点

1．人是肥胖带绦虫唯一终宿主，成虫寄生于人的小肠。

2．牛是肥胖带绦虫的中间宿主，牛囊尾蚴主要寄生于牛的肌肉内，而不寄生于人体，故人不能作为中间宿主。

3．感染阶段为囊尾蚴，人误食囊尾蚴，在小肠内翻出头节，以吸盘固着于肠壁，2～3 个月发育为成虫。成虫寿命可达 20 年以上。

（三）致病特点

肥胖带绦虫成虫寄生于人的小肠，可引起消化道症状，如恶心、腹部不适、消化不良等。孕节可主动从肛门逸出，引起患者肛门及会阴部的不适和瘙痒。

（四）实验诊断

1．询问有无粪便排节片史和从肛门主动排出节片史。

2．检查从肛门逸出或粪便中的孕节，子宫侧支数在 15 支以上可确诊。

3．采用棉签拭子法或透明胶纸法查肛门周围的虫卵，因孕节从肛门逸出时受挤压或破裂，虫卵可黏附于肛周。

（五）流行与防治

本病主要在畜牧地区和以牛肉为主要肉食品的民族地区流行。造成本病流行主要因素有：

1．居民喜生食或半生食牛肉。

2．人粪便管理不当，虫卵污染牧草和水源。

3．牛的饲养不当或放牧，有吃到孕节或虫卵的机会。

4．治疗与猪带绦虫相同。

附：两种带绦虫成虫的主要区别

主要区别点	链状带绦虫	肥胖带绦虫
体长	2～4m	4～8m
节片	700～1000 片，节片薄，略透明	1000～2000 片，节片较肥厚
头节	圆球形，有顶突和两圈小钩	方形，无顶突和小钩
成节	卵巢分左右两叶及中央小叶	卵巢分左右两叶
孕节	子宫侧支为 7～13 支	子宫侧支为 15～30 支

四、亚洲带绦虫

亚洲带绦虫（*Taenia asiatica*）成虫寄生于人体小肠，引起肠绦虫病。过去人们一直认为寄生于人体的带属绦虫只有链状带绦虫和肥胖带绦虫。但在东亚、东南亚的某些山区和远海岛屿一直流行"牛带绦虫病"，其感染与食入猪肝有关。此后在亚洲的韩国、印度尼西亚、马来西亚、菲律宾、泰国等地相继有病例的报道。范秉真等（1986）根据形态观察称其为牛带绦虫新亚种亚洲无钩绦虫（*Taenia saginata asiatica*）。系统进化分析（Ito A，*et al*，2004），特别是线粒体 DNA（mtDNA）序列测定（Eom KS. 2006）证明此种绦虫是一新种，命名为亚洲带绦虫（*Taenia asiatica* sp.n）。

（一）形态特征

1. 成虫 为长带状，乳白色，体长 3～4m。链体由百余节到上千个节片组成。头节圆形或近方形，有顶突，无小钩，有 4 个吸盘。颈部明显膨大。成节中，滤泡状睾丸散布在节片的背面，约 1 000 个；卵巢分为左右两叶，大小不一，位于卵黄腺之前；卵黄腺位于节片的后缘。孕节大小为（1.0～2.0）cm×（0.5～1.0）cm，子宫主干有侧支 16～21 支，侧支上有更多的分支（57～99 支），孕节后缘常有突出物。

2. 囊尾蚴 椭圆或近圆形，乳白色，半透明，平均 2.5mm，明显小于牛囊尾蚴（6mm）。囊壁表面有疣状物。头节凹陷，直径约 1mm，有两圈小钩，内圈 12～17 个，外圈约 20 个。小钩常呈退化状态，豆点状，不易计数。

3. 虫卵 椭圆形，棕黄色，直径约 35μm，卵壳薄，卵含六钩蚴。虫卵无法与猪带绦虫卵或牛带绦虫卵相区别。

亚洲带绦虫与肥胖带绦虫的形态比较

	亚洲带绦虫	肥胖带绦虫
成虫节片数	260～1016	1000～2000
头节直径（μm）	1430～1760	935～1430
成节睾丸个数	630～1190	765～1059
孕节子宫分支	16～21 支，侧支可再分为 57～99 支	15～30 支较整齐
中间宿主	猪、野猪等	牛、其他牛科动物
发育时间（天）	28	60～75
囊尾蚴大小	（2.09～2.14）mm×（1.98～2.01）mm	（1.65～5.72）mm×（1.16～3.58）mm
头节小钩	有（2 圈）	无
中间宿主体内分布	猪肝	牛肌肉
发育成熟时间（周）	16	8～10
六钩蚴移行路径	主要通过肝门脉系统	肝门脉和淋巴系统

（二）生活史要点

1. 人是唯一的终宿主，适宜的中间宿主有猪、牛、羊等。

2. 成虫寄生于人的小肠，孕节或虫卵随粪便排出体外。

3. 中间宿主吞食了孕节或虫卵后，在其小肠孵出六钩蚴，六钩蚴钻入肠壁，随血流至全身，幼虫主要进入中间宿主的内脏，主要为肝，发育成囊尾蚴。发育期约需 4 周。

4．感染阶段为囊尾蚴，由于生食或半生食中间宿主的肝而受染。从食入囊尾蚴到成虫排出孕节约需 4 个月。

（三）致病特点

1．部分感染者可无症状，多数表现为消化道症状和精神症状。

2．最常见的症状是孕节主动自肛门逸出或粪便中排出节片。

3．肠道刺激症多发，可有肛门瘙痒、腹泻、饥饿性腹痛、恶心、呕吐等；有时可出现食欲缺乏或亢进。

（四）实验诊断

1．发现排出的孕节或在粪便中查获孕节或虫卵，与肥胖带绦虫鉴别后，即可确诊。

2．来自流行区、有生食猪肝或牛肝等病史，有助于诊断和与肥胖带绦虫鉴别。

3．免疫学检查　常用主要方法包括 ELISA 法、谷胱甘肽转移酶。

（五）流行与防治

1．主要分布于东南亚，韩国、泰国、缅甸、印度尼西亚、菲律宾及马来西亚、日本等国家。我国台湾及云南、贵州和广西有病例报告。

2．人是亚洲带绦虫的终宿主及传染源，亚洲带绦虫的流行与生食猪肝、牛肝的习俗有密切关系。

3．适宜中间宿主为猪（野猪）、牛、羊、猴等。

4．加强卫生宣传工作，不吃生的或未熟的家畜和野生动物内脏是最有效的预防措施。加强肉类检疫，防止病畜内脏进入市场。

5．治疗同肥胖带绦虫，其中吡喹酮疗效最好，也可用槟榔、南瓜子、氯硝柳胺、驱绦胶囊。槟榔和南瓜子的用法同猪带绦虫的治疗。

五、细粒棘球绦虫（*Echinococcus granulosus*）

成虫寄生于犬、狼等肉食动物小肠内，幼虫寄生于牛、马、羊等动物和人的器官组织中，引起棘球蚴病（echinococcosis）或称包虫病，危害严重。重点应掌握其棘球蚴形态、生活史要点、致病特点、主要实验诊断和防治原则。

（一）形态特征

1．成虫

（1）长 2～7mm，由头节、颈部及链体组成。

（2）头节呈梨形，具有顶突和 4 个吸盘，可伸缩的顶突上有顶突腺和两圈小钩。

（3）链体包括幼节、成节、孕节各一节。成节有雌雄生殖器官各一套，孕节被子宫占据，含有 200～800 个虫卵。

2．棘球蚴（hydatid cyst）

（1）形态：圆形或近圆形的囊状体，由囊壁及囊内含物组成。

（2）囊壁分为两层：外层为角皮层（laminated layer），内层为胚层（生发层 germinal layer），胚层可不断长出原头蚴和生发囊。

（3）囊内含物：包括生发囊（育囊）、原头蚴（protoscolex）、子囊（daughter cyst）、孙囊（granddaughter cyst）、囊液（棘球蚴液 hydatid fluid）。悬浮于囊液中的原头蚴、生发囊、子囊及脱落的生发层碎片统称为棘球蚴砂或囊砂（hydatid sand）。

（4）大小：因寄生时间的长短、寄生部位和宿主的不同而异。

3．原头蚴　圆形或近圆形，大小为170μm×122μm，无色微透明，头节结构与成虫相同，顶突和吸盘凹陷，但无顶突腺。

4．虫卵　与带绦虫虫卵相似。

（二）生活史要点

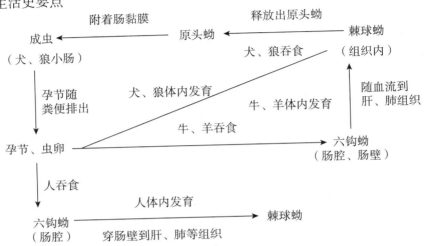

1．终宿主　犬、狼等肉食动物。孕节和虫卵随终宿主粪便排出体外，污染水源、牧草及周围环境。

2．中间宿主　人及牛、羊、马、骆驼等草食动物。中间宿主误食或误饮入孕节或虫卵污染的水、食物、牧草而经口感染，六钩蚴在小肠内孵出，并钻入肠壁血管，随血液循环至肝、肺及其他组织，约经5个月，发育为棘球蚴。

3．感染阶段　虫卵，人体感染除饮食外，常由于与犬、羊等动物接触，其皮毛上的虫卵污染手，经口感染。

（三）致病要点

棘球蚴寄生在人体引起棘球蚴病，又称包生绦虫病，此病对人体危害较为严重，其严重程度取决于棘球蚴的大小、数量、寄生的部位及寄生时间的长短。

1．棘球蚴在人体生长速度较慢，常在儿童时期被感染，到成年才出现症状，可存活40年以上。

2．棘球蚴寄生在人体的主要部位有肝（右叶多见）、肺、腹腔、脑、胸腔等多种器官组织。

3．棘球蚴对人体的危害为重点、难点内容，应从以下三个方面加以分析：

（1）机械性损害：由于棘球蚴的不断生长，压迫周围组织、器官，造成组织和器官萎缩、坏死，引起机械性压迫症状。

（2）超敏反应：棘球蚴内含物有很强的过敏原性，如囊壁破裂，大量囊液溢出，可发生超敏反应，甚至诱发过敏性休克，严重时可造成死亡。

（3）继发性棘球蚴感染：棘球蚴破裂，囊液溢出，原头蚴、生发囊及子囊可侵犯其他组织、器官，发育为新的棘球蚴，造成继发性感染。

（四）实验诊断

棘球蚴病由于不能直接取病原体进行检查，因此应从询问病史、物理检查、免疫学检查等方面综合分析进行诊断。

1．询问病史　了解患者是否来自流行区，有无与犬、羊等动物的密切接触史，为诊断提供参考。

2．影像学诊断　X 线、B 超、CT 及同位素扫描，有助于诊断与定位。

3．免疫学诊断　是重要的辅助诊断方法，常用的有酶联免疫吸附试验、间接血凝试验等。

4．确诊应以手术取出棘球蚴为依据。

5．一般禁忌穿刺检查，一旦囊内容物漏出，则可产生严重的超敏反应和继发性感染。但近年来研究和临床病例报告，穿刺检查适于棘球蚴的病原诊断和治疗。但需在影像学检查准确定位下细心操作，严防棘球蚴内容物外溢。

（五）流行特点

我国棘球蚴病主要分布于西部、北部的广大牧区。

1．传染源　有成虫寄生的犬、狼等食肉动物。

2．传播途径　虫卵经口进入人体。

3．人的感染　是由于接触犬、剪羊毛、挤羊奶和加工羊皮毛等过程中误食虫卵造成的；或者由于摄入被虫卵污染的食物、饮用水所致。

（六）防治要点

1．治疗患者

（1）手术摘除治疗，为根治本病的首选方法。

（2）对早期的小棘球蚴，可使用药物治疗，常用的药物有阿苯达唑、吡喹酮等。

2．对家犬、牧犬应定期进行药物驱虫，以消灭传染源。

3．病畜内脏应焚烧、深埋，严防被犬、狼食入。

4．在流行区加强卫生宣传，注意个人饮食和饮水卫生。

六、多房棘球绦虫（*Echinococcus multilocularis*）

多房棘球绦虫的多房棘球蚴（alveolar hydatid）寄生在人体，引起多房性包虫病（multilocular hydatid disease），又称泡棘蚴病（alveococcosis）。主要掌握多房棘球绦虫与细粒棘球绦虫的异同点。

（一）形态特征

1．成虫　多房棘球绦虫成虫和细粒棘球绦虫成虫的形态结构相似，但虫体较小，链体有 4～5 个节片。

2．多房棘球蚴（泡球蚴）（multilocular hydatid cyst）　无完整的囊状结构，为囊泡状团块，淡黄色或灰白色。常由无数圆形或椭圆形的微小囊泡相互连接、聚集而成。囊泡内有胶状物和原头蚴。整个囊泡与周围组织间没有纤维性膜形成的界限，囊泡以外生性出芽生殖，向周围组织浸润，产生新囊泡，形成囊泡群。

3．虫卵　与带绦虫卵相似。

（二）生活史要点

1．感染阶段　虫卵，经口侵入。

2．终宿主　狐狸、犬、狼等动物。因吞食含泡球蚴的中间宿主或其脏器而感染，在终宿主体内由原头蚴发育为成虫约需 45 天。

3．中间宿主　田鼠、仓鼠等嗜齿类动物。因觅食终宿主粪便而感染。

4．人因误食虫卵而感染，但人为非适宜中间宿主，故人体寄生的囊泡内含有胶状物，无原头蚴或很少。

（三）致病要点

1．人误食虫卵后，虫卵可在人体内发育为多房棘球蚴，引起多房棘球蚴病，又称泡球蚴病。

2．泡球蚴的致病作用包括直接侵蚀、毒性作用和机械压迫三个方面。人泡球蚴病通常比细粒棘球蚴病更严重。由于泡球蚴囊壁的角皮层薄而不完整，可通过浸润、淋巴转移、血行扩散侵犯组织，造成弥漫性器官及组织坏死，犹如恶性肿瘤。

3．该病主要好发部位是肝，其次是肺、脑等部位。

（四）实验诊断要点

泡球蚴病的综合诊断方法与棘球蚴病相同。但应注意与肝硬化、肝癌、肝海绵状血管瘤相鉴别。

（五）流行特点及防治要点

在我国该病的分布与棘球蚴病相似，防治方法与棘球蚴病基本相同。消灭狐、野犬和野鼠，是根除传染源和消灭中间宿主的主要措施。

两种棘球绦虫的主要区别

主要区别点	细粒棘球绦虫	多房棘球绦虫
成虫		
体长	2～7mm	1.2～3.7mm
节片数	3～4节	4～5节
头节小钩	28～46个	14～34个
生殖孔	在节片一侧、中部或偏后	在节片一侧、中部偏前
孕节子宫	有侧囊	无侧囊
幼虫		
囊的特征	单房性	多房性
内容物	囊液、棘球蚴砂	胶状物、原头蚴
囊内原头蚴	大量	可有（人体感染时无原头蚴）
生活史		
主要中间宿主	羊、牛、骆驼、猪、人	田鼠、仓鼠，人是非适宜中间宿主
主要终宿主	犬、狼等	狐、犬、狼等

三种常见绦虫的主要区别

区别点	链状带绦虫	肥胖带绦虫	细粒棘球绦虫
成虫体长	2～4m	4～8m	2～7mm
节片数	700～1000个	1000～2000个	4个
头节	球形，有顶突、小钩	方形，无顶突、小钩	梨形，有顶突、小钩
孕节子宫	侧支数为7～13支	侧支数为15～30支	无侧支，有侧囊
虫卵	胚膜内有六钩蚴	同链状带绦虫卵	同链状带绦虫卵
幼虫	囊尾蚴	囊尾蚴	棘球蚴

区别点	链状带绦虫	肥胖带绦虫	细粒棘球绦虫
成虫寄生	小肠	小肠	小肠
幼虫寄生	组织	组织	组织
感染阶段	虫卵、囊尾蚴	囊尾蚴	虫卵
感染方式	（1）虫卵：异体感染、自体外感染、自体内感染 （2）囊尾蚴：生食猪肉	生食牛肉	误食虫卵
终宿主	人	人	犬科动物
中间宿主	猪、人	牛	人、牛、羊、骆驼等
致病性	（1）成虫：链状带绦虫病 （2）幼虫：囊尾蚴病（囊虫病），危害最大	成虫：肥胖带绦虫病	幼虫：包虫病
实验诊断	（1）链状带绦虫病：粪便中检查虫卵、孕节 （2）囊尾蚴病：免疫学方法，结合 CT 等，也可摘除皮下结节压片检查囊尾蚴	粪便中检查虫卵、孕节	免疫学方法，影像学诊断，必要时穿刺检查
流行	世界性分布，我国散在分布，地方性流行。流行因素包括：①传染源（患者、带虫者）存在；②粪便污染环境；③猪散养；④猪肉检疫不严格；⑤误食虫卵，生食猪肉	分布同链状带绦虫。流行因素包括：①传染源（患者、带虫者）存在；②粪便污染环境；③牛肉检疫不严格；④生食牛肉	分布世界各地牧区。流行因素包括：①传染源（犬科动物）存在；②卫生习惯不良，误食虫卵

七、曼氏迭宫绦虫（*Spirometra mansoni*）

曼氏迭宫绦虫又称孟氏裂头绦虫，是假叶目绦虫的代表虫种。应重点掌握裂头蚴形态、生活史要点、致病特点、实验诊断和防治原则。

（一）形态特征

1．成虫

（1）成虫体长 60～100cm，宽 0.5～0.6 cm。

（2）头节细小指状，背腹各有一纵行的吸槽。

（3）链体约有 1000 节，一般为宽度大于长度，仅末端的节片长宽相近。成节与孕节结构基本相似，每一节片内都有发育成熟的雌雄生殖器官各一套。

（4）睾丸呈小泡状，散布于实质中。

（5）卵巢分 2 叶，子宫呈螺旋状盘曲，紧密重叠。

（6）节片中部有雄生殖孔、雌生殖孔（阴道口）和子宫孔。

2．虫卵

（1）椭圆、似橄榄形，两端较尖，大小为（52～76）μm×（31～44）μm，浅灰黄色。

（2）卵壳较薄，有卵盖，但不明显。

（3）卵内有一个卵细胞和多个卵黄细胞。

3．裂头蚴（plerocercoid）

（1）虫体窄长，长带状，约300mm×0.7mm。个体间长度差异很大。

（2）头端膨大，头节的形态结构与成虫相似。

（3）虫体不分节，但有不规则的横纹。后端多呈钝圆形，活时有很强的伸缩能力。

（二）生活史要点

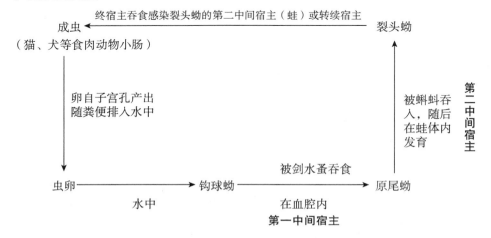

1．终宿主　猫、犬、虎、豹、狐等食肉动物，人偶可感染，成虫寄生在终宿主小肠内。终宿主食入含裂头蚴的第二中间宿主或转续宿主，裂头蚴在小肠内发育为成虫，三周后在粪便中可见到虫卵。

2．第一中间宿主　剑水蚤。虫卵入水，孵出钩球蚴，钩球蚴被剑水蚤吞食穿过肠壁入血腔，发育为原尾蚴。

3．第二中间宿主　蝌蚪（蛙）。蝌蚪食入含原尾蚴的剑水蚤，在其体内发育为裂头蚴。裂头蚴收缩和移动能力很强，当蝌蚪发育为蛙时，裂头蚴常迁移到腿部肌肉内寄生，或游走于皮下。

4．转续宿主　蛇、鸟类或猪等，当转续宿主捕食蛙后，裂头蚴穿过肠壁，进入腹腔，并可移行至肌肉、皮下等处，裂头蚴在转续宿主体内不能发育为成虫，滞育于裂头蚴阶段。

5．人体感染裂头蚴的途径或方式是经口或皮肤。人可因以蛙肉敷贴炎症患处，裂头蚴经皮肤、黏膜侵入人体，或误食含有裂头蚴的蛙、蛇、鸟、猪等动物肉，引起裂头蚴感染。人也可因喝生水或游泳时误吞含原尾蚴的剑水蚤，原尾蚴可穿过肠壁侵入腹腔，发育为裂头蚴；原尾蚴也可直接经皮肤或眼结膜侵入人体。

6．曼氏迭宫绦虫对人体感染阶段为原头蚴和裂头蚴。人可作为第二中间宿主、转续宿主和终宿主。

（三）致病特点

1．成虫极少寄生于人体，对人的致病较轻。可因机械和化学刺激引起腹部不适、微痛，恶心，呕吐等轻微症状。

2．裂头蚴寄生人体并在人体内移行，引起曼氏裂头蚴病，危害较大。对人体致病的严重程度因裂头蚴移行和寄生部位而异。

3．裂头蚴可侵入人体各部位，以眼部、口腔、颌面部、皮下及腹腔为常见。裂头蚴多在表皮、黏膜或浅表肌肉内形成嗜酸性肉芽肿囊包，囊包内可有裂头蚴一至十余条，周围组织坏死。

4．裂头蚴病根据临床表现可归纳为以下五型：①眼裂头蚴病，②口腔颌面部裂头蚴病，③皮下裂头蚴病，④脑裂头蚴病，⑤内脏裂头蚴病。

（四）实验诊断要点

1．询问病史有助于诊断。

2．裂头蚴病 从病变处取虫体鉴定或切片病理检查，检出裂头蚴即可确诊。辅助诊断方法多以影像学检查和免疫学诊断。

3．成虫感染者 粪检虫卵以确诊。

（五）流行特点

1．曼氏迭宫绦虫成虫寄生者较少见，但国内裂头蚴病的病例报道较多，分布较广。人体感染与饮食和风俗习惯关系密切。

2．感染途径 有两种，即裂头蚴或原尾蚴经皮肤或黏膜侵入和误食裂头蚴或原尾蚴。

3．感染方式 ①局部贴敷生蛙肉，②吞食生的或未煮熟的蛙、蛇、猪肉，③误食感染性剑水蚤，④原尾蚴直接经皮肤、眼结膜侵入人体。

（六）防治要点

1．卫生宣教 不用蛙肉敷贴伤口，不食生的或未煮熟的蛙肉、蛇肉，不饮生水。

2．裂头蚴患者可用手术摘除虫体治疗，成虫感染者可用阿苯达唑或吡喹酮驱虫。

八、微小膜壳绦虫（*Hymenolepis mana*）

微小膜壳绦虫可作为一般了解内容。该虫又称短膜壳绦虫。

（一）形态特征

1．成虫

（1）带状小型绦虫，长（5～80）mm，宽（0.5～1）mm。链体由 200～300 个节片组成，最多可达 1000 节，全部节片呈宽扁形。

（2）头节微小，呈球形，有 4 个吸盘，在可收缩的顶突上有一圈小钩。

（3）成节具雌、雄生殖器官各一套。

（4）孕节呈袋状，被充满虫卵的子宫所占据。

2．虫卵

（1）圆形或椭圆形，无色透明，大小（48～60）μm×（36～48）μm。

（2）卵壳极薄，卵壳与胚膜之间有较大间隙，充满半透明液体，胚膜两端各有 4～8 根丝状物（极丝）伸入间隙中。

（3）卵内有 1 个六钩蚴。

（二）生活史特点

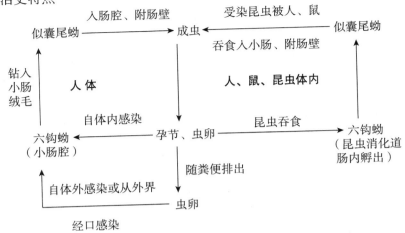

1. 终宿主为人、鼠类动物；中间宿主为人，以及蚤幼虫、面粉甲虫和赤拟谷盗等昆虫。既可不经过中间宿主完成生活史，也可经过中间宿主（某些节肢动物）发育、传播。人可同时作为其终宿主和中间宿主，并可在同一个人体内完成其生活史。

2. 生活史有三个类型

（1）虫卵直接感染：虫卵被人、鼠吞食，在小肠内孵出六钩蚴，六钩蚴钻入肠绒毛内，发育为似囊尾蚴，返回肠腔，发育为成虫，卵和脱落的孕节随粪便排出体外。

（2）经中间宿主传播：虫卵被中间宿主蚤类幼虫、面粉甲虫等节肢动物吞食，六钩蚴在其消化道内孵出，进入体腔发育为似囊尾蚴，终宿主吞食含似囊尾蚴的媒介昆虫而感染。似囊尾蚴在小肠内伸出头节，吸附在肠壁上，发育为成虫。

（3）自体内重复感染：体内成虫排出虫卵就在小肠内发育为成虫，即小肠中寄生的成虫脱落孕节，释放出的虫卵孵出六钩蚴，进入肠绒毛，发育为似囊尾蚴，再返回肠腔，发育为成虫。即在同一宿主体内完成整个生活史，可造成自体内大量重复感染。

3. 微小膜壳绦虫的生活史既有土源性蠕虫的特点，又有生物源性蠕虫的特点。其感染阶段为虫卵或似囊尾蚴，经口感染。中间宿主为蚤类等节肢动物；成虫寄生在人或鼠的小肠中。

4. 在人体内从吞食虫卵到发育至成虫产卵需 2 ~ 4 周，成虫寿命约数周。

（三）致病特点

1. 致病作用主要是由成虫的头节和体表微毛对宿主肠壁造成的机械性损伤和虫体的毒性分泌物所致。轻者无明显症状，呈带虫状态；重者可出现胃肠道和神经系统症状。

2. 当机体免疫力低下时，可在自体内异常繁殖，使病情复杂化，甚可导致死亡。因此，在临床使用免疫抑制剂治疗前，应排除微小膜壳绦虫的感染。

（四）实验诊断要点

从患者粪便中检查虫卵。饱和盐水浮聚法或水洗沉淀法可增加检出虫卵的概率。

（五）流行特点

1. 微小膜壳绦虫呈全世界性分布，国内各地的感染率一般较低，儿童感染率较高。

2. 传染源为有成虫寄生的人或鼠，中间宿主主要为蚤类幼虫、面粉甲虫和赤拟谷盗等节肢动物。

3．本虫在人与人、鼠与鼠、人与鼠间传播。人的感染主要是由于虫卵污染食物、水源、手指等，经口感染，也可误食有似囊尾蚴的中间宿主而感染。

（六）防治要点

1．治疗患者，防止传播和自身感染。驱虫可用槟榔加南瓜子、吡喹酮、阿苯达唑等药物。

2．注意环境卫生和个人卫生、饮食卫生，

3．消灭鼠类。

4．加强营养，提高免疫力。

九、其他绦虫

三种其他绦虫的主要区别

区别点	缩小膜壳绦虫 （ Hymenolepis diminuta ）	阔节裂头绦虫 （ Diphyllobothrium latum ）	犬复孔绦虫 （ Dipylidium caninum ）
成虫体长	200 ～ 600mm	3 ～ 10 m	10 ～ 15cm
节片数	800 ～ 1000 个	3000 ～ 4000 个	200 个
头节	球形，顶突凹入无小钩	细小匙形，具吸槽	球形，顶突可伸缩具小钩
孕节子宫	囊状，边缘不整齐	子宫盘曲呈玫瑰花状	网状，内含数个储卵囊
虫卵	胚膜两端无丝状物，有六钩蚴	有卵盖，一端有小棘	圆球形，内含六钩蚴
幼虫	似囊尾蚴	原尾蚴、裂头蚴	似囊尾蚴
成虫寄生	小肠	小肠	小肠
幼虫寄生	裂头蚴偶寄生人体组织		
感染阶段	似囊尾蚴	裂头蚴	似囊尾蚴
感染方式	误食含似囊尾蚴昆虫	生食含活幼虫鱼类等	与犬猫接触、误食病蚤
终宿主	鼠、人（非适宜宿主）	人、犬、猫、猪等	犬、猫
中间宿主	蚤、甲虫、蜚蠊等昆虫	剑水蚤、鱼类	蚤类
致病性	同微小膜壳绦虫病	成虫主要致病阶段	成虫致病
实验诊断	同微小膜壳绦虫病 粪检虫卵、孕节	检获虫卵、孕节可确诊	检获虫卵、孕节可确诊
流行	①散布于美洲、欧洲、亚洲、非洲和大洋洲等地 ②国内：24 个省（自治区）散发，江苏、河南最多	①分布于欧洲、北美和亚洲，以俄罗斯患者居多 ②国内：东北、台湾地区	①呈世界性分布，犬、猫感染率高，患者多为婴幼儿和与犬、猫密切接触者 ②国内：散发
预防	①查治患者、灭鼠，控制传染源 ②灭仓库害虫、管粪管水，切断传播途径 ③加强卫生健教，保护易感人群	①加强健康教育，不食生鱼 ②不以生鱼喂养狗、猫 ③治疗同猪带绦虫	①卫生喂养犬、猫，进行驱绦，同时灭蚤 ②避免接触病犬、病猫

试 题

一、名词解释

1．strobilus
2．gravid proglottid
3．cysticercus
4．cysticercoid
5．hydatid cyst
6．onchosphere
7．protoscolex
8．hydatid sand
9．brood capsule
10．alveolar hydatid cyst
11．plerocercoid
12．metacestode
13．cysticercus disease
14．secondary echinococcus infection

二、填空题

1．寄生于人体的 30 余种绦虫主要分属于多节绦虫亚纲的_____目和_____目。

2．绦虫成虫分_____、_____和_____ 3 部分。链体的节片分为_____、_____、_____。

3．肥胖带绦虫头节呈_____形，其上有_____；其孕节的子宫分支每侧为_____支。

4．人误食_____而患猪带绦虫病，误食_____患囊虫病。

5．人体感染囊虫病的方式有_____、_____、_____。

6．皮下型囊虫病的病原学诊断方法为_____。

7．牛带绦虫病的诊断因其孕节可从_____逸出，故用_____法查虫卵。

8．细粒棘球绦虫的成虫是一种小型绦虫，由_____、颈部及_____组成，其_____中包括幼节、成节、孕节各一节。

9．棘球蚴为圆形或近圆形的囊状体，由_____和囊内含物组成。其中_____分为两层，外层为_____，内层为_____。

10．细粒棘球绦虫虫卵与带绦虫虫卵的结构_____，_____很薄，易破裂，_____很厚，其上有放射状的条纹，其内_____具有六个小钩。

11．细粒棘球绦虫成虫寄生在_____类动物的体内，幼虫可寄生于人和_____类动物的体内，造成人体感染的感染阶段是_____。

12．细粒棘球绦虫的原头蚴在终宿主体内可发育为_____，在中间宿主体内可形成_____。

13．棘球蚴病在我国主要分布于西部、北部的广大_____，传染源是有_____寄生的犬等食肉动物。

14．棘球蚴的大小可因寄生的_____、_____和_____而异。它在宿主体内破裂后，可引起宿主_____反应。其中原头蚴、生发囊及子囊进入腹腔，可发育为_____。

15．_____的囊内含物包括生发囊、原头蚴、子囊、囊液，其中_____的结构与母囊相同。

16．棘球蚴对人体的危害程度取决于其_____、_____及_____，通过

_____、_____和_____致病。

17．在棘球蚴病流行的牧区，犬的体表各部都可能沾有_____，人与犬接触密切时，因误食_____可使人感染。

18．多房棘球蚴与周围组织间没有纤维组织_____。

19．多房棘球绦虫的_____是狐、犬等食肉动物，_____是田鼠、仓鼠等啮齿类动物。

20．人是多房棘球绦虫的非适宜中间宿主，人体寄生的囊泡内_____数量很少。

21．多房棘球蚴病的主要寄生部位是_____、肺、脑等部位。

22．脑囊虫病的三大主要症状为_____、_____和_____。

23．微小膜壳绦虫是唯一不需要_____就完成生活史的绦虫。

24．人体小肠内微小膜壳绦虫的_____在肠腔内就可孵出六钩蚴，进入肠绒毛发育成_____，返回肠道发育为成虫，造成自体内_____。

25．微小膜壳绦虫对人体的主要致病阶段是_____。

26．检查患者粪便中的_____，是确诊微小膜壳绦虫感染的依据。

27．微小膜壳绦虫的_____污染食物、手指，_____进入人体。

28．蚤类、粮仓中的甲虫等昆虫，可传播_____、_____绦虫病。

29．似囊尾蚴寄生在人体的_____部位，寄生在节肢动物的_____部位。人误食似囊尾蚴可使人体患_____、_____、_____、_____、_____。

30．曼氏迭宫绦虫的成虫头节呈_____，背腹面各有一纵行的_____。

31．曼氏迭宫绦虫的第一中间宿主是_____，第二中间宿主是_____。

32．在曼氏迭宫绦虫的生活史中，猫、犬等食肉动物是_____，蛇、鸟、猪等脊椎动物可作_____。

33．人可成为曼氏迭宫绦虫的_____宿主、_____宿主，甚至_____宿主。

34．人体感染曼氏迭宫绦虫裂头蚴可引起_____，成虫寄生，可引起_____。

35．曼氏迭宫绦虫幼虫对人体的危害比成虫的危害_____。

36．裂头蚴可侵入人体的眼部，造成_____。

37．裂头蚴的感染与_____和_____习惯有密切关系。

38．人可作为缩小膜壳绦虫的_____宿主。

39．克氏假裸头绦虫对人的感染阶段为_____，在人体_____部位发育为成虫。

40．人感染犬复孔绦虫是由于与_____、_____密切接触，误食了_____而感染。

41．西里伯瑞列绦虫的中间宿主为_____，以_____地区多见。

42．阔节裂头绦虫的中间宿主为_____和_____。

43．人为阔节裂头绦虫的_____宿主，感染阶段为_____。

44．灭鼠可预防_____、_____和_____绦虫病。

45．常见能引起肝部病变的绦虫幼虫有_____，常见能引起脑部病变的绦虫幼虫有_____，常见能引起眼部病变的绦虫幼虫有_____和_____。

46．虫卵内含六钩蚴的带绦虫有_____、_____、_____。

三、选择题

（一）A 型题

1. Which cestode after infected can cause tapeworm anemia ?
    A. *Taenia solium*
    B. *Taenia saginata*
    C. *Spirometra mansoni*
    D. *Hymenolepis nana*
    E. *Diphyllobothrium latum*

2. Which parasitic disease can cause the epilepsy typical symptom as follows ?
    A. enterobiasis
    B. filariais
    C. cysticercosis
    D. taeniasis
    E. ascariasis

3. Which parasite was infected by eating fish which hasn't been cooked ?
    A. *Hymenolepis nana*
    B. *Taenia solium*
    C. *Diphyllobothrium latum*
    D. *Echinococcus grannlosus*
    E. *Spirometra mansoni*

4. Which parasite as follows was infected by eating pork which hasn't been cooked ?
    A. *Ascaris lumbericoides*
    B. filaria
    C. *Trichuris trichiura*
    D. *Taenia solium*
    E. hookworm

5. Which parasite as follows was infected by eating mistake food which has been contaminated by dog feces ?
    A. *Hymenolepis nana*
    B. *Taenia saginata*
    C. *Echinococcus grannlosus*
    D. *Taenia solium*
    E. *Spirometra mansoni*

6. Which cestode needs two intermediate hosts to finish its life cycle ?
    A. *Taenia solium*
    B. *Hymenolepis nana*
    C. *Echinococcus grannlosus*
    D. *Spirometra mansoni*
    E. *Dipylidium caninum*

7. People are paratenic host after infected with tapeworm as follows ?
    A. *Echinococcus multilocularis*
    B. *Taenia solium*
    C. *Dipylidium caninum*
    D. *Hymenolepis nana*
    E. *Spirometra mansoni*

8. People aren't intermediate host after infected with tapeworm as follows ?
    A. *Spirometra mansoni*
    B. *Taenia solium*
    C. *Taenia saginata*
    D. *Hymenolepis nana*
    E. *Echinococcus grannlosus*

9. Pig are paratenic host after infecting tapeworm as follows ?
    A. *Spirometra mansoni*
    B. *Hymenolepis nana*
    C. *Dipylidium caninum*
    D. *Taenia solium*
    E. *Taenia saginata*

10. Which parasite as follows is that people are both intermediate host and definitive host ?
    A. *Taenia solium*
    B. *Taenia saginata*
    C. *Clonorchis sinensis*
    D. *Fasciolopsis buski*
    E. *Schistosoma japonicum*

11. Which worm can finish its life cycle in human body ?

A．*Taenia saginata*

B．*Taenia solium*

C．*Hymenolepis nana*

D．filaria

E．*Trichinella spiralis*

12．虫卵不是感染阶段的绦虫是

A．链状带绦虫

B．细粒棘球绦虫

C．曼氏迭宫绦虫

D．微小膜壳绦虫

E．多房棘球绦虫

13．卵和幼虫均可感染人体的寄生虫为

A．旋毛形线虫

B．链状带绦虫

C．蠕形住肠线虫

D．钩虫

E．肥胖带绦虫

14．引起皮下包块的寄生虫是

A．华支睾吸虫成虫

B．链状带绦虫成虫

C．肥胖带绦虫囊尾蚴

D．链状带绦虫囊尾蚴

E．肥胖带绦虫成虫

15．引起人眼部病变的寄生虫为

A．华支睾吸虫成虫

B．链状带绦虫成虫

C．布氏姜片吸虫成虫

D．肥胖带绦虫成虫

E．链状带绦虫囊尾蚴

16．成虫寄生于人体小肠，幼虫寄生于人体组织中的寄生虫是

A．毛首鞭形线虫

B．卫氏并殖吸虫

C．细粒棘球绦虫

D．肥胖带绦虫

E．链状带绦虫

17．成虫不在人体内寄生的寄生虫是

A．细粒棘球绦虫

B．链状带绦虫

C．肥胖带绦虫

D．卫氏并殖吸虫

E．旋毛形线虫

18．属于假叶目的绦虫有

A．曼氏迭宫绦虫

B．肥胖带绦虫

C．链状带绦虫

D．细粒棘球绦虫

E．多房棘球绦虫

19．下列所有绦虫的虫卵均相似，除外

A．细粒棘球绦虫

B．链状带绦虫

C．多房棘球绦虫

D．肥胖带绦虫

E．微小膜壳绦虫

20．The ovary dividing two branches in mature proglottid of cestode is

A．*Taenia solium*

B．*Taenia saginata*

C．*Echinococcus multilocularis*

D．*Echinococcus granulosus*

E．*Hymenolepis nana*

21．具有卵盖的绦虫卵是

A．链状带绦虫

B．细粒棘球绦虫

C．犬复孔绦虫

D．曼氏迭宫绦虫

E．微小膜壳绦虫

22．关于绦虫形态的描述，错误的是

A．虫体背腹扁平

B．雌雄异体

C．虫体分节

D．头节上有吸盘或吸槽等固着器官

E．无消化道

23．下列绦虫均可通过孕节或虫卵检查诊断，除外

A．曼氏迭宫绦虫

B．细粒棘球绦虫

C．微小膜壳绦虫

D．链状带绦虫

E．肥胖带绦虫

24．Which worm is by autoinfection ?

    A． *Ascaris lumbricoides*

    B． *Taenia saginata*

    C． *Trichinella spiralis*

    D． *Taenia solium*

    E． *Paragonimus westermani*

25．Which stage of *Spirometra mansoni* can easily invade human body ?

    A． infective egg

    B． egg and plerocercoid

    C． cysticercus

    D． procercoid and plerocercoid

    E． egg and procercoid

26．Which stage is major causative agent to people with *Spirometra mansoni* ?

    A． plerocercoid

    B． hydatid cyst

    C． egg

    D． cysticercus

    E． procercoid

27．预防链状带绦虫感染的关键是

    A．改进养猪方法

    B．治疗患者

    C．改进不良的饮食习惯，注意饮食卫生

    D．加强肉类检疫

    E．加强粪便管理

28．The difinitive host of *Taenia saginata* is

    A． sheep

    B． camel

    C． people

    D． cow

    E． pig

29．链状带绦虫比肥胖带绦虫对人体危害大是因为

    A．链状带绦虫的毒性作用大

    B．链状带绦虫头节上有小钩和顶突

    C．链状带绦虫寄生数量多

    D．链状带绦虫的囊尾蚴寄生于人体

    E．六钩蚴穿过组织时的破坏作用

30．Which of following larvae is the infective period of *Taenia solium* ?

    A． cysticercus bovis

    B． cysticercus cellulosae

    C． cysticercoid

    D． cercaria

    E． hydatid cyst

31．链状带绦虫对人体的最严重危害是

    A．小钩和吸盘对肠壁的刺激

    B．六钩蚴穿过组织时的破坏作用

    C．虫体代谢产物对宿主的毒害

    D．成虫吸收大量的营养物质

    E．囊尾蚴寄生在组织器官因机械压迫或化学刺激所造成

32．Which host is pig with *Taenia solium* ?

    A． reservoir host

    B． difinitive host

    C． intermediate host

    D． paratenic host

    E． intermediate host and difinitive host

33．链状带绦虫病确诊的依据是

    A．在粪便中查到虫卵

    B．患者血清中查见抗绦虫抗体

    C．皮下触及囊虫结节

    D．粪便中发现孕节

    E．肛门拭子法查见虫卵

34．关于链状带绦虫成虫的描述，正确的是

    A．虫体乳白色，长 4 ～ 8m

    B．孕节的子宫侧支数为 7 ～ 13 支

    C．头节呈方形，有吸盘、顶突

    D．成节卵巢分左、右两叶

    E．虫体由 1000 ～ 2000 节组成

35．链状带绦虫的卵内含有

    A．尾蚴

B．六钩蚴

C．卷曲幼虫

D．毛蚴

E．钩球蚴

36．Which tapeworm was infected when people ate by mistake the beef with cysticercus ?

A．*Echinococcus granulosus*

B．*Hymenolepis nana*

C．*Taenia solium*

D．*Spirometra mansoni*

E．*Taenia saginata*

37．What was eaten by mistake can cause cysticercosis ?

A．*Taenia solium* egg

B．pork with cysticercus

C．*Echinococcus grannlosus* egg

D．*Hymenolepis nana* egg

E．beef with cysticercus

38．细粒棘球绦虫的终宿主为

A．羊、牛等食草动物类

B．犬、狼和豺等食肉类

C．马、袋鼠等动物

D．骆驼、鹿等偶蹄类

E．灵长类或人

39．棘球蚴病的确诊依据是

A．手术取出棘球蚴或检获棘球蚴碎片

B．CT 检查

C．X 线或 B 超

D．血清学检查强阳性

E．询问病史了解患者是否来自流行区

40．Infection stage of *Echinococcus grannlosus* is

A．hydatid cyst

B．onchosphere

C．adult

D．cysticercus

E．egg

41．细粒棘球绦虫的感染方式是

A．经皮肤

B．经输血

C．经媒介昆虫

D．经接触

E．经口

42．Causative stage of *Echinococcus grannlosus* is

A．plerocercoid

B．protoscolex

C．egg

D．hydatid cyst

E．onchosphere

43．Intermediate host of *Echinococcus grannlosus* is

A．cat

B．fish and shrimp

C．bird

D．dog

E．people、sheep、cow

44．棘球蚴病诊断性和治疗性穿刺时应注意严防棘球液外溢，其理由是容易引起

A．出血、感染

B．感染、继发性棘球蚴病

C．发热、黄疸

D．过敏性休克、继发性棘球蚴病

E．过敏性休克、出血

45．Where is usually hydatid cyst stationary parasitism in human body ?

A．spleen

B．lung

C．liver

D．abdominal cavity

E．brain

46．棘球蚴病的防治与下列因素无关

A．加强卫生宣传，注意个人和饮食卫生

B．对牧羊犬定期进行药物驱虫

C．不用病畜内脏喂狗

D．可采用手术摘除治疗

E．牛羊粪便无害化处理

47．多房棘球蚴寄生于人体可致

A．裂头蚴病

B．棘球蚴病

C．原头蚴病

D．囊尾蚴病

E．泡球蚴病

48．多房棘球绦虫的感染阶段是

A．多房棘球蚴

B．虫卵

C．棘球蚴

D．成虫

E．六钩蚴

49．多房棘球绦虫的侵入途径是

A．经输血

B．经口

C．经媒介昆虫

D．经接触

E．经皮肤

50．多房棘球绦虫的致病阶段是

A．虫卵

B．多房棘球蚴

C．囊尾蚴

D．成虫

E．棘球蚴

51．Infection stage of *Hymenolepis nana* is

A．onchosphere

B．cysticercus bovis

C．cysticercus cellulosae

D．procercoid

E．egg、cysticercoid

52．Mice can act as the final host of

A．*Spirometra mansoni*

B．*Taenia saginata*

C．*Taenia solium*

D．*Hymenolepis nana*

E．*Echinococcus grannlosis*

53．Which section of the tapeworm has

the function of growth ?

A．the scolex

B．the neck

C．the immature proglottid

D．the mature proglottid

E．the gravid prolottid

54．Human infection with the beef tapeworm，*Taenia saginata*，usually is less serious than infection with the pork tapeworm，*T .solium*，because

A．Acute intestinal stoppage is less common in beef tapeworm infection

B．Larval invasion dose not occur in beef tapeworm infection

C．Toxin by-products are not given off by the adult beef tapeworm

D．The adult beef tapeworms are smaller

E．beef tapeworm eggs cause less irritation of the mucosa of the digestive tract

55．Analysis of a patient's stool reveals a few of proglottids. The most likely organism in this patient's stool is

A．*Enterobius vermicularis*

B．*Ascaris lumbricoides*

C．*Necator americanus*

D．*T.saginata*

E．*Trichuris trichiura*

56．A medical technologist visited Scandinavia and consumed raw fish daily for 2 weeks. Six months after her return home，she had a routine physical examination and was found to be anemic. Her vitamin B_{12} levels were below normal. The most likely cause of her vitamin B_{12} deficiency anemia is

A．Excessive consumption of ice-cold vodka

B．Infection with *Trichuris trichiura.*

C．Infection with *D. latum*

D．Infection with *Taenia saginata*

E．Cysticercosis

（二）X 型题

1．脑囊虫病的常用诊断方法有

　　A．手术摘除合并皮肤囊虫病患者的皮下虫体，压片检查或病理切片检查

　　B．磁共振成像或 CT 检查

　　C．用患者脑脊液或血清做免疫学试验

　　D．血涂片检查

　　E．动物接种法

2．链状带绦虫病的感染阶段和侵入途径是

　　A．链状带绦虫虫卵　经口

　　B．链状带绦虫孕节　经口

　　C．链状带绦虫囊尾蚴　经口

　　D．猪肉中囊尾蚴　　经口

　　E．链状带绦虫头节　经口

3．棘球蚴液的囊液内可含有

　　A．原头蚴

　　B．生发囊

　　C．子囊

　　D．虫卵

　　E．生发层

4．确定一个地方是否有包虫病流行，下列哪些措施是必要的

　　A．收集患者血清做免疫学检查

　　B．用幼虫抗原做皮内试验

　　C．检查人群粪便标本

　　D．检查犬粪便

　　E．询问病史

5．The tapeworm that human act an intermediate host is

　　A．*Spirometra mansoni*

　　B．*Taenia solium*

C．*Echinococcus granulosus*

D．*Hymenolepis nana*

E．*Taenia saginata*

6．Which tapeworm adult or larvae was infected when people ate by mistake its eggs？

　　A．*Taenia saginata*

　　B．*Echinococcus granulosus*

　　C．*Hymenolepis nana*

　　D．*Echinococcus multilocularis*

　　E．*Taenia solium*

7．Which tapeworm egg in human feceas can be seen by microscopy？

　　A．*Hymenolepis nana*

　　B．*Taenia saginata*

　　C．*Taenia solium*

　　D．*Echinococcus granulosus*

　　E．*Dipylidium caninum*

8．绦虫的交配和受精可以下列哪些方式完成

　　A．同一成节内

　　B．同一虫体的不同成节之间

　　C．两条虫体成节之间

　　D．两条虫体不同节片间

　　E．同一成虫的成熟和未成熟节片之间

9．在我国人体泡球蚴病流行区，其主要传染源是

　　A．狐狸和多种啮齿动物

　　B．狐狸和狼

　　C．野犬

　　D．野猫

　　E．野犬和多种啮齿动物

10．人体裂头蚴病的感染方式有

　　A．食入生鱼肉

　　B．误食剑水蚤

　　C．食入生蛇肉

　　D．生蛙肉敷贴伤口

　　E．食入含裂头蚴的猫、犬肉

11．关于肥胖绦虫成虫的描述，错误

的是

A．虫体长 4～8m

B．头节无顶突，而有吸盘和小钩

C．卵巢分左右两叶及中央小叶

D．孕节中子宫主干单侧分支为 7～13 支

E．体内有许多椭圆形的石灰小体

12．可用粪检方法诊断的绦虫病有

A．膜壳绦虫病

B．阔节裂头绦虫病

C．细粒棘球绦虫病

D．带绦虫病

E．犬复孔绦虫病

13．微小膜壳绦虫的感染方式为

A．通过虫卵污染的手经口感染

B．自体内重复感染

C．人误食感染的中间宿主昆虫

D．异体感染

E．自体外感染

14．Which tapeworm was infected when people ate by mistake insect with cysticercoid？

A．*Echinococcus multilocularis*

B．*Hymenolepis diminuta*

C．*Hymenolepis nana*

D．*Dipylidium caninum*

E．*Diphyllobothrium latum*

15．The tapeworm that human act a definitive host is

A．*Taenia solium*

B．*Hymenolepis nana*

C．*Echinococcus granulosus*

D．*Taenia saginata*

E．*E. multilocularis*

16．下列叙述正确的是

A．棘球蚴的危害程度与棘球蚴的寄生部位有关

B．棘球蚴病复发与棘球蚴囊壁不断释放毒素密切相关

C．原发的棘球蚴多为单个，继发

感染为多发

D．棘球蚴在体表形成包块，扣诊时易破裂

E．棘球蚴生长缓慢，往往在感染后 5～20 年才可出现症状

17．下列哪些方法可用于棘球蚴病的诊断

A．查成虫

B．查虫卵

C．皮肤活检

D．影像学

E．免疫学

18．下列哪些寄生虫能寄生在人脑组织中

A．链状带绦虫成虫

B．细粒棘球绦虫棘球蚴

C．刚地弓形虫滋养体

D．恶性疟原虫红细胞内期

E．链状带绦虫囊尾蚴

19．依据哪些下列特征可鉴别链状带绦虫

A．成虫头节有顶突和小钩

B．成虫头节无顶突和小钩

C．孕节主干单侧分支 >13 支

D．孕节主干单侧分支 <13 支

E．成节卵巢分 3 叶

20．肛门拭子法常用于诊断下列哪些寄生虫病

A．链状带绦虫病

B．蛲虫病

C．鞭虫病

D．肥胖带绦虫病

E．蛔虫病

21．下列哪些寄生虫可在人小肠腔内寄生

A．微小膜壳绦虫成虫

B．溶组织内阿米巴滋养体

C．肥胖带绦虫成虫

D．链状带绦虫囊尾蚴

E．刚地弓形虫包囊

22．下列哪些绦虫虫卵自宿主排出时即对人具有感染性

A．细粒棘球绦虫

B．肥胖带绦虫

C．链状带绦虫

D．微小膜壳绦虫

E．曼氏迭宫绦虫

23．The parasite that takes the arthropod as the intermediate host is

A．*Echinococcus granulosus*

B．*Spirometra mansoni*

C．*Hymenolepis nana*

D．*Taenia solium*

E．*Echinococcus multilocularis*

24．下列哪些幼虫为圆叶目绦虫的中绦期

A．原尾蚴

B．囊尾蚴

C．棘球蚴

D．泡球蚴

E．似囊尾蚴

25．下列哪些情况能引起人体绦虫病

A．误食肥胖带绦虫卵

B．食入细粒棘球绦虫卵

C．误食肥胖带绦虫囊尾蚴

D．误食剑水蚤中的原头蚴，或食入含裂头蚴的中间宿主或转续宿主

E．食入蚂蚁中的似囊尾蚴

26．下列哪些绦虫似囊尾蚴是人体的感染阶段

A．缩小膜壳绦虫

B．犬复孔绦虫

C．西里伯瑞列绦虫

D．*Taenia solium*

E．*Hymenolepis nana*

27．能引起人体幼虫移行症的寄生虫有

A．曼氏迭宫绦虫

B．斯氏并殖吸虫

C．华支睾吸虫

D．链状带绦虫

E．多房棘球绦虫

28．剑水蚤是下列哪些绦虫的中间宿主

A．曼氏迭宫绦虫

B．犬复孔绦虫

C．阔节裂头绦虫

D．缩小膜壳绦虫

E．西里伯瑞列绦虫

29．犬可作为下列哪些寄生虫的终宿主

A．多房棘球绦虫

B．克氏假裸头绦虫

C．细粒棘球绦虫

D．犬复孔绦虫

E．链状带绦虫

30．下列哪些绦虫的成虫可寄生在人体

A．多房棘球绦虫

B．克氏假裸头绦虫

C．链状带绦虫

D．肥胖带绦虫

E．微小膜壳绦虫

31．下列哪些绦虫的幼虫可寄生在人体

A．微小膜壳绦虫

B．曼氏迭宫绦虫

C．链状带绦虫

D．阔节裂头绦虫

E．克氏假裸头绦虫

32．可引起人肺部病变的寄生虫有

A．阔节裂头绦虫

B．微小膜壳绦虫

C．细粒棘球绦虫

D．多房棘球绦虫

E．卫氏并殖吸虫

四、问答题

1．人体感染曼氏迭宫绦虫裂头蚴的途经和方式是什么？

2．链状带绦虫和肥胖带绦虫的生活史有何异同？其中哪种绦虫对人体危害大？为什么？

3．犬科动物在绦虫病流行中有何意义？

4．微小膜壳绦虫感染人体有哪几种方式？它对人体有何危害？简述其诊断和防治原则。

5．阐述细粒棘球绦虫的生活史，以及其致病特点。

6．曼氏迭宫绦虫与阔节裂头绦虫的生活史有何异同？

7．如何诊断猪囊虫病？

8．诊断猪带绦虫病时应注意哪些问题？为什么猪带绦虫病的患者应及时治疗？

9．治疗猪囊虫病时应注意什么问题？

10．阐述猪带绦虫病和囊尾蚴病在我国流行和分布情况及流行的主要因素。

11．哪几种绦虫的虫卵与带绦虫卵相似？如患者粪便中发现了此种卵，应考虑患何种寄生虫病？

12．下图是哪种绦虫的生活史？你的判断依据是什么？

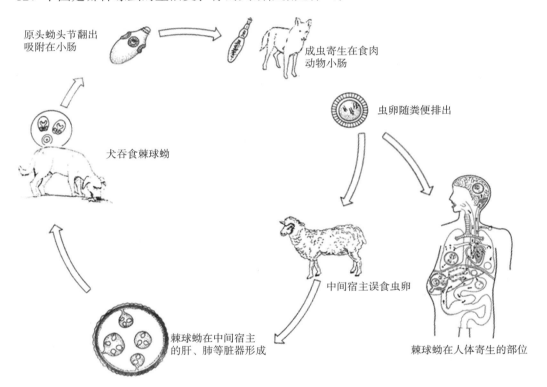

五、病例分析题

病例 1

男，48 岁，因阵发性眩晕，头痛 1 月余而住院。患者 1 个月前出现阵发性眩晕、伴头痛、恶心、呕吐，夜间常有低热。体检：心、肺正常，神经反射均未发现异常，双眼底正常。未见皮下结节。脑脊液细胞数 385，蛋白 0.7g/L，初步诊断为结核性脑膜炎，采用抗结核药加地塞米松等住院治疗 2 个月，好转出院。出院 6 天，因发热及眩晕、头痛、恶心、呕吐等症状加重，再次入院。

询问病史得知患者经常吃"烤猪肉串"，再次查体发现胸前区有多个皮下结节，皮下组织活检诊断为猪囊尾蚴，免疫学诊断囊虫抗体试验阳性。

问题：

1. 患者因误食了什么而感染（单选题）
   A. 米猪肉
   B. 细粒棘球绦虫卵
   C. 链状带绦虫卵
   D. 被牛带绦虫虫卵或节片污染的食物
   E. 曼氏迭宫绦虫裂头蚴

2. 下列哪一项检验可支持诊断囊虫病（多选题）
   A. 免疫学检查
   B. 粪便检查
   C. 皮下组织活检
   D. 头颅 CT、X 线摄片
   E. 心电图

3. 脑囊虫病应注意与下列疾病相区别，除外（单选题）
   A. 脑肿瘤
   B. 脑膜炎
   C. 包虫
   D. 结核
   E. 流感

病例 2

患者，男，35 岁，现在内地卫生单位工作，少时随父母在内蒙古牧区生活过 5 年，与犬、羊接触密切。因肝区胀痛半年余，伴咳嗽月余，入院治疗。病程中未出现黄疸及剧烈腹痛。B 超发现肝有一边界清楚的团状阴影，疑为"原发性肝癌"。

体检：右上腹可触及一包块，达右肋缘下 7cm，质地稍硬，边界清，无腹水。

化验：血常规及肝功能正常，AFP 阴性。

CT 显示：右肝全部、左肝内叶、尾叶均为一巨大不均匀低密度影占据，直径约 15 cm，边缘有钙化灶，右肝中央有液性区。X 线胸片右肺下叶有一圆形高密度影，直径 3 cm。包虫 ELISA 试验阳性，初步诊断为"多房型包虫病"。手术探查发现肝右叶、左叶及尾叶均被黄白色质硬肿块占据，右叶

局部有囊性感。右肝囊肿穿刺吸出灰黄色浑浊液体约 500ml，用 10% 甲醛溶液灌洗两次后，打开囊腔，为组织坏死液化所致不规则囊肿，无内囊结构，诊断为肝泡球蚴病。行右半肝大部切除术。术后 1 周开始口服阿苯达唑，每天 20mg/kg，半年后随访，患者恢复良好。

问题

1. 泡球蚴病比细粒棘球蚴病更严重是因为（单选题）
   A. 泡球蚴对人体无直接侵蚀、毒性损害和机械压迫作用
   B. 泡球蚴可在肝内广泛播散并可随淋巴和血液循环转移
   C. 棘球蚴一般以机械损害为主，多有转移及播散作用
   D. 棘球蚴可通过粪检查虫卵易于确诊
   E. 棘球蚴不引起肝功能损害

2. 下列并非人体感染肝泡球蚴病的方式（单选题）
   A. 误食污染多房棘球绦虫虫卵的食物而感染
   B. 误食污染细粒棘球绦虫孕节或虫卵的水或食物而感染
   C. 误食含有裂头蚴的剑水蚤而感染
   D. 误食了半生不熟的"米猪肉"而感染
   E. 误食半生不熟的"鱼生粥"而感染

3. 有关肝泡球蚴病描述不正确的是（单选题）
   A. 患者多为 20 ~ 40 岁的牧区青壮年
   B. 泡球蚴生长缓慢，多侵犯肝，常误诊为肝癌、肝硬化
   C. 包虫 ELISA 试验阳性，AFP 阴性
   D. CT 显示肝内不均匀的低密度影，周边有散在钙化点
   E. 泡球蚴对人体无毒性损害和机械压迫作用

病例 3

患者，女，30 岁。从事会计工作。腹壁出现游走性包块 1 年余，去年 8 月发现左腹裤腰带处有皮下包块，有压痛；今年 9 月又在左侧季肋部发现 2 个条状包块，局部有痒感，触痛明显，偶尔伴阵发性头痛，前来医院门诊就医。体检：左侧季肋部扪及 1.6cm×3.5cm 包块 2 个，质软，与皮肤无粘连，有触痛，患处皮肤颜色正常，疑为脂肪瘤。实施手术摘除、切开患处皮肤后，取出 1 条盘曲蠕动的白色带状物，虫体长 13cm，宽处约 0.5 cm，经鉴定为曼氏迭宫绦虫裂头蚴。

问题

1. 下列并非人体感染裂头蚴的途径（单选题）

    A. 用蛙、蛇肌肉组织贴伤口和患处，裂头蚴经伤口皮肤或黏膜侵入

    B. 食用半生不熟的蛙肉

    C. 误食含原尾蚴的剑水蚤

    D. 食用半生不熟的蛇、鸟、猪肉

    E. 食用米猪肉

2. 下列并非裂头蚴病常见的临床表现（单选题）

    A. 眼裂头蚴病

    B. 皮下裂头蚴病

    C. 口腔颌面部裂头蚴病和内脏裂头蚴病

    D. 脑裂头蚴病

    E. 曼氏迭宫绦虫病

3. 下列哪种绦虫的幼虫可引起裂头蚴病（单选题）

    A. 链状带绦虫

    B. 肥胖带绦虫

    C. 细粒棘球绦虫

    D. 曼氏迭宫绦虫

    E. 微小膜壳绦虫

参考答案

一、名词解释

1. 链体（strobilus）：是绦虫成虫颈部以后分节虫体的总称，由幼节、成节和孕节组成。链体是虫体最显著部分，由 3 ~ 4 个以至数千个节片组成，越往后发育越成熟。

2. 孕节（gravid proglottid）：为绦虫链体后部的节片，圆叶目绦虫孕节内除充满虫卵的子宫外，其他生殖器官均已退化，假叶目绦虫孕节结构与成节相似。

3. 囊尾蚴（cysticercus）：系指链状带绦虫、肥胖带绦虫和亚洲带绦虫的中绦期幼虫，为黄豆大小、乳白色、半透明囊状物。囊内充满囊液，囊壁上有一个向内翻转的头节，这种中绦期幼虫也称囊虫。

4. 似囊尾蚴（cysticercoid）：系某些圆叶目绦虫的中绦期幼虫。似囊尾蚴为一实体幼虫，前端有很小的囊腔和较大的头节，后部则是实心带小钩的尾状结构，此类绦虫的虫卵被中间宿主吞食后，孵出六钩蚴，在其血腔内，发育成似囊尾蚴。

5. 棘球蚴（hydatid cyst）：系细粒棘球绦虫的中绦期幼虫，棘球蚴是一个圆形囊，由囊壁和内含物组成。囊内含囊液和无数原头蚴。此外，还有许多生发囊，其内又可有许多原头蚴，以致一个棘球蚴中可含成千上万个原头节。

6. 六钩蚴（onchosphere）：圆叶目绦虫的成熟虫卵内含有 1 个有 6 个小钩的幼虫称六钩蚴。当虫卵被适宜的宿主吞食后，六钩蚴在宿主小肠中孵出。如肥胖带绦虫虫卵内就含六钩蚴。

7. 原头蚴（protoscolex）：棘球蚴生发层向囊内长出许多原头蚴，圆形或近圆形，大小为 $170\mu m \times 122\mu m$，无色微透明。原头蚴为向内翻卷的头节，头节结构与成虫相似，如顶突和内陷吸盘，但无顶突腺。

8. 棘球蚴砂（hydatid sand）：原头蚴、生发囊和子囊可从生发层上脱落，悬浮在囊液中，统称为棘球蚴砂或囊砂。

9. 生发囊（brood capsule）：也称育囊，是仅有 1 层生发层的小囊。由棘球蚴生发层的有核细胞发育而来，最初由生发层向囊内芽生成群的细胞。这些细胞空腔化后，形成小囊并生长出小蒂与生发层连接。在生发囊内壁上可长出 5 ～ 40 个原头蚴。如棘球蚴内生发层上可长有许多生发囊。

10. 泡状棘球蚴（alveolar hydatid cyst）：为多房棘球绦虫的中绦期幼虫，为囊泡状团块，淡黄色或白色，常由无数圆形或椭圆形的微小囊泡相互连接、聚集而成，囊泡内有胶状物或原头蚴。囊泡外壁角质层很薄，且常不完整，整个囊泡与周围组织间没有纤维组织被膜分隔，囊泡以外生性出芽生殖，向周围组织浸润产生新囊泡，形成囊泡群。

11. 裂头蚴（plerocercoid）：为假叶目绦虫的幼虫。长带形，白色，不分节，具横皱褶。$300mm \times 0.7mm$，头端稍膨大，中央有一明显凹陷，无吸槽，末端钝圆，是感染期幼虫。

12. 中绦期（metacestode）：绦虫在中间宿主体内发育的阶段称为中绦期。

13. 囊虫病（cysticercus disease）：是由链状带绦虫囊尾蚴寄生在人体的不同部位而引起的疾病。依寄生部位分为皮下和肌肉囊虫病、脑囊虫病、眼囊虫病。主要临床表现是皮下结节、头痛、癫痫、视力障碍等。囊虫病是由于食入链状带绦虫卵引起的寄生虫病。

14. 继发性棘球蚴感染（secondary echinococcus infection）：在人体内寄生的棘球蚴囊壁破裂后，囊液溢出，其中的原头蚴、生发囊、子囊可在其他部位发育为新的棘球蚴，造成继发性棘球蚴感染。

二、填空题

1. 圆叶　假叶
2. 头节　颈部　链体　幼节　成节　孕节
3. 方形　吸盘　15 ～ 30
4. 链状带绦虫囊尾蚴　链状带绦虫虫卵
5. 自体内感染　自体外感染　异体感染
6. 皮下包块活检
7. 肛门　肛门拭子法或透明胶纸法
8. 头节　链体　链体
9. 囊壁　囊壁　角皮层　胚层（生发层）

10．相似　卵壳　胚膜　六钩蚴

11．食肉　食草　虫卵

12．成虫　新的棘球蚴

13．牧区　成虫

14．时间　部位　宿主　超敏　棘球蚴

15．棘球蚴　子囊

16．体积大小　数量　寄生部位　机械性压迫　毒性作用　超敏反应

17．虫卵　虫卵

18．被膜分隔

19．终宿主　中间宿主

20．原头蚴

21．肝

22．癫痫　颅内压增高　精神症状

23．中间宿主

24．虫卵　似囊尾蚴　重复感染

25．成虫

26．虫卵

27．虫卵　经口

28．微小膜壳绦虫　缩小膜壳绦虫

29．小肠　体腔　微小膜壳绦虫　缩小膜壳绦虫　犬复孔绦虫　克氏假裸头绦虫　西里伯瑞列绦虫

30．指状　吸槽

31．剑水蚤　蝌蚪（蛙）

32．终宿主　转续宿主

33．第二中间　转续　终

34．裂头蚴病　曼氏迭宫绦虫病

35．大

36．眼裂头蚴病

37．饮食　风俗

38．终

39．似囊尾蚴　小肠

40．犬　猫　病蚤（体内有活似囊尾蚴）

41．蚂蚁　热带和亚热带

42．剑水蚤　鱼

43．终　裂头蚴

44．微小膜壳绦虫　缩小膜壳绦虫　西里伯瑞列绦虫　克氏假裸头绦虫

45．棘球蚴　猪囊尾蚴　猪囊尾蚴　曼氏迭宫绦虫裂头蚴

46．牛带绦虫　猪带绦虫　亚洲带绦虫

三、选择题

A 型题

1．E	2．C	3．C	4．D	5．C	6．D	7．E	8．C
9．A	10．A	11．C	12．C	13．B	14．D	15．E	16．E
17．A	18．A	19．E	20．B	21．D	22．B	23．B	24．D
25．D	26．A	27．C	28．C	29．D	30．B	31．E	32．C
33．D	34．B	35．B	36．E	37．A	38．B	39．A	40．E
41．E	42．D	43．E	44．D	45．C	46．E	47．E	48．B
49．B	50．B	51．E	52．D	53．B	54．B	55．D	56．C

X 型题

1．ABC	2．CD	3．ABCE	4．ABDE	5．ABCD	6．BCDE
7．ABCE	8．ABC	9．BCD	10．BCD	11．BCD	12．ABDE
13．ABCDE	14．BCD	15．ABD	16．ACE	17．DE	18．BCDE
19．ADE	20．BD	21．ABC	22．ACD	23．BC	24．BCDE
25．BCDE	26．ABCE	27．AB	28．AC	29．ACD	30．BCDE
31．ABC	32．CDE				

四、问答题

1．（1）经皮肤感染有两种方式：

1）在被原尾蚴污染的湖塘中游泳时，原尾蚴可经皮肤或眼结膜侵入人体引起裂头蚴病。

2）流行区居民常用含有裂头蚴的蛙肉或蛙皮贴敷伤口或肿痛处，误认为其有消炎解毒作用，裂头蚴则可乘机钻入皮肤。

（2）经口感染有两种方式：

1）人食入生的或半生的含裂头蚴的中间宿主及转续宿主蛙、蛇、鸟类和猪肉等，裂头蚴从消化道逸出，穿过肠壁入腹腔，或移行至胸腔、四肢、皮下等部位，形成游走性结节，引起裂头蚴病。

2）人饮用生水，或食入含有原尾蚴的剑水蚤，原尾蚴由消化道逸出，移行至皮下、腹腔、四肢等处，发育为裂头蚴。

2．（1）链状带绦虫和肥胖带绦虫的生活史：

1）相同点：

①终宿主相同：两种绦虫成虫均寄生于人体，人是它们的终宿主。

②寄生部位相同：两种绦虫成虫均寄生于人体小肠内。

③感染途径和方式相同：两种绦虫的感染途径和方式都是经口食入或饮入。

④囊尾蚴都是感染阶段：人误食猪囊尾蚴或牛囊尾蚴均可引起成虫寄生。

⑤生活史的发育阶段和过程相同：发育阶段都包括卵、六钩蚴、囊尾蚴、成虫，都需要中间宿主，同为生物源性蠕虫。

2）不同点：

①中间宿主不同：链状带绦虫的中间宿主是人或猪，肥胖带绦虫的中间宿主为牛。

②感染阶段不完全相同：链状带绦虫有两个感染阶段，即虫卵和囊尾蚴，囊尾蚴感染

引起链状带绦虫病，虫卵感染引起囊尾蚴病；而肥胖带绦虫仅有 1 个感染阶段，即囊尾蚴。

③二者孕节均可经粪便排出，但肥胖带绦虫孕节还可主动从肛门爬出。

（2）危害性：两者相比，链状带绦虫对人体危害大。这是由于链状带绦虫不仅成虫寄生于人体肠道，而且其囊尾蚴能够在人体的不同部位寄生，特别是寄生在一些重要的组织、器官，如脑、眼，囊尾蚴可引起严重的损害。肥胖带绦虫仅成虫寄生于人小肠，囊尾蚴不寄生于人体，因此，肥胖带绦虫对人体危害小。此外，链状带绦虫和肥胖带绦虫寄生于人小肠可引起肠黏膜损伤，由于链状带绦虫头节上有顶突和小钩，对肠黏膜损伤较大，故链状带绦虫引起的消化道症状较为明显。

3．犬科动物可作为细粒棘球绦虫、多房棘球绦虫、犬复孔绦虫、曼氏迭宫绦虫和阔节裂头绦虫的终宿主，在人体绦虫病的流行过程中起着重要的传染源作用。

患细粒棘球绦虫病、多房棘球绦虫病的犬科动物通过粪便排出孕节或虫卵，污染牧草、水源，可造成牛、羊等家畜感染，犬如食入感染家畜的脏器，又可感染犬，引起这些疾病流行；另外，家畜体表可沾有虫卵，人与这些家畜接触，就有机会误食虫卵而感染，患棘球蚴病或泡球蚴病。若犬科动物内有曼氏迭宫绦虫或阔节裂头绦虫寄生时，通过粪便排出的虫卵进入水中，孵出钩球蚴，后者被中间宿主剑水蚤吞食，在其体内发育为原尾蚴。人若误食含曼氏迭宫绦虫原尾蚴的剑水蚤而感染裂头蚴病；人也可因食入感染裂头蚴的第二中间宿主（蛙）肉而感染；鱼类食入含阔节裂头绦虫原尾蚴的剑水蚤后，原尾蚴在鱼肌肉或内脏发育为裂头蚴，人误食含阔节裂头绦虫裂头蚴的生鱼或未煮熟鱼而感染。犬食入第二中间宿主肉，可感染犬，引起这些疾病的流行。所以，犬科动物作为这些绦虫的终宿主，在其流行病学中起着非常重要的作用。在流行区，应加强对犬的管理，杜绝将病畜脏器喂犬，定期给犬驱虫，并对犬粪做无害处理。这样，可有效地减少传染源，切断传播途径，控制绦虫病的流行。

4．（1）微小膜壳绦虫感染人体的方式：

1）直接感染包括以下 3 种方式：

①自体内重复感染：成虫寄生于肠腔，所产虫卵可经消化液的作用，在小肠内孵出六钩蚴，六钩蚴钻入肠绒毛内，经似囊尾蚴的发育阶段，又返回肠腔发育为成虫。如此造成自体内重复感染。

②自体外感染：微小膜壳绦虫病患者粪便排出的孕节或虫卵，被患者自己误食而感染。

③异体感染：微小膜壳绦虫病患者或感染鼠排出的孕节或虫卵，被他人误食而感染。

2）间接感染：即经中间宿主感染。微小膜壳绦虫的中间宿主是多种蚤类幼虫、面粉甲虫、赤拟谷盗等节肢动物。虫卵被中间宿主吞食，在其消化道孵出六钩蚴，六钩蚴进入血腔发育为似囊尾蚴。人误食含似囊尾蚴的中间宿主或死亡的中间宿主污染的食物，似囊尾蚴在人小肠内翻出头节，附着于肠壁发育为成虫。

（2）对人体的危害：人体感染少量微小膜壳绦虫时，一般无明显症状，重症感染者可出现神经系统和胃肠道症状，如头痛、头晕、失眠、恶心、腹泻、腹胀和腹痛等；有些患者也可出现皮肤瘙痒和荨麻疹等过敏症状。

（3）诊断和防治原则：微小膜壳绦虫病的诊断方法系从患者粪便中检查虫卵或孕节。采用水洗法或浮聚浓集法均可增加检出虫卵的机会。防治原则是彻底治疗患者，防止传播和自身感染；养成良好的个人卫生习惯，饭前便后洗手；灭鼠，对粮食仓库严格管理，消灭虫害等。

5．（1）细粒棘球绦虫完成生活史需要两个宿主，中间宿主是人或偶蹄类食草动物如羊、牛、骆驼等，终宿主为犬、狼等犬科动物。其生活史如下：

成虫寄生在终宿主（犬科动物）的小肠上段，以头节的吸盘和小钩固着于肠壁上。 成虫脱落的孕节和释出的虫卵随宿主粪便排出，污染牧草、水源等环境。虫卵或孕节被羊、牛等中间宿主误食，虫卵在小肠内孵出六钩蚴，六钩蚴侵入肠壁血管，随血液循环到达肝、肺、脑、腹腔、骨骼等组织，发育为棘球蚴。患病动物死亡或被屠宰后，含有棘球蚴的脏器被犬、狼等动物食入，棘球蚴中的每个原头蚴都可在其小肠内发育为一条成虫。人感染本虫多为与体表沾染细粒棘球绦虫卵的羊、牛或牧羊犬密切接触，或通过污染的食物和饮水而误食虫卵所致。

（2）细粒棘球绦虫对人体的主要危害是幼虫期引起的棘球蚴病（包虫病），致病特点如下：

1）儿童感染，成人发病。因为感染阶段虫卵被人误食，在消化道孵出六钩蚴，钻入肠壁血管，随血液循环到达人体肝、肺、脑等组织，经 5 个月左右才逐渐发育为棘球蚴，棘球蚴的生长缓慢，6 个月左右直径才达 0.5 ～ 1cm，每年长 1 ～ 5cm，此幼虫可在人体存活40 年之久，所以出现儿童期感染，成年期发病。

2）棘球蚴的致病主要以机械损伤为主。由于棘球蚴逐年生长，压迫脏器，引起周围组织细胞萎缩、坏死。若在肝寄生，肝区可出现轻微压痛、坠胀感、上腹部饱胀、食欲缺乏等症状。如棘球蚴压迫胆道系统，可出现胆囊炎、胆管炎、黄疸。寄生于肺部可出现呼吸急促、胸痛、咳嗽等刺激症状。若寄生于脑部，则出现颅内压升高、头痛、恶心、呕吐、癫痫等症状。若寄生部位浅表，可在体表形成包块，触诊有坚韧感、富有弹性、叩诊时有震颤感。

3）毒性和超敏反应：棘球蚴液溢出可引起毒性和超敏反应症状。棘球蚴在人体长时间寄生，可形成巨形囊，可自行破裂，或在内压或外力的作用下破裂。囊内含物外溢或外渗到周围组织，囊液内含有无机盐、蛋白质、糖、脂肪、酶等，其中有些物质对人体是强烈的过敏原，可引起超敏反应，甚至因过敏性休克而死亡。

4）并发症：棘球蚴破裂，囊内的原头蚴、生发囊逸出，可在宿主其他部位继续发育为新的棘球蚴，引起继发性感染。

6．曼氏迭宫绦虫与阔节裂头绦虫的生活史
（1）相同点：
1）两种绦虫都是生物源性蠕虫：均须经第一和第二中间宿主体内发育。
2）生活史的发育阶段相同：都包括卵、钩球蚴、原尾蚴、裂头蚴和成虫 5 期。
3）成虫的寄生部位相同：两种绦虫的成虫都寄生于人的小肠内。
（2）不同点：
1）终宿主的差异：人是阔节裂头绦虫的主要终宿主，偶尔也可作为曼氏迭宫绦虫的终宿主。
2）第二中间宿主不同：曼氏迭宫绦虫的第二中间宿主是蛙；而阔节裂头绦虫的第二中间宿主是鱼类。
3）感染途径和方式不同：曼氏迭宫绦虫的裂头蚴可寄生于人体，其感染途径和方式有两种，即经口食入含原尾蚴的剑水蚤或含裂头蚴的蛙、蛇肉而感染，也可经皮肤感染原头蚴或裂头蚴；而阔节裂头绦虫的裂头蚴不寄生在人体，其感染途径和方式只有 1 种，即经口食入含有活裂头蚴的鱼肉而感染。

7．猪囊虫病的诊断一般比较困难，询问病史有一定意义。皮下肌肉囊虫病主要根据发现患者皮下囊虫结节，手术摘除结节后检查；眼囊虫病用眼底镜检查易于发现；对于脑和深部组织的囊虫病可用 X 线、B 超、CT、磁共振成像等影像学检查，并结合相应临床症状，如癫痫、头痛、恶心、呕吐等予以确诊；免疫学试验具有辅助诊断价值，尤其是对无明显症状和体征的脑囊虫病患者更具有重要参考意义，目前常用的方法有间接血凝试验、酶联免疫吸附试验、斑点酶联免疫吸附试验，主要检测血清和脑脊液中抗囊虫抗体，其特异性和敏感性均较高，此外还可用单克隆抗体检测患者体内的循环抗原以及聚合酶链反应（PCR）等分子生物学方法。

8．（1）诊断猪带绦虫病时应注意如下问题：

1）首先要询问病史是否吃过米猪肉、时间长短，体表有无囊虫结节。因猪带绦虫病可继发囊虫病，询问是否同时有囊虫病存在很重要。

2）询问患者是否有排孕节现象，对检获的孕节，要从子宫侧支数目来确诊，侧支 13支以下为猪带绦虫病。

3）猪带绦虫患者一般不采用粪便查卵法，因其阳性率太低。即使发现了虫卵，也难以区别是链状带绦虫卵还是肥胖带绦虫卵，所以应根据头节、成节、孕节的形态特征确诊。

（2）猪带绦虫病患者应及时治疗的原因如下：猪带绦虫病患者易于出现囊虫病，这是由于，①自体内感染：即恶心、呕吐时孕节反流到胃中感染。②自体外感染：患者因不良卫生习惯，误食自己排出的虫卵。因猪带绦虫病患者可导致患者本身及他人患囊虫病，并可感染猪造成猪带绦虫的流行，因此猪带绦虫病患者应及时治疗。

9．治疗猪囊虫病时应注意的问题

（1）猪囊虫病确诊后，检查患者是否有猪带绦虫病，应先驱绦，后灭囊。因为囊虫病的感染有①自体内感染：患者肠内有链状带绦虫成虫寄生，可致消化功能紊乱，胃肠逆蠕动，将脱落的孕节或虫卵反入胃内，在消化液的作用下，六钩蚴孵出并侵入肠壁血管，随血液循环到皮下、肌肉、脑、眼等组织寄生，形成囊虫结节；②自体外感染：猪带绦虫病患者排出的虫卵可通过肛门 - 手 - 口途径，或虫卵污染食物，被误食感染。所以应尽快驱除绦虫，以免继发感染猪囊虫病。

（2）脑囊虫病应住院治疗，以免发生脑疝等症状。

10．猪带绦虫病和猪囊虫病在我国 27 个省、自治区、直辖市流行，主要以广西、云南的少数民族地区和东北、山东、河北等地区感染率较高。流行的主要因素有以下几个方面：

（1）生食或半生食猪肉的习惯：少数民族地区，如白族有食烧烤猪肉的习惯，傣族将生肉剁碎加调料食用，有的地区居民喜食淹肉、熏肉，这些食用方法都不能杀死肉内的囊尾蚴。

（2）污染橱具：使用同一砧板、刀具切肉和生菜。如用切过生肉，又未彻底清洗的砧板、刀具切生拌凉菜，可有机会被活囊尾蚴污染而感染。

（3）养猪方式和人粪便处理不当：如河北农村将猪圈与厕所建在一起，俗称"连茅圈"；

流行区居民多有放养猪和随地排便的习惯，使猪有吃到人粪的机会，而感染囊尾蚴。此外，人粪污染环境、水源、瓜果蔬菜，使人误食虫卵。

11. 细粒棘球绦虫、多房棘球绦虫的虫卵与带绦虫（链状带绦虫、肥胖带绦虫、亚洲带绦虫）卵相似，都呈圆球形，胚膜上有放射状条纹，内含六钩蚴。这些虫卵在显微镜下不易鉴别。猪带绦虫病、牛带绦虫病和亚洲带绦虫病患者肠道有成虫寄生，孕节中虫卵可随粪便排出。因此，如果在患者粪便中发现有带绦虫卵，可考虑患者患有猪带绦虫病或牛带绦虫病或亚洲带绦虫病，但还需查孕节的子宫侧枝数或头节才能确诊是哪种绦虫感染。细粒棘球绦虫的成虫寄生在犬、狼体内，多房棘球绦虫成虫寄生在狐、犬、狼体内，均不寄生于人体，因此，人的粪便中不会出现细粒棘球绦虫卵和多房棘球绦虫卵。

12. 下图是细粒棘球绦虫的生活史，其特点是生活史过程中出现两个宿主，中间宿主是人或偶蹄类食草动物羊、牛、骆驼等，终宿主为犬、狼等犬科动物。

成虫寄生在犬科动物（终宿主）小肠上段，孕节和虫卵随粪便排出，污染动物皮毛和周围环境，包括牧场，畜舍、水源、蔬菜和其他食物。虫卵或孕节被人或羊、牛等中间宿主误食，虫卵在小肠内孵出六钩蚴，六钩蚴侵入肠壁血管，随血液循环到达肝、肺、脑、腹腔、骨骼等组织，发育为棘球蚴。含有棘球蚴的动物脏器被犬、狼等食入，棘球蚴中的每个原头蚴都可在小肠内发育为一条成虫。

五、病例分析题

病例 1　1. C　　　2. A、C、D　　　3. E
病例 2　1. B　　　2. A　　3. E
病例 3　1. E　　　2. E　　3. D

（汪世平）

第十六章　线　虫

重点和难点

一、线虫（*nematodes*）概述

重点掌握线虫的形态结构特征、生活史类型以及对人体危害严重的线虫。

（一）形态结构特征

1. 成虫外部特征　呈线状或圆柱形，两侧对称，不分节。雌雄异体，雄虫较小，其尾端向腹面卷曲或膨大呈伞状；雌虫较大，尾部尖直。

2. 成虫内部结构　线虫体壁与内部器官之间有腔隙，但无体腔膜，故称原体腔（protocoele）或假体腔（pseudocoelom）。腔内充满液体，内部器官浸浴其中。

（1）体壁：自外向内由角皮层、皮下层和纵肌层组成。

（2）消化系统：多数线虫具有完全的消化系统，消化管由口孔、口腔、咽管、中肠、直肠和肛门组成。

（3）生殖系统：雌雄生殖器官均为细长盘曲的管状结构。雄虫生殖系统为单管型，由睾丸、输精管、储精囊、射精管及交配附器组成，射精管开口于泄殖腔，尾端有 1 ~ 2 个交合刺。雌虫生殖系统多为双管型，即两套卵巢、输卵管、受精囊、子宫、排卵管组成，两个排卵管汇合形成阴道，开口于虫体腹面的阴门。

3. 虫卵形态特征　线虫卵一般为卵圆形，无卵盖。卵壳主要由三层组成：

（1）卵黄膜（vitelline membrane）：外层，较薄，由脂蛋白构成。

（2）壳质层（chitinous layer）：中层，较厚，含壳质及蛋白质，是卵壳的主要组成部分。

（3）脂层（lipid layer）：内层，较薄，含脂蛋白和蛔甙，有调节渗透作用。

有些虫种的卵壳外还附有一层蛋白质膜，如似蚓蛔线虫卵。不同的线虫卵从宿主排出时，其内容物因卵细胞的发育处于不同的阶段而异。

（二）生活史特征

线虫的基本发育过程分为虫卵、幼虫和成虫三个阶段。

1. 成虫寄生部位　因虫种而异，可寄生于人体腔道、组织、器官等。①寄生于肠腔的有似蚓蛔线虫、钩虫、毛首鞭形线虫、蠕形住肠线虫等；②寄生于淋巴系统的有丝虫；③寄生于小肠黏膜内的有旋毛形线虫、粪类圆线虫；④寄生于口腔黏膜内的有美丽筒线虫；⑤寄生于眼结膜囊及泪管的有结膜吸吮线虫；⑥寄生在肝内的肝毛细线虫；⑦寄生于组织内的有麦地那龙线虫。

2. 幼虫寄生部位　生物源性寄生虫幼虫对人体损害较大，主要有：①旋毛形线虫幼虫寄生于横纹肌；②广州管圆线虫幼虫寄生于神经系统；③棘颚口线虫幼虫寄生于皮肤或内脏组织；④丝虫幼虫寄生于循环系统。

3. 对人体的感染阶段及途径　线虫的感染阶段主要是卵和幼虫期，感染途径因种而异。

（1）经口感染：如似蚓蛔线虫、毛首鞭形线虫和蠕形住肠线虫感染期卵；旋毛形线虫囊包（幼虫）；东方毛圆线虫、广州管圆线虫、美丽筒线虫、麦地那龙线虫和棘颚口线虫幼虫。

（2）经皮肤感染：如钩虫、粪类圆线虫丝状蚴。

（3）经媒介昆虫传播：如丝虫丝状蚴，结膜吸吮线虫感染期幼虫等。

4．幼虫在人体内移行　线虫的感染期进入人体内，其幼虫经移行到特定寄生部位后发育为成虫。有些线虫幼虫的移行仅在消化道内进行，如毛首鞭形线虫、蠕形住肠线虫。有些线虫幼虫必须侵入血液循环或淋巴管方可到达寄生部位，如似蚓蛔线虫、钩虫、旋毛形线虫、丝虫、肝毛细线虫等。

5．根据有无中间宿主，可将线虫生活史分为两种类型：

（1）直接发育型（土源性线虫，soil-transmission nematodes）：大部分线虫在发育过程中不需要中间宿主，肠道线虫多属此型，虫卵在外界发育为感染期卵或感染期幼虫，经口或皮肤感染人体，如似蚓蛔线虫、毛首鞭形线虫、蠕形住肠线虫和钩虫等。

（2）间接发育型（生物源性线虫，bio-source nematodes）：此类线虫需要中间宿主，组织内寄生的线虫多属此类，在中间宿主体内发育为感染期，经媒介昆虫传播或经口感染，如丝虫、旋毛形线虫、结膜吸吮线虫、美丽筒线虫、异尖线虫、棘颚口线虫和麦地那龙线虫等。

（三）临床表现和致病

线虫对人体的危害程度与寄生虫的种类、数量、发育阶段、寄生部位、虫体的机械作用和化学作用，以及宿主的免疫状态等因素有关。

1．幼虫致病　线虫幼虫进入并在宿主体内移行过程中所致的损害。如钩蚴侵入皮肤可致皮炎；蛔虫或钩虫的幼虫在移经肺部引起肺部损害；旋毛虫幼虫寄生于肌细胞内导致肌炎等。而一些寄生于犬、猫等食肉哺乳动物的线虫幼虫进入人体，由于人不是其正常宿主，幼虫在人体内移行导致皮肤或内脏幼虫移行症，如犬钩虫、犬弓首线虫、猫弓首线虫、广州管圆线虫和棘颚口线虫等。

2．成虫所致损害　线虫成虫在寄生部位摄取营养、机械性损害、化学性刺激以及免疫病理反应等导致组织出现损伤、出血、炎症等病变。如肠道线虫可引起肠黏膜出血及炎性反应；丝虫可致淋巴系统的损害。组织内寄生的线虫对人体的危害一般较肠道线虫严重。

二、似蚓蛔线虫（*Ascaris lumbricoides*）（简称蛔虫 roundworm）

（一）形态特征　重点掌握似蚓蛔线虫成虫和虫卵形态特征，可作为临床诊断基础。

1．成虫

（1）外部形态：长圆柱形，两端尖细，雌虫尾部钝圆，雄虫尾部向腹面卷曲，形似蚯蚓。活虫淡红色，体表有横纹与侧线。前端有口孔，其周围有三片呈品字形的唇瓣。

（2）内部结构：有消化系统和生殖系统，雌虫生殖器官为双管型，雄虫生殖器官为单管型。

2．虫卵

（1）受精蛔虫卵（fertilized egg）：宽椭圆形、中等大小、棕黄色。卵壳表面可见一层凹凸不平的蛋白质膜，卵壳较厚，卵内含有一个大而圆的卵细胞，在刚随粪便排出的虫卵中，卵细胞与卵壳之间常可见半月形间隙。

（2）未受精蛔虫卵（unfertilized egg）：长椭圆形，棕黄色，卵壳与蛋白质膜均较薄，内含许多大小不等的卵黄颗粒。

（3）脱蛋白膜蛔虫卵（decorticated egg）：上述两种虫卵的蛋白质膜常可脱落，而成为无色透明的脱蛋白膜蛔虫卵。

（二）生活史要点

1．人是唯一终宿主，不需中间宿主。

2．受精蛔虫卵随粪便排出后，在外界适宜环境经三周左右发育为内含幼虫的感染性虫卵（infective egg），才具感染性。

3．感染阶段为感染期卵，经口感染。

4．幼虫在人体移行途径：循环系统——呼吸系统（肺）——消化系统。

5．成虫寄生于人体小肠。

6．由食入虫卵到发育为成虫，需两个多月；雌虫每日可产卵达24万。

7．成虫在人体内的生存时间为一年左右。

（三）致病

似蚓蛔线虫幼虫与成虫均可危害人体，以成虫致病为主。

1．幼虫致病　幼虫移行过程中依次经肠壁、肝、肺等组织，可引起机械性损伤，尤其在肺部，从肺毛细血管穿入肺泡时，造成血管破裂，有许多小出血点，同时幼虫的蜕皮液、代谢产物可作为抗原物质，引起宿主全身及局部超敏反应。在肝、肺，幼虫周围可出现嗜酸性粒细胞和中性粒细胞为主的细胞浸润，以后成为由组织细胞、上皮样细胞和多核巨细胞构成的肉芽肿。严重感染引起蛔虫性肺炎（ascaris pneumonia），临床表现为咳嗽、哮喘、痰中带血、发热、血液中嗜酸性粒细胞增多等。

2．成虫致病

（1）掠夺营养和肠黏膜损伤及吸收障碍：患者出现消化道症状，如消化不良、腹泻、腹痛。重度感染的儿童出现营养不良，影响发育。

（2）超敏反应：虫体代谢产物及死亡虫体分解产物可诱发 IgE 介导的超敏反应，如荨麻疹、皮肤瘙痒、血管神经性水肿等。

（3）并发症：最常见的是胆道蛔虫症，此外还有肠梗阻、阑尾炎和肠穿孔等，对人体危害严重。主要原因有：

1）成虫有钻孔习性：当肠道环境变化如食入辛辣食物或驱虫药物使用不当时，可激惹虫体钻入开口于肠腔的各种管道，引起胆道蛔虫症、阑尾炎、胰腺炎等。有时可引起肠穿孔和腹膜炎。

2）若寄生虫体数量多，常扭结成团，阻塞肠腔造成肠梗阻。

（四）实验诊断

主要掌握病原学诊断方法，从粪便中检查受精与未受精卵，此外，如果呕吐物或粪便检出成虫亦可确诊。

1．粪便直接涂片法　简便易行，由于成虫产卵量大，感染者80%以上均可查出虫卵。

2．饱和盐水浮聚法　检出率高于直接涂片法，但不适用于仅排出未受精蛔虫卵者。

3．改良加藤氏厚涂片法　检出率高。

（五）流行

似蚓蛔线虫呈世界分布，感染率高。应重点掌握其流行的三个环节及广泛流行的原因：

1．流行环节要点

（1）传染源：粪便中含有受精蛔虫卵的患者与带虫者。

（2）传播途径：摄入被感染期卵污染的食物或饮水等，经口感染。

（3）易感人群：人群均易感，感染率农村高于城市，儿童高于成人。

2．蛔虫感染广泛的原因

（1）蛔虫产卵量大，每条雌虫日产卵可达 24 万。

（2）生活史简单，不需中间宿主，受精卵在外界适宜条件下直接发育为感染期卵，经口感染。

（3）虫卵对外界环境抵抗力强，由于卵壳较厚及蛔甙层的保护作用，使其不易被杀死且存活时间长。

（4）不良的卫生环境，粪便未经无害化处理，造成虫卵污染土壤。蝇和蜚蠊机械性携带虫卵。

（5）不注意个人卫生、饮食卫生和饮水卫生。

（六）防治原则要点

1．普查普治 发现患者及带虫者应及时进行驱虫治疗，以控制传染源。治疗药物为阿苯达唑、甲苯达唑和双羟萘酸噻嘧啶。

2．加强粪便管理 对粪便进行无害化处理，杀死虫卵，切断传播途径。

3．开展卫生宣传教育 注意个人卫生、饮水卫生和饮食卫生，改善环境卫生，消灭蝇和蜚蠊等均可降低感染机会。

三、毛首鞭形线虫（*Trichuris trichiura*）（简称鞭虫 whipworm）

本病流行广，具有一定的危害性，应掌握其主要内容。

（一）形态特征要点

重点掌握成虫和虫卵形态特征，可作为实验诊断的基础。

1．成虫 形似马鞭，前 3/5 细，包括口腔和咽管，后 2/5 粗，有肠管和生殖器官。雌雄异体，雌虫尾端钝圆，雄虫尾端向腹面呈环状弯曲，有交合刺一根。雌雄成虫生殖器官均为单管型。

2．虫卵 纺锤形，黄褐色，中等偏小。卵壳较厚，两端各有一个透明盖塞（opercular plug），内含一个卵细胞。

（二）生活史要点

1．生活史简单 不需要中间宿主，虫卵在外界环境中直接发育为感染期虫卵，随污染的蔬菜等食物和饮水，经口感染。

2．感染阶段 感染期虫卵。

3．寄生部位 成虫寄生于人体盲肠，以其纤细的前端钻入肠黏膜至黏膜下层，甚至肌层。

4．营养来源 以宿主血液和组织液为食。

（三）致病要点

由于其前端侵入肠黏膜，因机械损伤和分泌物的刺激导致肠黏膜充血、水肿和出血等慢性炎症反应；患者出现腹痛、腹泻等消化道症状，重度感染儿童可引起营养不良，甚至直肠脱垂。

（四）实验诊断

以检获虫卵为依据，可采用粪便生理盐水直接涂片法、沉淀集卵法、饱和盐水浮聚法及改良加藤法等。

（五）流行特点

人（患者和带虫者）是其唯一的传染源，多见于热带和温带地区，人群感染主要与卫生习惯有关。

（六）防治要点

1．治疗患者和带虫者，常用驱虫药物有阿苯达唑和甲苯达唑等。

2．加强粪便管理，防止虫卵污染环境。

3．注意个人卫生，饮水卫生和饮食卫生。

四、弓首线虫（*Toxocara*）

弓首线虫包括犬弓首线虫和猫弓首线虫，是犬和猫类常见的肠道寄生虫，其幼虫能在人体内移行，引起严重的内脏幼虫移行症（visceral larva migrans）和眼幼虫移行症（ocular larva migrans）。此虫为了解内容。

（一）犬弓首线虫（*Toxocara canis*）（又称犬弓首蛔虫、犬蛔虫）

1．形态特征要点

（1）成虫：与似蚓蛔线虫相似，但虫体较小。虫体前端向腹面弯曲，两侧有后延伸的颈翼。口唇分三叶。雄虫后端卷曲，两侧有尾翼，一对交合刺等长。雌虫阴门位于虫体中部之前。

（2）虫卵：短椭圆形或近球形，中等大小，卵壳厚，表面有许多点状凹陷。

2．生活史要点

（1）成虫寄生犬小肠。

（2）虫卵随犬粪便排出，在外界发育为感染期虫卵。幼犬吞食感染期虫卵后，幼虫随血流经肺部到达消化道，在小肠发育为成虫。犬弓首线虫还可经乳汁传播，幼犬感染普遍。

（3）获得免疫力的成犬吞食感染期虫卵后，幼虫进入肺部以外的其他器官或组织，停止发育，长期保持休眠状态，但对其他食肉动物具有感染性。

（4）鼠类可作为其转续宿主，犬可通过捕食鼠类感染。

（5）人是犬弓首线虫的非正常宿主：人食入该虫感染性虫卵，幼虫在小肠中孵出而在组织中移行。

3．致病要点

（1）内脏幼虫移行症：幼虫在人体多在肝移行，其次为肺和脑，刺激组织形成嗜酸性肉芽肿。患者出现发热、肺部症状、肝大和嗜酸性粒细胞增多。幼虫在脑部可引起头痛、癫痫、全身痉挛等神经系统症状。

（2）眼幼虫移行症：主要见于儿童，病变多见于单眼，有时幼虫可从眼眶钻出。常表现为慢性肉芽肿性眼炎或视网膜炎、视神经水肿及虹膜睫状体炎。眼幼虫移行症通常不伴有内脏病变。

4．实验诊断

（1）对疑似患者可采用肝、肺等脏器穿刺或手术取得标本进行病理切片，在嗜酸性肉芽肿内发现犬弓首线虫幼虫可确诊。

（2）血清学检查　用 ELISA 或 Western blot 检测特异性抗体对诊断有重要价值。

5．流行特点

犬感染率较高，人体犬弓首线虫病已有近千例报道。本病诊断困难。主要发生在 1～3 岁儿童，犬粪污染环境，当儿童爬行时可通过污染的手指食入虫卵而感染。

6．防治要点

（1）治疗患者，局部病变可手术取出虫体，内脏幼虫移行症常用甲苯咪唑和阿苯达唑治疗。

（2）治疗病犬，减少传染源。

（3）注意公共卫生，及时清理犬粪，防止犬粪污染。

（二）猫弓首线虫（*Toxocara cati*）（又称猫弓首蛔虫、猫蛔虫）

猫弓首线虫成虫寄生于猫小肠，形态、生活史、临床表现、实验诊断、流行和防治与犬弓首线虫相似。此虫为了解内容。

五、十二指肠钩口线虫（*Ancylostoma duodenale*）和美洲板口线虫（*Necator americanus*）

寄生人体的钩虫（hookworm）主要有十二指肠钩口线虫和美洲板口线虫。在我国，钩虫所致钩虫病（hookworm disease）是危害居民健康的重要寄生虫病。对其形态结构、生活史、致病机制及实验诊断方法必须重点掌握，尤其是致病机制需要深入理解。

（一）形态特征

1．成虫

（1）外部形态：虫体细长、圆柱形、长约 1cm，肉红色，死亡虫体为灰白色，雌雄异体。

（2）内部结构：前端有角质口囊（buccal capsule），腹侧缘有钩齿或板齿；两侧有头腺，可分泌抗凝素。雌虫尾端尖细，生殖器官为双管型；雄虫尾部膨大成交合伞（copulatory bursa），有一对交合刺，生殖器官为单管型。

两种钩虫形态鉴别要点

鉴别要点	十二指肠钩口线虫	美洲板口线虫
体形	头尾均背曲，呈"C"形	头端背曲，尾端腹曲，呈"S"形
口囊	有两对钩齿	有一对板齿
背肋	远端分 2 支，每支又分 3 小支	基部分 2 支，每支又分 2 小支
交合刺	两根平行，未端分开	一根末端形成倒钩，与另一根合并

2．卵　椭圆形、壳薄，无色透明，新鲜粪便中的卵含 2～8 个卵细胞，如果粪便放置过久，卵细胞继续分裂，可呈多细胞桑胚期，卵细胞与卵壳间有明显间隙。两种钩虫卵不易区别。

（二）生活史要点

两种钩虫生活史基本相同。

1．外界发育　卵随粪便排出后，在适宜温、湿度条件下，发育为杆状蚴（rhabditiform larva）和丝状蚴（filariform larva），在土壤中营自生生活。

（1）感染阶段：丝状蚴。丝状蚴有明显向温、向湿性，与人皮肤接触后活力增强；虫体借助机械穿刺与分泌胶原酶经毛囊、汗腺口或破损的皮肤侵入。

（2）感染方式：主要经皮肤感染，十二指肠钩口线虫还可经口感染。

2．在人体内发育

（1）幼虫移行：丝状蚴侵入皮肤后经循环系统、呼吸系统，最后到达消化系统（经皮肤入血→右心→肺、肺泡→支气管→咽→小肠），发育为成虫。

（2）成虫寄生：成虫寄生于小肠上段，以口囊咬附肠黏膜，以血液、淋巴液及脱落上皮细胞为食，十二指肠钩口线虫和美洲板口线虫每条雌虫每日分别可产卵 1 万～3 万与 0.5 万～1.0 万个。

（三）致病机制

钩虫幼虫与成虫均损害人体，但以成虫为主要致病阶段，重点掌握贫血机制。

1．幼虫致病

（1）钩蚴性皮炎：由丝状蚴侵入人体皮肤引起 I 型超敏反应。3～5 天后可自愈。

（2）呼吸系统症状：由钩蚴穿过肺毛细管进入肺泡引起出血、炎性病变及超敏反应等。

2．成虫致病

（1）消化道病变：成虫用口囊咬附于肠黏膜，造成散在性出血点和小溃疡等病变，可累及黏膜下层，甚至肌层，导致营养吸收障碍。患者出现消化道症状。

（2）贫血：是钩虫病的主要症状（缺铁性贫血）。

1）钩虫吸血：成虫以口囊咬附、破坏肠黏膜，并以血液、组织液、脱落上皮细胞为食，使患者长期处于慢性失血状态，铁和蛋白质等不断耗损。

2）伤口渗血：钩虫吸血时不断分泌抗凝素，使血液不易凝固，并常更换叮咬部位，故新旧伤口不断渗血。

3）钩虫吸血时不断将未消化的血液排出，这种边吸、边排的特性使患者损失血量加大。

4）美洲钩虫每条每日可造成失血量为 0.02～0.1ml，十二指肠钩虫平均比美洲钩虫高 6～7 倍，故后者危害更大。

5）少数患者可出现消化道大出血等重症。

6）当宿主营养状况差，因缺铁致血红蛋白合成速度比红细胞生成速度慢时，则出现小细胞低色素性贫血（缺铁性贫血）。

（3）异嗜症：部分钩虫病患者出现喜食生米、泥土、煤渣等，原因尚不清楚，可能与体内缺铁有关。

（四）实验诊断

要求掌握病原学诊断方法和诊断阶段。

1．粪便生理盐水直接涂片法　检查虫卵简便易行，但轻度感染检出率低。

2．饱和盐水浮聚法　检查虫卵为首选，检出率高，比生理盐水直接涂片法高 5～6 倍。

3．钩蚴培养法　检查钩蚴，用放大镜即可观察结果，检出率高，且可鉴定虫种，但需 3～5 天，主要用于流行病学调查。

（五）流行

掌握钩虫病流行的主要因素。我国北方以十二脂肠钩虫为主，南方以美洲钩虫为主。

1．传染源　钩虫病患者和带虫者。

2．与流行有关的因素

（1）用新鲜粪便施肥，使粪便中虫卵污染土壤。

（2）外界有适于虫卵与幼虫存活、发育的自然条件，如温度、湿度等。

（3）传播途径与当地生产方式及生活习惯有关，如赤脚下田等，造成皮肤与钩蚴的接触。

（六）防治原则要点

1．消除传染源，治疗患者和带虫者，常用药物有甲苯达唑（mebendazole）和阿苯达唑（albendazole）等。

2．加强粪便管理，做到粪便无害化处理。

3．注意个人防护，预防皮肤感染，如不赤足下田，局部皮肤涂擦防护剂等。

六、蠕形住肠线虫（*Enterobius vermicularis*）（简称蛲虫 pinworm）

蠕形住肠线虫在儿童中感染率较高，危害亦大。应重点掌握成虫和虫卵形态、生活史、致病和诊断方法，了解蛲虫病的流行和防治原则。

（一）形态特征

1．成虫　细小、乳白色、线头状，头端角皮膨大形成头翼，咽管末端膨大呈球形，称咽管球。雌虫较大，尾端尖直，约占虫体后 1/3，生殖系统为双管型。雄虫较小，尾端向腹面卷曲，末端有一根交合刺，生殖系统为单管型。

2．虫卵　无色透明，不对称椭圆形，一侧平，一侧凸起，虫卵自虫体排出时，内含蝌蚪期幼虫，感染性虫卵内为卷曲的幼虫。

（二）生活史特征

1．生活史　简单，不需要中间宿主。

2．成虫　寄生在人体回盲部，以肠内容物、血液及组织液为食，雌、雄虫交配后，雄虫很快死亡。

3．雌虫特殊产卵习性　在夜间宿主睡眠时，雌虫爬出肛门，在肛周皮肤产卵，经 6 h 即发育为感染期虫卵。

4．感染阶段与方式　感染阶段为感染期卵，感染方式为经口感染。

（三）致病

1．消化道症状　虫体附着肠黏膜，造成黏膜轻度炎症反应，导致慢性炎症或肠功能紊乱。

2．肛门及会阴部皮肤瘙痒及炎症，由蛲虫雌虫产卵时刺激皮肤引起，常导致患儿烦躁不安、失眠、食欲缺乏等，长期反复感染，会影响儿童身心健康。

3．异位寄生，部分雌虫产卵后，还可通过阴道侵入，引起阴道炎、子宫内膜炎和输卵管炎等，导致严重的异位损害。

（四）实验诊断

主要掌握实验诊断方法及注意事项。

1．透明胶纸法　于清晨、排便前，用透明胶纸粘贴肛门周围皮肤，镜检虫卵。此方法检出率高，且简便易行。

2．查获成虫　在夜间雌虫产卵时，常可在肛门周围查获成虫。

（五）流行特点

1．传染源　患者及带虫者（人是唯一传染源）。

2．集体生活儿童感染率较高，成虫寿命虽然只有 6 周，但反复感染较为常见。

3．感染途径　以肛门 - 手 - 口途径造成的自身重复感染为主，此外还可通过食物、玩具等异体感染，亦可经空气吸入后吞咽感染。

（六）防治

主要了解防治原则。

1．治疗患者及带虫者，常用药物有阿苯达唑、甲苯咪唑等。

2．注意公共卫生，家庭卫生及个人卫生，防止自体及相互感染。

七、粪类圆线虫（*Strongyloides stercoralis*）

粪类圆线虫为兼性寄生虫，主要掌握寄生世代对人体的危害，其他内容为了解内容。

（一）形态特征

了解粪类圆线虫寄生世代成虫和虫卵的形态，以及杆状蚴和丝状蚴的形态特征，可作为实验诊断的基础。

寄生世代成虫半透明，体表具有细横纹，尾尖细，末端略呈锥形；虫卵椭圆形，卵壳薄而透明（与钩虫卵相似）；杆状蚴头钝尾尖，具双球型咽管；丝状蚴虫体细长，咽管约为体长的 1/2，尾端分叉。

（二）生活史特征

生活史复杂，包括在土壤中的自生世代和在宿主体内的寄生世代。

1．自生世代　外界生活的成虫在温暖潮湿的土壤中产卵，经数小时发育为杆状蚴，再经 4 次蜕皮发育为自生生活成虫，环境适宜时自生世代可循环多次（间接发育）。当外界环境不适宜时，杆状蚴蜕皮两次，发育为丝状蚴（直接发育），丝状蚴对宿主具有感染性。

2．寄生世代　丝状蚴经皮肤入血→右心→肺、肺泡→支气管→咽→小肠→小肠黏膜→成虫→卵→杆状蚴，此幼虫自肠黏膜逸出随粪便排出。

排出的杆状蚴在体外可发育为丝状蚴再次感染宿主，也可进行间接发育为自生世代成虫。

（1）感染阶段：丝状蚴。

（2）感染方式：经皮肤钻入人体。

（3）成虫寄生部位：小肠黏膜。

（4）机体发生便秘或自身免疫缺陷时，可出现自身感染，有三种类型：①直接体内自身感染，②间接体内自身感染，③体外自身感染。

（三）致病要点

粪类圆线虫致病与其感染程度、人体抵抗力和虫体移行或定居的器官有关。

1．皮肤炎症　由丝状蚴侵入皮肤所致，可引起出血点、丘疹、水肿，幼虫在皮肤内移行较快，故引起的荨麻疹蔓延也快。

2．肺部症状　幼虫移行所致，轻者表现为过敏性肺炎或哮喘，重者可出现咳嗽、多痰、持续性哮喘、呼吸困难、嗜酸性粒细胞增多等。

3．消化道症状　虫体的机械性刺激及毒性作用引起组织炎症反应。幼虫及成虫损伤肠黏膜，影响吸收，并出现不同程度的肠炎；患者可出现腹痛、腹泻、水样便或黏液血便，严重者脱水，全身衰竭。

4．免疫功能低下或免疫缺陷患者感染本虫可导致播散性超度感染。

（四）实验诊断

从粪便、尿、痰液或脑脊液中检获杆状蚴或丝状蚴，或培养出丝状蚴，可作为确诊依据，腹泻患者可查到虫卵。必要时辅以免疫学诊断。

（五）流行与防治

流行因素与防治原则同钩虫。

八、丝虫（Filaria）

（一）班氏吴策线虫（*Wuchereria bancrofti*）和马来布鲁线虫（*Brugia malayi*）

寄生人体的丝虫有 8 种，在我国流行的有班氏吴策线虫和马来布鲁线虫两种。丝虫对人体危害严重，对有诊断意义的微丝蚴（microfilaria）的形态、生活史特点、致病机制及临床诊断应重点掌握，致病机制为难点，应加强理解。

1. 形态鉴别要点　两种微丝蚴的形态特征是诊断和鉴别虫种的主要依据。

班氏吴策线虫和马来布鲁线虫微丝蚴形态鉴别

特征	班氏吴策线虫微丝蚴	马来布鲁线虫微丝蚴
体态	体态柔和	体态僵硬
头间隙	长：宽 =1：1 或 1：2	长：宽 =2：1
体核	圆形，较小，排列整齐，清晰可数	卵圆形，较大，排列紧密，相互重叠，不易分清
尾核	无	两个尾核，前后排列

2. 生活史特征　生活史中需要中间宿主，两种丝虫发育过程基本相同。

（1）在中间宿主蚊体内的发育：蚊叮咬血中含微丝蚴者时，微丝蚴进入蚊体内，发育为腊肠蚴和丝状蚴。

（2）在终宿主人体内的发育：当感染丝状蚴的蚊叮人吸血时，丝状蚴经吸血伤口或正常皮肤进入人体，在淋巴管和淋巴结内发育为成虫。雌雄成虫交配后雌虫产出微丝蚴，微丝蚴多随淋巴液经胸导管进入血液循环。在人体内微丝蚴不能直接发育为成虫。

（3）感染阶段：丝状蚴。

（4）感染方式：媒介昆虫（蚊）叮咬。

（5）寄生部位：马来丝虫成虫寄生于上、下肢浅部淋巴系统；班氏丝虫成虫除寄生于浅部淋巴系统外，多寄生于深部淋巴系统。两者均以淋巴液为食。

（6）微丝蚴的夜现周期性（nocturnal periodicity）：

1）定义：微丝蚴一般白天滞留于肺部毛细血管，夜间出现于外周血液内，微丝蚴在外周血液中夜多昼少的现象称为夜现周期性。两种微丝蚴在外周血中夜现高峰的时间：班氏丝虫微丝蚴为晚 10 点至次晨 2 点；马来丝虫微丝蚴为晚 8 点至次晨 4 点。

2）机制：

A. 与人的中枢神经系统，特别是迷走神经的兴奋、抑制有关，迷走神经兴奋，外周血液中微丝蚴增加，反之则下降。与睡眠活动也有关，改变昼夜活动规律一段时间后，微丝蚴的出现规律也随之改变。

B. 与宿主肺血氧含量有关，夜间给氧，患者外周血中微丝蚴密度下降，白天给低氧，微丝蚴密度上升。控制微丝蚴聚集在肺内的有效刺激是肺动脉内静脉血和肺静脉内动脉血的氧张力差。

C．与微丝蚴体内的自发荧光有关，夜现周期性明显的微丝蚴荧光颗粒多，反之则少。

总之，微丝蚴的周期性是一种生物学规律，与微丝蚴自身的生物学特性及宿主因素都有关，但总体看来，微丝蚴在外周血中出现的高峰时间总能与当地蚊媒叮人吸血的活动高峰时间保持一致。

3．致病要点 两种丝虫对人体的致病均以成虫为主。

（1）急性期超敏及炎症反应：

1）致病因素：幼虫和成虫的代谢产物、幼虫蜕皮液、成虫子宫排泄物及死虫分解产物等均可引起全身性超敏反应及局部淋巴系统的反应。

2）病理反应：淋巴管内膜肿胀，内皮细胞增生→管壁及周围组织炎性细胞浸润→管壁增厚，淋巴管瓣膜功能受损→管内形成淋巴栓。

3）临床表现：

A．急性淋巴结炎、淋巴管炎及丹毒样皮炎：淋巴结炎表现为局部淋巴结肿大、压痛；淋巴管炎为逆行性，皮下有离心性发展的红线，俗称"流火"，常发于下肢；炎症波及浅表细微淋巴管时，局部皮肤可出现弥漫性红肿，有压痛和灼热感，状似丹毒，故称丹毒样皮炎。班氏丝虫还可引起精索炎、附睾炎和睾丸炎。

B．丝虫热（filarial fever）：丝虫感染引起上述症状时，患者多伴有畏寒、发热、头痛、乏力、关节酸痛等全身不适症状，称为丝虫热。

（2）慢性期阻塞性病变：

1）形成原因 急性炎症反复发作，局部增生形成肉芽肿→淋巴循环动力学发生改变，最终淋巴管栓塞→局部淋巴回流受阻→淋巴管曲张、破裂→淋巴液流入周围组织，导致淋巴肿或淋巴积液。由于病变部位不同，患者的临床表现也因之而异。

2）临床表现：

A．象皮肿（elephantiasis）：由于从淋巴管破溃流出含高蛋白质的淋巴液积聚在皮下组织，刺激纤维组织增生而形成。初期表现为淋巴液肿，如在肢体，多为可凹性水肿，组织纤维化后出现非可凹性水肿，皮肤增厚、弹性消失、变粗变硬形如象皮，多发生于下肢和阴囊。由于局部血液循环障碍，皮肤的汗腺、皮脂腺和毛囊的功能受损，抵抗力降低，多引起细菌感染，加重象皮肿。

B．睾丸鞘膜积液（hydrocele testis）：多由班氏丝虫所致。阻塞发生在精索、睾丸淋巴结时，淋巴液渗入鞘膜腔内形成积液、阴囊肿大。

C．乳糜尿（chyluria）：班氏丝虫所致，阻塞发生在主动脉前淋巴结或肠干淋巴结时，从小肠吸收的乳糜液回流受阻，经侧支流入肾淋巴管，并经肾乳头黏膜破损处流入肾盂，混于尿中排出，出现乳糜尿。如果肾淋巴管伴行的肾毛细血管同时破裂，则可出现血性乳糜尿。

4．实验诊断

（1）病原学诊断：

从患者外周血、乳糜尿、淋巴液或活检物中查出微丝蚴和成虫是诊断本病的依据。

1）血液检查：厚血膜法、新鲜血滴法、离心沉淀浓集法、薄膜过滤浓集法等，应在晚上 9 时至次晨 2 时采血检查。必要时可用乙胺嗪白天诱出法做血检。

2）体液检查：可取鞘膜积液、淋巴液、乳糜尿、乳糜胸腔积液、乳糜腹水及心包积液做离心沉淀涂片检查，甚至取骨髓抽出液涂片染色镜检。

3）组织内活检：用注射器从淋巴结或肿块中抽取成虫，或切除可疑结节做病理检查，查成虫或微丝蚴。

（2）免疫学诊断：用免疫学方法检查患者血清中的特异性抗体或循环抗原，目前较理想的方法有间接荧光抗体实验（IFA）、免疫金银染色法（IGSS）和酶联免疫吸附实验（ELISA）。

5．流行要点

（1）传染源：血中带有微丝蚴的患者和带虫者。

（2）传播媒介：班氏丝虫病的主要传播媒介为淡色库蚊和致倦库蚊；马来丝虫病的主要媒介为中华按蚊和嗜人按蚊。

（3）易感人群：流行区人群均易感。

（4）影响流行的自然因素：主要为气温、湿度、雨量以及地理环境等。这些因素既影响蚊虫的孳生、繁殖和吸血活动，也影响丝虫幼虫在蚊体内的发育。

6．防治原则要点

（1）普查普治：治疗药物主要有乙胺嗪（diethylcarbamazine，又名海群生）、呋喃嘧酮、阿苯达唑、伊维菌素等。流行区人群可用0.3%乙胺嗪盐预防丝虫病。

（2）防蚊灭蚊。

（3）加强人群监测。

（二）旋盘尾线虫（*Onchocerca volvulus*）

旋盘尾线虫主要流行在非洲和拉丁美洲，为了解内容。

1．形态特征　成虫呈丝线状，半透明，角皮层具明显横纹。微丝蚴产出时已脱鞘，头间隙长宽相等，尾端尖细，无尾核。

2．生活史特征

（1）中间宿主为蚋，发育过程与以上两种丝虫类似。

（2）感染阶段：感染期幼虫。

（3）感染方式：媒介昆虫（蚋）叮咬，感染期幼虫自蚋下唇逸出，经皮肤伤口移行至皮下组织，并发育为成虫。

（4）寄生部位：成虫寄生在人体皮下组织。

（5）无明显夜现周期性。

3．致病要点　盘尾丝虫成虫和微丝蚴对人体均有致病作用，但以微丝蚴为主。成虫在皮下组织产生不同程度的炎症和皮肤结节。微丝蚴进入宿主身体各部位的皮肤和皮下淋巴管，皮肤病变是因死亡的微丝蚴引起的炎症反应，以及微丝蚴释放抗原或产生溶胶原蛋白酶，损伤皮肤内血管和结缔组织，临床多表现为皮疹。淋巴结病变表现为淋巴结肿大。眼部损害最为严重，微丝蚴死亡引起炎症，导致角膜损伤，亦侵犯虹膜、视网膜和视神经，严重影响视力，甚至失明（河盲症 river blindness）。

4．实验诊断

（1）皮下结节活检，查成虫。

（2）从皮肤、眼部、尿液和痰液以及淋巴结等处查见微丝蚴是本病的诊断依据。免疫学方法可作为辅助诊断手段。

5．防治　治疗患者和杀灭蚋、预防蚋叮咬是主要的防治措施。

（三）罗阿罗阿线虫（*Loa loa*）

罗阿罗阿线虫主要流行在非洲热带雨林区，为了解内容。

1．形态特征　成虫为白色线状，头端略细，体中部角皮层有小圆顶状突起。微丝蚴具有鞘，头间隙长宽相等，体核分布至尾端，在尾尖处有一较大的核。

2．生活史特征

（1）中间宿主：为斑虻，发育过程与以上两种丝虫类似。

（2）感染阶段：感染期幼虫。

（3）感染方式：媒介昆虫（斑虻）叮咬，感染期幼虫自斑虻口器逸出，经皮肤伤口侵入人体，在皮下组织约经1年发育为成虫。

（4）寄生部位：成虫寄生在人体皮下组织或筋膜层中。

（5）具有昼现周期性。

3．致病要点　罗阿丝虫的致病阶段主要是成虫，临床上主要表现为局部暂时性肿胀。成虫在人体皮下组织移行引起结缔组织的炎症反应，导致游走性肿胀或肿块，称为卡拉巴丝虫性肿块（Calabar swelling）。游走性肿胀在臀部和腿部反复发作时，可引起腱鞘周围筋膜和结缔组织的硬结，形成永久性囊样肿胀。成虫移行于眼部后导致严重的结膜炎症及眼球水肿和球结膜肉芽肿。

4．实验诊断

（1）皮下包块或眼部活检，查成虫。

（2）外周血中查微丝蚴。

5．防治

（1）治疗患者，治疗药物基本同治疗班氏丝虫患者。

（2）防止斑虻叮咬。

九、旋毛形线虫（*Trichinella spiralis*）（简称旋毛虫）

旋毛形线虫是一种危害严重的人兽共患寄生虫，流行广泛，应重点掌握。

（一）形态特征

重点掌握旋毛形线虫囊包的形态特征，可作为病原学诊断基础。

1．成虫　细小线状。雌雄异体，雄虫较小，虫体末端有两片叶状交配附器，无交合刺；雌虫较大，阴门位于虫体前1/5处，幼虫自阴门产出。雌、雄虫生殖器官均为单管型。

2．幼虫　又称成囊期幼虫（encapsulated larva）、肌肉期幼虫（muscle larva），幼虫卷曲于横纹肌内梭形囊包中，其纵轴与肌纤维平行。一个囊包中通常有1~2条幼虫。

（二）生活史要点

1．旋毛形线虫成虫与幼虫寄生于同一个宿主体内，无外界发育阶段，但完成生活史必须转换宿主。

2．成虫寄生于小肠上段，雌虫产出新生幼虫，经循环系统到达横纹肌，成囊后寄生于横纹肌细胞内，成为感染性的成囊期幼虫。

3．感染阶段与方式　感染阶段为成囊期幼虫，经口感染。

4．保虫宿主较多　猪、鼠、猫、犬等哺乳动物均可感染，猪是人感染的主要传染源。

（三）致病要点

旋毛形线虫成虫与幼虫均有致病作用，但以幼虫为主。病程有三个时期，应重点掌握。

1. 侵入期　感染性成囊期幼虫在小肠脱囊并发育为成虫的过程，又称肠道期。虫体对肠黏膜的损害，可致肠道广泛性炎症、充血、水肿，甚至溃疡，并可出现胃肠道及全身症状，持续约1周。

2. 幼虫移行期　成虫产出新生幼虫，新生幼虫随淋巴、血液循环移行至全身各器官，侵入横纹肌内发育，此阶段称肠外期，也称肌肉期。幼虫的机械性损害及分泌物的毒性作用，可引起全身小血管炎症及间质水肿。患者出现全身中毒及超敏反应，该期病程为2～8周。常见的侵犯部位及危害性如下：

（1）血管内移行：引起血管炎，患者出现高热，全身中毒症状，眼睑及面部水肿，血液中嗜酸性粒细胞升高，亦可累及中枢神经系统。

（2）移行到全身肌肉：引起肌炎，肌细胞变性、坏死，患者最突出的症状为全身肌肉酸痛、触痛，尤以腓肠肌、肱二头肌最明显，严重感染者可因心肌炎、心力衰竭而死亡。

（3）幼虫移行到肺部：损害肺毛细血管，产生局部或广泛肺出血、肺水肿等呼吸系统病变。

3. 成囊期　感染1个月后，侵入肌细胞中的幼虫致肌纤维膨大成梭形囊腔，虫体卷曲其内形成肌肉囊包，又称恢复期。肌肉组织由损害到修复，轻度感染者急性症状逐渐消失。重度感染者，可因恶病质、心力衰竭等原因死亡。

（四）实验诊断

对有食生肉或半生肉史，又有相应临床症状者，应考虑本病，并需进一步检查。

1. 病原学诊断　腓肠肌或肱二头肌活检，检查旋毛形线虫囊包。

2. 免疫学诊断　主要用酶联免疫吸附试验（ELISA）、间接荧光抗体试验（IFA）等，适用于轻度和早期患者。

（五）流行

旋毛虫病在食肉及杂食性动物间广泛流行，人感染的原因是：

1. 食入生的或半熟的含旋毛虫囊包的肉类引起。

2. 不注意饮食卫生，生熟刀板不分，囊包污染而感染。

3. 囊包在外界抵抗力强，腌制、暴晒等方法均不能杀死肉中的幼虫。

4. 肉类检疫不严，市场销售病猪肉。

5. 猪的饲养不善，使猪吃到感染的鼠类。

（六）防治原则

1. 治疗患者，病畜，阿苯达唑疗效较好。

2. 加强肉类食品检查，严禁出售病畜肉。

3. 改变不良饮食习惯，不生食或半生食肉类，制作食品时应生熟分开。

4. 改善养猪方法，用圈养和熟饲料喂猪，防止猪的感染。消灭鼠类。

十、广州管圆线虫（*Angiostrongylus cantonensis*）

成虫寄生于鼠类肺部血管，人为该虫非适宜宿主，幼虫寄生人体可致嗜酸性粒细胞增多性脑膜脑炎或脑膜炎（eosinophilic meningoencephalisis）。

（一）形态特征

成虫细线状，体表光滑具有微细环状横纹。雌虫尾端呈斜锥形，子宫白色，与充满血液的肠管缠绕形成红、白相间的螺旋纹。雄虫尾端略向腹面弯曲，末端形成对称的肾形交合伞。

幼虫共 5 期，其中第 3 期（感染期）幼虫呈细杆状，头端钝圆，尾端尖细。

（二）生活史要点

1．成虫寄生在大鼠（尤其是褐家鼠和黑家鼠）肺动脉内，雌虫在肺毛细血管内产卵、孵出第 1 期幼虫，随粪便排出体外。

2．第 1 期幼虫主动或被动进入中间宿主体内发育为第 3 期（感染期）幼虫。中间宿主包括软体动物如陆地蜗牛类（褐云玛瑙螺）、淡水螺类（福寿螺）及蛞蝓（俗称鼻涕虫）等。

3．终宿主食入含第 3 期幼虫的中间宿主或被污染的食物、饮水而感染，幼虫到达终宿主脑部发育为第 5 期幼虫，随后随血流到达肺动脉。

4．人是广州管圆线虫的非适宜宿主。当感染期幼虫进入人体后，幼虫到脑部即停止发育。

5．人因生食或半生食中间宿主和转续宿主（蛙、涡虫、虾、鱼、蟾蜍等）而感染，生食被感染期幼虫污染的蔬菜、瓜果或生水也可感染。

（三）致病要点

幼虫在人体移行可造成多器官损伤，最严重的是侵犯中枢神经系统后引起嗜酸性粒细胞增多性脑膜炎或脑膜脑炎，此病以脑脊液中嗜酸性粒细胞显著升高为特征。临床表现有剧烈头痛、颈项强直、恶心、呕吐、低度或中度发热及嗜睡、昏迷甚至死亡。

（四）诊断

从脑脊液中查获幼虫或成虫是确诊依据，但检出率低，因此需要结合病史、临床表现。检测外周血和脑脊液中嗜酸性粒细胞将有助于诊断，免疫学检测也可提供辅助诊断。

（五）流行特点

本病为人兽共患病，分布于热带和亚热带地区。鼠类是主要传染源，人群感染与饮食习惯极为密切。

（六）防治要点

1．不吃生或半生的中间宿主和转续宿主，不吃生菜、不喝生水。灭鼠以控制传染源对本病的预防十分重要。

2．阿苯达唑（albendazole）有较好的杀虫作用。

十一、其他线虫

（一）结膜吸吮线虫（*Thelazia callipaeda*）

结膜吸吮线虫主要寄生于犬、猫等动物眼部，也可寄生于人眼引起结膜吸吮线虫病（thelaziasis）。

1．形态特征　掌握成虫形态作为确诊依据。

成虫细长、白色，半透明，固定后呈乳白色。除头尾两端外，全身体表均有边缘锐利的带状环纹。头端钝圆，角质口囊。雄虫尾端向腹面卷曲，有两根长短不一、形状各异的交合刺。雌虫阴门位于虫体前端食道与肠管结合处的腹面，子宫内充满大小不等的虫卵，在近阴门处虫卵已发育成幼虫。

2．生活史要点

（1）成虫主要寄生于犬、猫的眼结膜囊及泪管内，偶可寄生于人眼。幼虫卵胎生。

（2）中间宿主（传播媒介）为果蝇，当蝇停落宿主眼部进行取食时，初产蚴进入蝇体内，进而发育为感染期幼虫。

（3）感染的果蝇再次停落人或动物眼部舔食时，感染期幼虫自蝇口器中逸出，进入这些宿主眼部造成感染。

（4）感染期幼虫在宿主眼部经 2 次蜕皮，发育为成虫。

3．致病

（1）结膜吸吮线虫成虫体表的锐利环纹摩擦、虫体口囊的吸附作用及排泄物、分泌物的刺激，可引起患者眼部炎症反应或形成肉芽肿。

（2）主要临床表现为眼部有异物感、痒感、畏光、流泪、分泌物增多。重度感染者可出现结膜充血、炎症和溃疡，还可发生角膜混浊、眼睑外翻等症状。

4．诊断 从眼部取虫鉴定。

5．流行与防治 结膜吸吮线虫病主要分布在亚洲，为人兽共患病。在我国感染季节以夏秋为主，与果蝇季节消长相吻合。感染率农村高于城市、婴幼儿高于成人。主要传染源是犬、猫等动物。

（1）对患者及感染动物进行取虫消炎治疗。

（2）加强个人眼部卫生及防护。

（3）搞好环境卫生，消灭果蝇、消除果蝇滋生地。

（二）肝毛细线虫（*Capillaria hepatica*）

肝毛细线虫寄生于鼠类和多种哺乳动物的肝，偶可感染人，引起肝毛细线虫病（hepatic capillariasis）。

1．形态特征

（1）成虫：细线状。雌虫尾端钝锥形；雄虫尾端有 1 个突出的交合刺鞘，内含 1 根交合刺。

（2）虫卵：与毛首鞭形线虫卵形态相似，但较大。

2．生活史要点

（1）成虫寄生在鼠、兔等哺乳动物及人的肝内。

（2）雌虫产卵于肝实质中，虫卵在宿主肝内不发育也不具有感染性，随动物宿主死亡、腐烂，虫卵被释放至土壤中。如动物宿主被其他动物捕食，则虫卵沿捕食动物消化道被排至外界。

（3）虫卵在土壤中发育为感染期虫卵，宿主因食入被感染期虫卵污染的食物或饮水而感染。虫卵在宿主盲肠孵出幼虫，幼虫钻入肠黏膜，经肠系膜静脉、门静脉到达肝。

3．致病

（1）虫卵沉积在宿主肝实质中，导致肉芽肿反应和脓肿样病变。

（2）脓肿中心可见虫卵、成虫及坏死组织。

（3）感染者可出现发热、肝脾大、嗜酸性粒细胞增高、白细胞增高、高丙种球蛋白血症及低血红蛋白性贫血等特征。

4．诊断 肝组织活检，检查到虫卵是最可靠的诊断方法，嗜酸性粒细胞增多是诊断的重要线索。

5．流行与防治 肝毛细线虫为世界性分布，可感染多种哺乳动物及人。人感染是由于食入或饮用感染期虫卵污染的食物或水而引起。当人食入受染动物肝后，虫卵通过消化道被排出体外。虽然在粪便中查获虫卵，但此时人并未获得感染，这种现象称为假性感染（spurious infection）。真性感染时，则粪检无虫卵。

（1）注意个人卫生和环境、饮食卫生，不生食或半生食动物肝，同时注意灭鼠。

（2）治疗可用阿苯达唑或甲苯达唑等。

（三）美丽筒线虫（*Gongylonema pulchrum*）

美丽筒线虫成虫寄生于许多哺乳动物（尤其是反刍动物）的口腔与食管黏膜和黏膜下层，偶可寄生于人体，引起筒线虫病（gongylonemiasis）。

1．形态特征　主要掌握成虫形态作为确诊依据。

成虫为细线状、乳白色。体表有细横纹，前端表皮具有花缘状表皮突。虫体前端中央有1个漏斗形小口，口可关闭。雌虫尾端不对称，钝锥状，稍向腹面弯曲；生殖系统为双管型，子宫粗大、内含大量虫卵。雄虫尾部有明显尾翼，两侧不对称；交合刺2根，长短不一。

2．生活史要点

（1）成虫主要寄生于牛、羊、猪等动物口腔、咽、食管黏膜及黏膜下层。

（2）雌虫产卵，卵可由黏膜破损处进入宿主肠道并随粪便排出。

（3）虫卵被中间宿主蜚蠊、甲虫等节肢动物吞食后，幼虫可在中间宿主体内孵出并发育为感染期幼虫。

（4）当动物或人食入感染的节肢动物时，幼虫侵入胃或十二指肠黏膜，再向上移行到食管、咽或口腔黏膜内，发育为成虫。

（5）成虫偶尔寄生人体，一般不排出虫卵。

3．致病

（1）成虫在人体主要寄生口腔、咽、食管等处黏膜和黏膜下层，寄生部位黏膜上出现小白疱及乳白色线形隆起。

（2）由于虫体移动的刺激，患者口腔内有异物爬行感、发痒、肿胀和轻微疼痛等，甚至影响发音。虫体在食道黏膜处寄生时可造成黏膜浅表溃疡，甚至吐血。

4．诊断　根据患者症状、体征和既往史等做初步诊断，在病变局部用针挑出成虫镜检确诊。

5．流行与防治　动物感染美丽筒线虫呈世界性分布，人感染呈散发，传染源是猪、牛等家畜。人群中传播主要因误食中间宿主甲虫、螳螂、蜚蠊、天牛等昆虫或饮用感染期幼虫污染的水引起。

（1）治疗患者：经取虫、消炎治疗，症状即可消失。

（2）加强卫生宣传，改变不良饮食习惯，避免食用或误食中间宿主，注意饮水卫生。

（四）异尖线虫（*Anisakis*）

异尖线虫成虫主要寄生于海洋哺乳类动物（海豚、鲸、海豹），幼虫可寄生于人的胃肠壁，引起异尖线虫病（anisakiasis）。

1．形态特征　成虫为雌雄异体，不同种属的成虫形态差异较大。

2．生活史要点

（1）成虫寄生在海洋哺乳类动物的胃内，雌虫产卵后，卵随粪便排出体外。

（2）虫卵在海水中发育为第1期幼虫，蜕皮后形成第2期幼虫从卵内孵出。

（3）第 2 期幼虫被第一中间宿主海洋浮游甲壳类生物（磷虾）食入，幼虫在其体腔内发育成第 3 期幼虫。当终宿主食入含第 3 期幼虫的中间宿主后，第 3 期幼虫即可在终宿主体内发育为成虫。

（4）多种海洋鱼类摄入第 3 期幼虫后，虫体可移行至海鱼各脏器和肌肉形成囊包、停止发育，故海洋鱼类为该虫的转续宿主。终宿主也可因食入受染的海鱼而感染。

（5）人是异尖线虫的非适宜宿主，因生食或半生食含第 3 期幼虫的海鱼而感染。

3．致病

（1）胃肠型：幼虫钻入胃或肠壁所致，患者可突发腹痛，常伴有恶心、呕吐、低热、腹胀等症状。

（2）幼虫移行症：除消化道外，幼虫也可移行至其他脏器和组织。

4．诊断　根据患者临床表现和饮食史可提示诊断，用纤维内镜从病灶处检获虫体即可确诊。

5．流行与防治　异尖线虫呈世界性分布，异尖线虫病是典型的食源性寄生虫病，感染与人群的饮食习惯密切相关。

（1）目前没有治疗异尖线虫病的特效药，阿苯达唑有一定疗效。

（2）本病预防为主，不生食海鱼是最有效的预防措施。

（五）棘颚口线虫（*Gnathostoma spinigerum*）

棘颚口线虫成虫多寄生于哺乳动物胃壁上形成的特殊瘤块内，幼虫偶可寄生于人体引起颚口线虫病（gnathostomiasis）。

1．形态特征　成虫为圆柱形，短粗。活虫鲜红色，略透明。头部球形，上有 8～11 圈小钩，口周有 1 对肉质唇。颈部狭窄，体前半部和近尾端体表有体棘（具分类学意义）。雄虫较小，末端膨大成假交和伞，有交合刺 1 对。雌虫较大，阴门位于体中部略后。

2．生活史要点　发育过程需要 2 个中间宿主和 1 个终宿主，多种动物可作为其转续宿主。

（1）成虫寄生于终宿主猫、虎、犬、豹等动物胃壁，在胃壁的瘤块内产卵，虫卵随粪便排出。

（2）虫卵入水后在适宜条件下发育为第 1 期幼虫，1 期幼虫蜕皮后孵出第 2 期幼虫。

（3）第 2 期幼虫被第一中间宿主剑水蚤吞食后，在其体内发育为第 3 期幼虫。

（4）感染的剑水蚤被第二中间宿主淡水鱼、蛙等吞食，幼虫在宿主肝和肌肉内结囊。

（5）如果感染的第二中间宿主被蛇类、鸟类及其他非终宿主的哺乳动物食入，则幼虫不能继续发育，故这些动物是转续宿主。

（6）第二中间宿主或转续宿主被终宿主食入后，幼虫经过肝、肌肉等处发育，最后返回胃壁在胃黏膜下形成瘤块，并发育为成虫。

（7）人的感染主要是由于食入含第 3 期幼虫的中间宿主或转续宿主而引发。

3．致病　棘颚口线虫对人的致病，主要是因幼虫在人体组织中移行及其代谢产物刺激而引发的幼虫移行症。患者多显示外周血中嗜酸性粒细胞增高。

（1）皮肤幼虫移行症：在全身各部出现游走性皮下包块、皮肤硬结、线状疹或点状疹，皮肤表面稍红，有时有灼热感和水肿。

（2）内脏幼虫移行症：临床表现因寄生部位不同而异，虫体可在消化、呼吸、泌尿及神经等系统移行。比较严重的是幼虫侵入中枢神经系统和眼部造成的危害，比例亦较高，可引起嗜酸性粒细胞增多性脑脊髓炎。幼虫通过视神经进入眼球，可引起创伤性视网膜穿孔，造成视力障碍甚至失明。

4．诊断

（1）皮肤幼虫移行症可用活检来鉴定虫体。

（2）内脏幼虫移行症的诊断则要根据患者的临床表现、血液嗜酸性粒细胞和血清免疫学检查结果，并结合饮食习惯进行综合判断。

5．流行与防治　棘颚口线虫主要分布于亚洲，以日本和泰国较严重。

（1）传染源：终宿主猫、犬较为重要。

（2）传播途径：主要与饮食习惯有关。人不是棘颚口线虫的适宜宿主，因食入中间宿主（淡水鱼、蛙）及转续宿主（鸡、鸭、猪等）体内的感染期幼虫而感染。

（3）易感人群：人均易感。

对本病应采取综合防治措施，改变不良饮食习惯，以预防为主，主要治疗方法为手术取虫，阿苯达唑和伊维菌素对本病有一定疗效。

试　题

一、名词解释

1．soil-transmission nematodes

2．bio-source nematodes

3．hookworm dermatitis

4．culture method for hookworm larvae

5．allotriophagy

6．autoinfection of *Enterobius vermicularis*

7．cellophane tape

8．*Strongyloides stercoralis*

9．autoinfection of *Strongyloides stercoralis*

10．nocturnal periodicity

11．elephantiasis

12．filarial fever

13．river blindness

14．encapsulated larva of *Trichinella spiralis*

15．spurious infection of *Capillaria hepatica*

二、填空题

1．线虫的发育过程可分为_____、_____、和_____三个阶段。

2．土源性线虫生活史中不需_____，成虫多寄生于宿主_____内。而生物源性线虫则需要_____，多寄生于宿主_____内，其致病性较_____。

3．似蚓蛔线虫寄生于人体的_____，其寿命一般为_____年左右，一条雌虫每日大约可产卵多达_____万个。

4．从人体排出的蛔虫卵包括_____卵和_____卵，前者呈_____形，表面有凹凸不平的_____，常被胆汁染成_____，卵壳内含一个_____；后者多呈_____形，卵壳较_____，内含大小不等的_____颗粒。

5．似蚓蛔线虫对人体的主要致病阶段是_____。

6．人食入蛔虫的_____而感染，幼虫在消化道孵出后依次移行的途径是_____系统、_____系统，最后到达_____系统。

7．由于蛔虫产卵量大，常用实验诊断方法是_____法，其检出率可达 80% 以上。

8．我国蛔虫感染人群较普遍，其感染率一般农村_____城市，儿童_____成人。

9．毛首鞭形线虫虫卵呈_____形，虫卵两端各有一个透明的塞状突起，称_____。

10．鞭虫病是由于人们摄入污染_____的食物或饮水而感染的。

11．猫弓首线虫成虫寄生于猫的_____，人食入该虫的_____而感染。

12．眼幼虫移行症可以由_____和_____线虫的幼虫引起。

13．蠕形住肠线虫成虫寄生于人体_____，雌虫通常在宿主夜间睡眠时向下移行到肛门周围产卵，故病原学诊断方法常采用_____法，注意在_____、_____进行。

14．蛲虫病在集体生活的儿童中发病率高，其感染者是唯一传染源，造成其体外自身反复感染的主要途径是_____。

15．在我国流行的钩虫病的病原体主要有_____与_____。前者口囊腹侧缘有_____，后者有_____。

16．钩虫卵呈_____形，卵壳很_____，无色透明，卵细胞与卵壳间有明显的_____。

17．钩虫幼虫在外界发育过程中要经历_____与_____两个阶段。

18．钩虫的感染阶段是_____，主要通过_____感染。

19．钩虫幼虫在人体移行依次的顺序是_____系统、_____系统和_____系统。

20．钩虫成虫寄生于人体_____，引起_____病，其主要临床症状是_____。

21．丝状蚴具有明显的_____性，当接触人体皮肤时活动力明显加强，在穿刺皮肤时可分泌_____酶，有利于其在表皮移行。

22．钩虫成虫借助口囊内的_____或_____咬附肠黏膜，以_____为食，造成宿主_____。

23．钩虫病在我国流行广泛，但在北方主要是_____感染，而南方则多为_____。

24．钩虫病最常用，检出率较高的病原学诊断方法是_____，而流行病学调查常用_____法。

25．钩虫病的传染源是_____和_____。

26．粪类圆线虫是一种世代交替的兼性寄生虫，生活史复杂，包括在泥土中的_____世代和寄生于人体的_____世代。

27．粪类圆线虫在温暖潮湿的_____中产卵，经数小时孵化出_____，再经 4 次蜕皮，发育为自生生活的_____。

28．粪类圆线虫在宿主体内的生活阶段包括_____、_____、_____和_____。

29．在外界环境不利时，粪类圆线虫的_____可经_____侵入人体进行寄生生活，又称_____发育。

30．粪类圆线虫是一种_____，免疫功能低下或缺陷患者感染本虫可导致播散性超度感染。

31．丝虫是由节肢动物传播的一类寄生线虫，在我国流行的两种丝虫是_____和_____，主要是通过节肢动物_____传播的。

32．丝虫微丝蚴在蚊体内经_____幼虫阶段，发育为_____后经蚊叮人吸血进入人体。

33．丝虫的感染阶段是_____，其所引起的慢性病变主要表现为_____。

34．Filarial nematodes have 2 differences from other groups of nematodes：they are _____dwelling nematodes but not in digestive；they possess a unique life cycle stage-the_____-between the egg and larva，these are present in the_____or_____of the definitive host.

35．丝虫雌虫产出的微丝蚴白天滞留在_____，夜间则出现在_____，微丝蚴在外周血液中夜多昼少的现象称_____。

36．马来布鲁线虫寄生于人体的_____，班氏吴策线虫除寄生于_____外，多寄生于_____，以_____为食。

37．人是班氏吴策线虫唯一的_____宿主。马来布鲁线虫除可寄生人体外，还可寄生于多种_____动物体内。

38．马来丝虫微丝蚴在人体外周血液中出现的高峰时间为_____，班氏丝虫微丝蚴在人体外周血液中出现的高峰时间为_____，故病原学诊断时的采血多在_____进行。

39．丝虫对人体的致病作用主要是_____引起的。根据病程将丝虫病分为_____期和_____期。

40．在我国流行的两种丝虫病的传染源主要是_____。

41．在我国，马来丝虫病的传播媒介主要是_____和_____，班氏丝虫病的传播媒介主要是_____和_____。

42．诊断丝虫病的可靠依据是从外周血液中检出_____，常用_____法检查。

43．旋盘尾线虫通过_____传播，微丝蚴寄生在人体的_____，以__部损害最严重，可引起失明，称_____。

44．旋毛形线虫的_____与_____寄生在同一个宿主体内，但完成生活史必须_____宿主。

45．人食入含活旋毛虫_____的肉类即可感染，其成虫寄生于_____，而幼虫主要寄生在_____。

46．旋毛虫对人体的致病过程，可分为_____、_____与_____三个时期，其主要致病阶段是_____。

47．诊断旋毛虫病最常用的病原学方法是_____，查出_____即可确诊。

48．治疗旋毛虫病首选药是_____，既可以杀死_____又可杀死_____。

49．旋毛虫病是一种_____的寄生虫病，可在各种食肉哺乳动物之间广泛传播，其发病具有_____性、_____性和_____性。

50．广州管圆线虫的终宿主是_____，_____为其寄生部位。

51．人是广州管圆线虫的_____宿主，寄生虫主要侵犯人的_____系统，引起_____。

52．广州管圆线虫的中间宿主是_____动物。

53．广州管圆线虫引起的嗜酸性粒细胞增多性脑膜炎或脑膜脑炎以_____为特征。

54．广州管圆线虫的_____是其感染阶段。

55．杀虫药物_____对广州管圆线虫有较好的杀灭作用。

56．结膜吸吮线虫主要寄生于_____、_____等动物的_____部。

57．结膜吸吮线虫病是由于中间宿主_____停落于人的_____部取食，_____逸出、进入人眼部造成感染。

58．人是结膜吸吮线虫的_____宿主，虫体寄生人的_____部引起结膜吸吮线虫病。

59．肝毛细线虫主要寄生于_____动物的_____，引起肝毛细线虫病。

60．人偶可作为肝毛细线虫的_____宿主。

61．终宿主因食入或饮入被_____污染的食物和饮用水而感染肝毛细线虫病。

62．肝毛细线虫的虫卵需在_____中发育后才具有感染性。

63．对于肝毛细线虫病，用_____的方法查到_____为最可靠的诊断方法。

64．美丽筒线虫雌虫产出的卵由_____进入_____，随粪便排出，中间宿主_____食入虫卵，在其体内发育为_____。

65．动物与人的美丽筒线虫感染是由于食入含感染期幼虫的_____而引起，幼虫侵入_____，再向上移行到_____寄生。

66．美丽筒线虫病的诊断是在_____病变局部取出_____鉴定。

67．异尖线虫成虫主要寄生于_____动物，幼虫可寄生人的_____，引起异尖线虫病。

68．人因食入含_____的_____而感染异尖线虫。

69．海鱼是异尖线虫的_____宿主。

70．棘颚口线虫成虫主要寄生于_____等动物体内，而_____偶可寄生于人体。

71．棘颚口线虫的第一中间宿主是_____，第二中间宿主是_____，人为该虫的_____宿主。

72．棘颚口线虫感染可引起人的_____和_____移行症。

73．棘颚口线虫幼虫侵入人中枢神经系统，可引起_____性脑脊髓炎。

三、选择题

（一）A 型题（单选题）

1．Which of the following statements concerning nematode is correct except？

　　A．multicellular organisms

　　B．hermaphrodite

　　C．cylindrical unsegmented worms

　　D．a centimeter to many centimeters

　　E．there is a complete digestive tract

2．似蚓蛔线虫受精卵的卵壳中具有最重要保护作用的是

　　A．蛋白质膜

　　B．受精膜

　　C．壳质层

　　D．蛔甙层

　　E．胚膜

3．人感染似蚓蛔线虫是由于误食入

　　A．受精卵

　　B．未受精卵

　　C．含蚴卵

D．蛋白膜卵

E．新鲜虫卵

4．似蚓蛔线虫导致的并发症中最常见的是

    A．肠梗阻

    B．胆道蛔虫症

    C．肠穿孔

    D．阑尾炎

    E．腹膜炎

5．The most useful method in diagnosis of ascariasis is

    A．immunological test

    B．direct fecals examination in saline

    C．biopsy

    D．blood film

    E．saturated sat flotation technique

6．幼虫在人体不能发育为成虫的线虫是

    A．猫弓首线虫

    B．似蚓蛔线虫

    C．马来布鲁线虫

    D．十二指肠钩口线虫

    E．毛首鞭形线虫

7．Human can act as paratenic host of

    A．hookworm

    B．*Toxocara canis*

    C．*Enterobius vermicularis*

    D．*Thelazia callipaeda*

    E．*Trichuris trichiura*

8．The confirmative diagnosis of *Trichuris trichiura* is the discovery of

    A．larva

    B．rhabditiform larva

    C．filariform larva

    D．egg

    E．microfilaria

9．The infective stage of *Trichuris trichiura* is

    A．larva

    B．infective egg

    C．fresh egg

    D．rhabditiform larva

    E．filariform larva

10．生活史不需要中间宿主的寄生虫为

    A．马来布鲁线虫

    B．旋盘尾丝虫

    C．毛首鞭线形虫

    D．旋毛形线虫

    E．班氏吴策线虫

11．鞭虫病常用的病原学诊断方法为

    A．粪便生理盐水直接涂片法

    B．肠黏膜活检

    C．免疫诊断法

    D．肛门拭子法

    E．十二指肠引流液检查法

12．Which of the following nematodes have no larva migration in their life cycle?

    A．*Ascaris lumbricoides*

    B．*Trichinella spiralis*

    C．*Necator americanus*

    D．*Trichuris trichiura*

    E．*Ancylostoma duodenale*

13．重症鞭虫病患者的主要症状为

    A．烦躁不安、失眠和食欲缺乏

    B．消化功能紊乱、肠梗阻

    C．腹泻、便血、直肠脱垂、贫血和虚弱

    D．并发阑尾炎、肠穿孔

    E．引起肺部感染、咳嗽和咯血

14．犬弓首线虫的成虫主要寄生于终宿主的

    A．小肠

    B．中枢神经系统

    C．淋巴系统

    D．肺泡内

    E．肺动脉内

15．犬弓首线虫对人致病的主要临床表现有

    A．尿频、尿急

    B．异嗜症

C．腹痛、腹泻

D．肝大，肝区疼痛

E．肛门周围瘙痒

16．Which is the egg of *Trichuris trichiura* ?

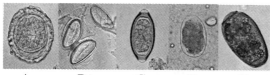

A．　　B．　　C．　　D．　　E．

17．How many teeth are in the mouth capsule of *Ancylostoma duodenale* ?

A．Just one of

B．A pair of

C．Two pair of

D．Three pair of

E．Four pair of

18．The most serious symptom in hookworm disease is

A．pneumonia

B．diarrhea

C．abdominal cramps

D．anemia

E．hookworm dermatitis

19．钩虫病患者的贫血属于

A．巨幼红细胞贫血

B．低色素小细胞贫血

C．溶血性贫血

D．再生障碍性贫血

E．急性失血性贫血

20．诊断钩虫病，实验诊断方法中首选

A．粪便生理盐水直接涂片法

B．自然沉淀法

C．饱和盐水浮聚法

D．钩蚴孵育法

E．碘液涂片法

21．下列因素与钩虫致病无关的是

A．丝状蚴分泌透明质酸酶

B．成虫能分泌抗凝素

C．毛蚴分泌可溶性虫卵抗原

D．成虫借口囊内钩齿或板齿咬附

在肠黏膜上

E．钩虫吸血时经常更换咬附部位

22．钩虫引起异嗜症，可能与下列因素有关

A．蛋白质缺乏

B．铁质缺乏

C．维生素缺乏

D．蛋白质、维生素均缺乏

E．糖类缺乏

23．钩虫幼虫侵入人体最常见的部位是

A．头面部

B．足掌部

C．手掌部

D．手指、足趾间

E．腰背部

24．钩虫排离人体阶段和感染阶段分别是

A．虫卵和杆状蚴

B．虫卵和丝状蚴

C．杆状蚴和丝状蚴

D．含蚴卵和微丝蚴

E．微丝蚴和丝状蚴

25．蛲虫病最常用的实验诊断方法是

A．粪便生理盐水直接涂片法

B．饱和盐水浮聚法

C．自然沉淀法

D．粪便厚涂片法

E．透明胶纸法

26．蛲虫病患儿自身感染的主要原因是

A．虫卵污染食物

B．虫卵经吸入咽下

C．患儿免疫力低

D．虫卵发育快，经肛门‐手‐口感染

E．虫卵抵抗力强

27．防治蛲虫病的措施中，除外

A．治疗患者与带虫者

B．注意个人卫生

C．搞好环境卫生

D．不吃半熟肉类

E．加强卫生宣传教育

28．Which of the following parasites harbor in human digestive tract ?

A．*Trichomonas vaginalis*

B．*Echinococcus granulosus*

C．*Paragonimus westermani*

D．*Enterobius vermicularis*

E．*Plasmodium vivax*

29．蛲虫病的主要临床表现是

A．失眠

B．嗜睡

C．腹痛

D．腹泻

E．肛周皮肤瘙痒

30．蛲虫病难防治，其主要原因是

A．雌虫产卵量大

B．直接经口感染

C．虫卵抵抗力强

D．容易体外自身反复感染

E．雌虫寿命长

31．粪类圆线虫的感染方式

A．经口

B．经皮肤

C．经媒介昆虫叮咬

D．体内自身感染

E．经皮肤及体内自身感染

32．粪类圆线虫的生活史与其他蠕虫生活史最主要的不同点是

A．为专性寄生虫

B．有自生世代

C．有自生和寄生两个世代

D．可引起自身感染

E．成虫可在宿主肺部寄生

33．The infective stage of *Strongyloides stercoralis* is

A．egg

B．rhabditiform larva

C．filariform larva

D．sausage stage larva

E．microfilaria

34．Which is the only helminth that causes greater pathology in AIDS patients ?

A．Filaria

B．*Strongyloides stercoralis*

C．*Trichuris trichiura*

D．Hookworm

E．*Trichinella spiralis*

35．下列属于生物源性的蠕虫是

A．似蚓蛔线虫

B．毛首鞭形线虫

C．蠕形住肠线虫

D．钩虫

E．丝虫

36．Which stage of filaria can be found in peripheral blood ?

A．filariform larva

B．microfilaria

C．sausage stage larva

D．rhabditiform larva

E．adult

37．丝虫的感染阶段是

A．微丝蚴

B．虫卵

C．杆状蚴

D．丝状蚴

E．虫卵和杆状蚴

38．丝虫感染人体的主要方式为

A．丝状蚴经口

B．丝状蚴直接经皮肤钻入

C．丝状蚴经蜱叮咬侵入人体

D．经蚊叮咬，丝状蚴经伤口和正常皮肤钻入

E．经白蛉叮咬注入人体

39．马来布鲁线虫感染早期主要引起

A．深部淋巴系统炎症

B．腰干淋巴管炎

C．四肢浅部淋巴系统炎症

D．主动脉旁淋巴结炎

E．四肢浅部淋巴系统和深部淋巴

系统炎症

40．常引起乳糜尿的线虫是

　　A．马来布鲁线虫

　　B．班氏吴策线虫

　　C．旋毛形线虫

　　D．钩虫

　　E．毛首鞭形线虫

41．在导致丝虫病象皮肿、乳糜尿等慢性体征中起重要作用的是

　　A．急性过敏及炎症反应

　　B．虫卵肉芽肿

　　C．淋巴系统阻塞

　　D．脾大

　　E．梭形囊包形成

42．引起丹毒样皮炎的寄生虫是

　　A．*Trichinella spiralis*

　　B．*Schistosoma japonicum*

　　C．filarial

　　D．hookworm

　　E．*Trichuris trichiura*

43．诊断班氏吴策线虫感染，最适宜的采血时间为

　　A．晚 10 点至次晨 2 点

　　B．晚 8 点至次晨 4 点

　　C．晚 6 点至晚 12 点

　　D．清晨空腹采血

　　E．白天任何时候均可采血

44．引起阴囊象皮肿的线虫是

　　A．马来布鲁线虫

　　B．旋盘尾线虫

　　C．旋毛形线虫

　　D．班氏吴策线虫

　　E．广州管圆线虫

45．需要夜间检查诊断的寄生虫病是

　　A．filariasis

　　B．malaria

　　C．schistosomiasis

　　D．leishmaniasis

　　E．hookworm disease

46．The intermediate host of *Onchocerca volvulus* is

　　A．mosquito

　　B．sand fly

　　C．simulium

　　D．cockroach

　　E．fly

47．可引起河盲症的丝虫是

　　A．*Wuchereria bancrofti*

　　B．*Brugia malayi*

　　C．*Onchocerca volvulus*

　　D．*Loa loa*

　　E．*Brugia timori*

48．关于下图，正确的是

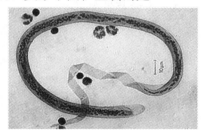

　　A．寄生于人体消化系统

　　B．为马来布鲁线虫微丝蚴

　　C．为班氏吴策线虫微丝蚴

　　D．可经口感染

　　E．可在粪便中查到虫卵

49．人体感染旋毛虫是由于

　　A．食入感染性虫卵

　　B．食入囊包幼虫

　　C．幼虫从皮肤钻入

　　D．误食新生幼虫

　　E．食入囊尾蚴

50．人可作为旋毛虫的下列宿主

　　A．终宿主、中间宿主

　　B．终宿主、保虫宿主

　　C．中间宿主、转续宿主

　　D．保虫宿主、转续宿主

　　E．终宿主、转续宿主

51．下图所示

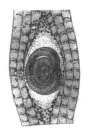

A．为猪带绦虫囊尾蚴

B．为牛带绦虫囊尾蚴

C．为棘球蚴

D．为旋毛形线虫囊包

E．为裂头蚴

52．人体旋毛虫病最主要的传染源是

A．患者及带虫者

B．鼠

C．猫

D．猪

E．犬

53．旋毛虫幼虫移行期可引起的主要症状是

A．腹痛

B．腹泻

C．低热

D．恶病质

E．腓肠肌酸痛

54．Which of the following parasites is infected by eating inadequately cooked pork ?

A．hookworm

B．*Enterobius vermicularis*

C．*Trichinella spiralis*

D．*Trichuris trichiura*

E．*Thelazia callipaeda*

55．诊断旋毛虫病最常用的方法是

A．粪便查虫卵

B．肌肉活检，检查囊包幼虫

C．血涂片查新生幼虫

D．钩蚴培养法

E．透明胶纸法

56．马来丝虫病晚期患者常见的症状或体征是

A．下肢象皮肿

B．乳糜尿

C．丝虫热

D．阴囊象皮肿

E．丹毒样皮炎

57．罗阿线虫的传播媒介是

A．蚊

B．白蛉

C．蚋

D．斑虻

E．舌蝇

58．可引起卡拉巴丝虫性肿块的线虫是

A．马来布鲁线虫

B．班氏吴策线虫

C．罗阿罗阿线虫

D．旋盘尾线虫

E．粪类圆线虫

59．The infective stage of *Thelazia callipaeda* is

A．egg

B．microfilaria

C．infective larva

D．filariform larva

E．rhabditiform larva

60．结膜吸吮线虫的传播媒介是

A．虱

B．蚊

C．蚤

D．果蝇

E．白蛉

61．The diagnostic stage of *Thelazia callipaeda* is

A．cysticercus

B．larva

C．adult

D．cyst

E．egg

62．美丽筒线虫的感染是由于

A．幼虫经蚊虫叮咬

B．饮用虫卵污染的水

C．感染幼虫经皮肤钻入

D．食入成虫寄生的肉类

E．食入含感染期幼虫的甲虫

63．美丽筒线虫主要侵犯人的

A．消化系统

B．呼吸系统

C．循环系统

D．神经系统

E．泌尿系统

64．人感染棘颚口线虫是由于食入

A．第三期幼虫

B．第二期幼虫

C．第一期幼虫

D．虫卵

E．成虫

65．人是棘颚口线虫的

A．第一中间宿主

B．第二中间宿主

C．非适宜宿主

D．保虫宿主

E．终宿主

66．人在寄生虫生活史中为其非适宜宿主的线虫是

A．肝毛细线虫

B．棘颚口线虫

C．结膜吸吮线虫

D．毛首鞭形线虫

E．十二指肠钩口线虫

67．Human can not act as definitive host of

A．Necator americanus

B．Thelazia callipaeda

C．Enterobius vermicularis

D．Gnathostoma spinigerum

E．Gongylonema pulchrum

68．广州管圆线虫的成虫主要寄生于其终宿主的

A．消化道

B．肺泡内

C．神经系统

D．淋巴系统

E．肺动脉内

69．广州管圆线虫对人体致病的主要特征是引起

A．肉芽肿性脑炎

B．化脓性脑膜脑炎

C．非化脓性脑膜脑炎

D．嗜酸性粒细胞增多性脑膜炎

E．嗜酸性粒细胞增多性脑脊髓炎

70．人是广州管圆线虫的

A．第一中间宿主

B．第二中间宿主

C．非适宜宿主

D．保虫宿主

E．终宿主

71．The infective stage of Capillaria hepatica is

A．infective egg

B．microfilaria

C．infective larva

D．filariform larva

E．rhabditiform larva

72．The pathogenic stage of Capillaria hepatica is

A．rhabditiform larva

B．filariform larva

C．microfilaria

D．adult

E．egg

73．下述对于肝毛细线虫病诊断的叙述，正确的是

A．肝组织活检，查获虫体和虫卵

B．肝组织活检，查不到虫卵

C．肝组织活检，查获幼虫

D．粪检查获虫卵

E．粪检查获幼虫

74．人可作为异尖线虫的

A．第一中间宿主

B．第二中间宿主

C．非适宜宿主

D．保虫宿主

E．终宿主

75．The diagnostic stage of *Anisakis* is

　A．cysticercus

　B．larva

　C．adult

　D．cyst

　E．egg

（二）X 型题

1．似蚓蛔线虫未受精卵形态特征是

　A．长椭圆形

　B．蛋白质膜与壳质层较薄

　C．有蛔甙层

　D．卵内为卵细胞

　E．卵内为卵黄颗粒

2．下图所示

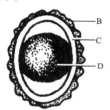

　A．为受精蛔虫卵

　B．字母 B 所示为蛋白质膜

　C．字母 C 所示为壳质层

　D．字母 D 所示为卵细胞

　E．人误食该虫卵可被感染

3．似蚓蛔线虫感染普遍的主要原因是

　A．生活史为直接发育型

　B．生活史为间接发育型

　C．成虫产卵量大

　D．卵对外界环境抵抗力强

　E．个人和饮食卫生差

4．在下列各项措施中，有利于防治蛔虫病的是

　A．普查普治患者

　B．消灭鼠等保虫宿主

　C．粪便无害化处理

　D．加强卫生宣传，注意个人饮食和

饮水卫生

　E．消灭蝇、蜚蠊等

5．治疗鞭虫病常选用的药物是

　A．甲硝唑

　A．阿苯达唑

　B．吡喹酮

　C．甲苯达唑

　D．青蒿素

6．引起眼幼虫移行症的线虫有

　A．班氏吴策线虫

　B．十二指肠钩口线虫

　C．猫弓首线虫

　D．毛首鞭线形虫

　E．犬弓首线虫

7．Which of the follow parasites can cause serious damage of brain ?

　A．*Toxocara canis*

　B．*Angiostrongylus cantonensis*

　C．*Enterobious vermicularis*

　D．*Toxocara cati*

　E．filaria

8．Which of the following parasitic adult harbour in human digestive tract ?

　A．*Ascaris lumbricoides*

　B．*Enterobious vermicularis*

　C．*Toxocara canis*

　D．*Trichinella spiralis*

　E．*Trichuris trichiura*

9．可引起患者肺部损害的线虫有

　A．猫弓首线虫

　B．毛首鞭形线虫

　C．似蚓蛔线虫

　D．蠕形住肠线虫

　E．犬弓首线虫

10．猫弓首线虫的幼虫造成的器官损害有

　A．肝

　B．脑

　C．肺

　D．眼

E．骨骼

11．在钩虫生活史中，营自生生活的阶
　　段是
　　A．微丝蚴
　　B．囊蚴
　　C．丝状蚴
　　D．杆状蚴
　　E．尾蚴

12．十二指肠钩口线虫感染人体的方
　　式有
　　A．经皮肤感染
　　B．经医学昆虫叮咬
　　C．经口感染
　　D．接触病人感染
　　E．输血感染

13．钩虫引起人体慢性失血的原因有
　　A．成虫不断排出吸入的血液
　　B．抗凝素使血液不易凝固
　　C．虫体不断更换叮咬部位
　　D．免疫溶血
　　E．血管损伤失血

14．婴儿钩虫病的特征主要有
　　A．贫血严重
　　B．嗜酸性粒细胞明显增高
　　C．患儿发育缓慢、合并症多
　　D．死亡率高
　　E．柏油便、肝脾大

15．防治钩虫病的有效措施是
　　A．普查普治患者
　　B．消灭鼠类等保虫宿主
　　C．加强粪便管理
　　D．消灭蚊、蝇等传病媒介
　　E．加强个人防护

16．钩虫幼虫对人体的损害是
　　A．贫血
　　B．皮炎
　　C．呼吸系统症状
　　D．消化系统症状
　　E．异嗜症

17．下图所示

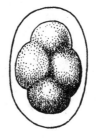

A．鞭虫卵
B．血吸虫卵
C．钩虫卵
D．虫卵有感染性
E．虫卵有诊断意义

18．下列农作物以新鲜人粪施肥，容易
　　引起钩虫感染
　　A．红薯地
　　B．玉米地
　　C．菜园
　　D．桑园
　　E．稻田

19．蠕形住肠线虫感染人体的方式有
　　A．经蚊叮咬
　　B．幼虫经皮肤钻入
　　C．误食虫卵
　　D．虫卵经吸入咽下
　　E．幼虫经肛门钻入

20．蠕形住肠线虫可造成如下哪些危害
　　A．阴道炎
　　B．子宫内膜炎
　　C．输卵管炎
　　D．胆囊炎
　　E．胰腺炎

21．蠕形住肠线虫病预防困难是由于
　　A．生活史简单
　　B．成虫寿命长
　　C．易产生耐药性
　　D．虫卵发育快
　　E．患儿肛门 - 手 - 口感染普遍

22．下图所示

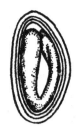

A．为肺吸虫卵

B．为蛲虫卵

C．为感染性虫卵

D．粪检可查到此虫卵

E．用十二指肠引流法可查到此虫卵

23．蛲虫与其他肠道线虫的不同点是

A．雌虫在人体肛周产卵

B．虫卵短时间（约6h）发育成熟

C．成虫寄生在盲肠、阑尾

D．成虫有钻孔习性

E．少数雌虫产卵后可再爬入阴道、尿道等处异位寄生

24．粪类圆线虫生活史寄生世代包括下列哪些发育阶段

A．成虫

B．丝状蚴

C．虫卵

D．微丝蚴

E．杆状蚴

25．常伴发于免疫低下或免疫缺陷患者的寄生虫感染有

A．粪类圆线虫

B．刚地弓形虫

C．疟原虫

D．细粒棘球绦虫

E．隐孢子虫

26．粪类圆线虫寄生世代生活史的特征有

A．感染阶段是丝状蚴

B．幼虫在人体血循环移行必须经心、肺等

C．成虫寄生于小肠

D．卵随粪便排出

E．杆状蚴随粪便排出

27．粪类圆线虫对人体的危害表现为

A．幼虫引起皮肤炎症

B．幼虫移行到肺引起肺炎

C．肠黏膜损伤导致腹泻

D．淋巴管炎、淋巴结炎

E．鞘膜积液

28．诊断粪类圆线虫的主要依据是

A．粪便查出虫卵

B．粪便检出杆状蚴

C．粪便检出丝状蚴

D．痰中检出杆状蚴

E．痰中检出丝状蚴

29．会发生自体感染的蠕虫病有

A．鞭虫病

B．旋毛虫病

C．包虫病

D．蛲虫病

E．粪类圆线虫病

30．在外界环境中虫卵能直接孵出幼虫的线虫有

A．钩虫

B．蠕形住肠线虫

C．粪类圆线虫

D．似蚓蛔线虫

E．旋毛形线虫

31．关于丝虫生活史的描述，正确的是

A．在蚊体内只有发育而无增殖

B．在蚊体内既有发育又有增殖

C．在人体内只有发育而无增殖

D．在人体内仅有增殖而无发育

E．在人体内发育为成虫，雌虫产幼虫

32．The life cycle of *Brugia malayi* include

A．definitive host

B．reservoir host

C．intermediate host

D．paratenic host

E．second intermediate host

33．微丝蚴的特征是

A．头端钝圆，具有头间隙

B．虫体细长，鞘膜有无因种而异

C．体内有许多体核

D．尾部尖细，尾核有无因种而异

E．具有神经环

34．班氏吴策线虫可致

A．下肢象皮肿

B．阴囊象皮肿

C．睾丸鞘膜积液

D．乳糜尿

E．乳糜腹水

35．旋盘尾线虫可引起以下那些病症

A．皮疹

B．淋巴结病变

C．眼部损害

D．阴囊鞘膜积液

E．外生殖器象皮肿或股疝

36．马来丝虫病慢性期症状一般不发生

A．阴囊象皮肿

B．乳糜尿

C．阴囊鞘膜积液

D．下肢象皮肿

E．上肢象皮肿

37．丝虫病的病原学诊断方法有

A．厚血膜法

B．新鲜血滴检查法

C．乙胺嗪（海群生）白天诱出法

D．微丝蚴浓集法

E．动物接种法

38．一中年男性患者因近日排乳白色尿液而就医。发作为间歇性，发作前多无症状，有时亦有畏寒、发热及腰酸等症状。医生拟诊断为丝虫病乳糜尿。下列哪些项目可协助诊断

A．淋巴管炎及淋巴结炎病史

B．皮肤象皮肿（下肢、阴囊等部位）

C．外周血查微丝蚴

D．尿液查腊肠期幼虫

E．尿液中查微丝蚴

39．外周血涂片能查到的寄生虫有

A．钩虫

B．阴道毛滴虫

C．丝虫

D．疟原虫

E．并殖吸虫

40．感染阶段为丝状蚴的线虫有

A．毛首鞭形线虫

B．钩虫

C．丝虫

D．粪类圆线虫

E．旋毛形线虫

41．在旋毛虫病幼虫移行期，患者突出的症状是

A．全身肌肉酸痛

B．腹痛、腹泻

C．畏寒、发热

D．腓肠肌、肱二头肌痛最明显

E．部分患者咀嚼、吞咽困难

42．临床诊断旋毛虫病应考虑以下哪些情况

A．生食或半生食肉类史

B．发热、水肿

C．接触猫、犬等动物

D．肌痛及嗜酸性粒细胞增多

E．群体发病特点

43．旋毛虫病流行的特点是

A．旋毛虫病是食源性疾病

B．在动物之间传播较多

C．人亦是传染源

D．人类的感染与猪的关系最为密切

E．旋毛虫病流行具有地方性与群体性

44．属于人兽共患的线虫是

A．旋毛形线虫

B．麦地那龙线虫

C．毛首鞭形线虫

D．棘颚口线虫

E．美洲板口线虫

45．可经口感染的线虫有

    A．十二指肠钩口线虫

    B．旋毛形线虫

    C．似蚓蛔线虫

    D．结膜吸吮线虫

    E．棘颚口线虫

46．人可感染但不能成为传染源的线虫有

    A．旋毛形线虫

    B．广州管圆线虫

    C．粪类圆线虫

    D．棘颚口线虫

    E．美丽筒线虫

47．Which of the following parasites can infect human by larvae penetrating skin？

    A．Hookworm

    B．*Filaria*

    C．*Strongyloides stercoralis*

    D．*Trichinella spiralis*

    E．*Trichuris trichiura*

48．雌虫产幼虫的线虫是

    A．钩虫

    B．蛔虫

    C．旋毛虫

    D．丝虫

    E．蛲虫

49．可作为广州管圆线虫转续宿主的动物有

    A．鱼

    B．蛙

    C．蟾蜍

    D．恬蝓

    E．螺类

50．人可感染但不成为传染源的线虫有

    A．广州管圆线虫

    B．旋毛形线虫

    C．粪类圆线虫

D．棘颚口线虫

E．美丽筒线虫

51．The infection source of *Thelazia callipaeda* is

    A．medical insects

    B．patients

    C．carriers

    D．dogs

    E．cats

52．结膜吸吮线虫成虫的主要寄生部位是

    A．眼结膜囊

    B．眼睫毛

    C．晶状体

    D．角膜

    E．泪管

53．结膜吸吮线虫对人的致病作用主要为

    A．虫体体表横纹摩擦作用

    B．成虫口囊吸附作用

    C．虫体分泌物刺激

    D．免疫病理作用

    E．成虫掠夺营养

54．防治结膜吸吮线虫病的有效措施是

    A．从患者眼部取虫、消炎

    B．注意猫、犬的饲养卫生

    C．注意个人眼部卫生

    D．消灭有关蝇类

    E．注意饮食卫生

55．美丽筒线虫的传染源是

    A．牛

    B．羊

    C．人

    D．鼠

    E．医学昆虫

56．美丽筒线虫成虫在人体的寄生部位是

    A．口腔黏膜

    B．食管黏膜

    C．咽喉黏膜

D．肝

E．脑

57．可传播美丽筒线虫病的媒介有

　　A．蜚蠊

　　B．硬蜱

　　C．甲虫

　　D．蝇类

　　E．蚤

58．美丽筒线虫病的有效防治措施是

　　A．改变不良的饮食习惯

　　B．防止医学昆虫叮咬

　　C．不饮用生水

　　D．治疗病畜

　　E．消灭鼠类

59．棘颚口线虫可损害的人体部位有

　　A．消化系统

　　B．呼吸系统

　　C．泌尿系统

　　D．神经系统

　　E．皮下组织

60．生食鱼肉可感染的寄生虫有

　　A．日本血吸虫

　　B．华支睾吸虫

　　C．棘颚口线虫

　　D．美丽筒线虫

　　E．异尖线虫

61．可引起人兽共患寄生虫病的线虫是

　　A．结膜吸吮线虫

　　B．毛首鞭形线虫

　　C．旋毛形线虫

　　D．棘颚口线虫

　　E．似蚓蛔线虫

62．妥善处理好人的粪便可防止的寄生虫病有

　　A．结膜吸吮线虫

　　B．美洲板口线虫

　　C．似蚓蛔线虫

　　D．肝毛细线虫

　　E．美丽筒线虫

63．可经口感染的线虫有

　　A．十二指肠钩口线虫

　　B．结膜吸吮线虫

　　C．似蚓蛔线虫

　　D．棘颚口线虫

　　E．异尖线虫

64．以剑水蚤为中间宿主的寄生虫有

　　A．细粒棘球绦虫

　　B．曼氏迭宫绦虫

　　C．棘颚口线虫

　　D．肝毛细线虫

　　E．华支睾吸虫

65．可引起幼虫移行症的线虫有

　　A．美洲板口线虫

　　B．广州管圆线虫

　　C．班氏吴策线虫

　　D．棘颚口线虫

　　E．似蚓蛔线虫

66．Brain of human may injured by parasites of

　　A．*Angiostrongylus cantonesis*

　　B．*Gnathostoma spinigerum*

　　C．*Gongylonema pulchrum*

　　D．*Trichinella spiralis*

　　E．*Anisakis*

67．In digestive tract, we can find parasites of

　　A．*Ascaris lumbricoides*

　　B．*Enterobious vermicularis*

　　C．*Gnathostoma spinigerum*

　　D．*Gongylonema pulchrum*

　　E．*Thelazia callipaeda*

68．Which of the following larvae of parasites can enter human body through the mouth?

　　A．*Angiostrongylus cantonensis*

　　B．*Ancylostoma duodenale*

　　C．Trichinella spiralis

　　D．*Thelazia callipaeda*

　　E．*Capillaria hepatica*

69．Drinking unboiled water may cause

the infection of

A．*Spiromentra mansoni*

B．*Capillaria hepatica*

C．*Toxoplasma gondii*

D．*Plasmodium vivax*

E．*Fasciolopsis buski*

70．在外界环境中虫卵能直接孵出幼虫

的线虫有

A．十二指肠钩口线虫

B．蠕形住肠线虫

C．粪类圆线虫

D．似蚓蛔线虫

E．异尖线虫

四、问答题

1．简述似蚓蛔线虫对人体的致病作用及病原学诊断方法。

2．似蚓蛔线虫流行广泛、感染率高的主要原因有哪些？防治原则是什么？

3．比较毛首鞭形线虫与蠕形住肠线虫生活史的异同点及两者在流行病学上的特点。

4．列表比较似蚓蛔线虫与钩虫生活史、致病及防治措施的差异。

5．犬弓首线虫对人体主要造成哪些危害？为什么？

6．简述钩虫引起人体贫血的机制。

7．简述钩虫病的病原学诊断方法及其优缺点。

8．简述蠕形住肠线虫对人体的危害、病原学诊断方法及应用时注意事项。

9．阐述丝虫对人体的致病机制。

10．简述班氏吴策线虫和马来布鲁线虫对人体危害异同点。

11．简述丝虫引起象皮肿的成因。

12．丝虫的病原学诊断方法有哪些？检查时应注意什么？

13．简述旋毛形线虫对人的致病过程与主要症状及病原学诊断方法。

14．旋毛形线虫病的流行因素与防治原则有哪些？

15．人结膜吸吮线虫病是如何感染的？其主要危害与病原学诊断方法及防治措施有哪些？

16．简述美丽简线虫传播过程、致病及诊断方法。

17．人可作为棘颚口线虫的何种宿主？它对人体的危害主要有哪些？

18．人通过哪些途径感染广州管圆线虫？怎样预防本病？

19．简述肝毛细线虫的生活史要点，并说明其对人的危害。

20．简述异尖线虫的传播及致病过程。

五、病例分析题

病例 1

患者，女，45 岁，河南省林县农民。因上腹部疼痛 1 周，伴有全身乏力，到当地医院就诊。给予解痉等对症治疗 1 周未见明显好转。2005 年 4 月到某部队医院急诊。主诉：常于食入辛辣食物后腹痛，疼痛局限于上腹部，呈间断性发作，伴轻度恶心。体验：患者营养差，面色蜡黄，心肺（−），腹软，上腹部剑突下压痛，偶有绞痛及放射痛，无肝病史。Hb 6.0g/L，RBC 2.64×10^{12}/L，WBC、BPC 正常。胃镜检查：十二指肠球部有虫体十余条，长约 25cm，肠壁有弥散出血点。粪便检查见大量椭圆形虫卵，中等大小，卵壳表面附有凹凸不平的黄褐色膜结构，球状卵细胞清晰可见。

问题：

1. 根据病历所示，患者感染的是何种寄生虫（单选题）

　　A．毛首鞭形线虫

　　B．似蚓蛔线虫

　　C．蠕形住肠线虫

　　D．华支睾吸虫

　　E．链状带绦虫

2. 本病诊断依据是（多选题）

　　A．患者上腹部间断性疼痛

　　B．血红蛋白与红细胞较正常值低

　　C．患者偶有腹部绞痛与放射痛

　　D．胃镜检查到成虫

　　E．粪检虫卵形态相符合

3. 患者腹部疼痛发作与虫体习性相符的是（多选题）

　　A．食入辛辣食物

　　B．成虫受到激惹

　　C．成虫钻孔习性

　　D．肠壁有弥散出血点

　　E．成虫繁殖能力强

4. 对该患者可选用的粪便检查方法有（多选题）

　　A．碘液涂片法

　　B．饱和盐水浮聚法

　　C．粪便直接涂片法

　　D．粪便水洗沉淀法

　　E．毛蚴孵育法

5. 驱虫药物可选用（多选题）

　　A．甲苯达唑

　　B．吡喹酮

　　C．左旋咪唑

　　D．槟榔 + 南瓜子煎剂

　　E．双羟萘酸噻嘧啶

病例 2

患者，男，60 岁，来自农村。因手足奇痒、咽部不适、咳嗽、上腹痛、头晕、乏力，心悸活动后加剧，在当地给予抗过敏治疗，未见好转，于 2012 年 8 月来市医院就诊。

体检：一般情况差，脸色蜡黄，神情淡漠，眼睑结膜及口唇苍白。双足趾及手部皮肤有丘疹、水疱和抓痕。T 36.8 ℃，P 110 次 /min，BP 100/65 mmHg，RBC 1.6×10^{12}/L，Hb 70g/L，WBC 5.5×10^9/L。心尖区 Ⅱ 级收缩期杂音，肝肾未见异常。粪便隐血（++），粪便镜检可见虫卵（++），虫卵无色透明，壳薄光滑，卵壳与卵细胞之间有明显间隙。

既往史：患者为菜农，长期从事旱地作物劳动，使用自家老式厕所粪便施肥，发病前一周曾赤足下地浇菜，后即感手足皮肤奇痒。曾有喜食生土、瓦块等怪癖，粪便有时呈褐色。

问题：

1. 根据上述病情判断，患者是由何种病原体感染（单选题）

　　A．痢疾志贺菌

　　B．似蚓蛔线虫

　　C．粪类圆线虫

　　D．钩虫

　　E．广州管圆线虫

2. 本病诊断依据是（多选题）

　　A．患者皮肤症状

　　B．抗过敏治疗无效

　　C．重度贫血体征

　　D．虫卵形态特征

　　E．粪便隐血（++）

3. 患者贫血，粪便隐血（++）是由于（多选题）

　　A．成虫咬附肠黏膜，造成出血

　　B．幼虫侵入肠黏膜，造成出血

　　C．成虫前端头腺分泌抗凝素，使伤口不易凝血

　　D．肠黏膜有较多血管损伤，失血量大

　　E．成虫寄生引起免疫性溶血

4. 患者产生异嗜症的原因可能是（单选题）

　　A．营养不良

　　B．缺铁

C．缺锌

D．机体超敏反应

E．维生素缺乏

5．本病病原学检查，最常用的方法是（单选题）

A．粪便生理盐水直接涂片法

B．饱和盐水浮聚法

C．钩蚴培养法

D．皮肤活检法

E．血涂片检查

6．本病采取的有效防治措施有（多选题）

A．药物驱虫治疗

B．讲究饮食与饮水卫生

C．补充铁、蛋白质等膳食

D．粪便应先做无害化处理再使用

E．田间作业时，加强个人皮肤防护

病例 3

患儿，女性，5 岁，家住浙江省某城镇，在当地幼儿园日托。近半年来，会阴部瘙痒且夜间加剧，反复发作，常用手指抓搔肛门，失眠，常有夜惊磨牙，白天食欲缺乏。曾在当地医院诊断为外阴炎，经对症治疗无效。

查体：患儿消瘦，精神差，会阴部及肛周皮肤红肿有抓痕。T 36℃，P 90 次/分。WBC 7.5×10^9/L。粪检未见虫卵，尿常规（−）。其余均正常。

用透明胶纸法黏肛周皮肤镜检，查见大量虫卵，呈不对称椭圆形，无色透明，卵壳光滑，内含盘曲幼虫。

问题：

1．根据病史及体征，可判定患儿感染的是（单选题）

A．毛首鞭形线虫

B．阴道毛滴虫

C．蠕形住肠线虫

D．溶组织内阿米巴

E．肥胖带绦虫

2．该病原体感染确诊的依据是（多选题）

A．虫体形态相符

B．虫卵形态相符

C．症状夜间加剧

D．女性患儿

E．会阴部症状

3．患儿的症状、体征与该病原体感染相符的特征有（多选题）

A．会阴部瘙痒

B．成虫夜间在肛周活动

C．消瘦体征

D．局部皮肤红肿，有抓痕

E．幼儿园患儿

4．造成患儿感染的因素与途径有哪些（多选题）

A．患儿在群居性场所幼儿园

B．通过肛门→手→口途径，反复自体感染

C．成虫异位寄生感染

D．异体感染

E．通过皮肤伤口感染

5．该病的有效防治措施是（多选题）

A．服用驱虫治疗药物

B．肛周涂用杀虫软膏

C．常晾晒被褥等

D．对该幼儿园进行普查普治

E．消灭蚊、蝇等传病媒介

病例 4

患者 3 人，均为男性，40 ～ 45 岁，云南大理人。三人于 2015 年 3 月份一起食用半风干猪肉后，均出现乏力、腹泻和肌肉酸痛症状，肌肉疼痛以大腿后群肌和小腿腓肠肌为甚。遂后共同来医院就诊。

三人中症状最显著者查体结果：T 38.8℃，P 128 次/min，R 20 次/min，BP 120/82 mmHg；Hb 85g/L，RBC 3.80×10^{12}/L，WBC 1.0×10^9/L，嗜酸性粒细胞 9.35；尿常规（−），粪检（−）。精神差，双侧眼睑水

肿，舌苔厚。腹部平软，肠鸣音 6 次 / 分。双下肢中度水肿，伴肌肉压痛，以腓肠肌为著。

取腓肠肌压片镜检，均发现 4～6 条虫体 / 低倍视野，呈梭形囊包状，每个囊包内有 1～2 条卷曲活动的虫体。

问题：

1. 根据上述病例分析，他们感染的病原体是（单选题）

A. 痢疾志贺菌

B. 沙门氏杆菌

C. 蓝氏贾第鞭毛虫包囊

D. 旋毛形线虫幼虫

E. 猪带绦虫囊尾蚴

2. 此病的感染阶段及感染方式是什么？（单选题）

A. 食入猪肉中虫卵

B. 食入猪肉内幼虫

C. 幼虫经皮肤钻入

D. 食入生菜中的幼虫

E. 食入生菜中的虫卵

3. 从流行病学看，此病的传染源可能是（多选题）

A. 猪

B. 鼠

C. 人

D. 水生动物

E. 生菜

4. 患者症状与该病相符合的是（多选题）

A. 发热

B. 眼睑水肿

C. 肌肉酸痛

D. 嗜酸性粒细胞增加

E. 红细胞与血红蛋白较低

5. 防治措施可采用（多选题）

A. 首选驱虫药物阿苯哒唑

B. 首选驱虫药物吡喹酮

C. 不食生肉或半生肉

D. 隔离患者，防止疾病扩散

E. 将其粪便消毒处理

病例 5

患者，男，56 岁，农民。曾患骨髓瘤几年，并作过骨髓移植。手术后恢复得较好，但几周后出现腹泻、咳嗽，呼吸困难和腹痛症状，被送入急救室，由于肺部疾病被诊断为慢性阻塞性肺病，所以采用大剂量静脉注射类固醇和吸入支气管扩张剂。

一月后，患者由于发热和呼吸困难再次入院。此次其肺部疾病及心脏衰竭加重，血液培养发现粪链球菌和大肠埃希菌，尽管积极采用抗生素治疗，但患者病情恶化，于 30 天后死亡。

死亡后做全面尸检，微生物检测分析发现其内部器官，包括心脏、小肠、肺和肝中都有细长的虫体，虫体头端钝圆，尾部尖细，长 0.2～0.45mm，具有双球型咽管。

问题：

1. 结合患者情况，本病最可能是由哪种线虫引起的？（单选题）

A. 似蚓蛔线虫

B. 十二指肠钩口线虫

C. 粪类圆线虫

D. 美洲板口线虫

E. 蠕形住肠线虫

2. 患者病情恶化的原因主要有（多选题）

A. 骨髓移植后使用免疫抑制剂

B. 静脉注射类固醇

C. 抗生素治疗

D. 合并细菌感染

E. 未做线虫检查及驱虫治疗

3. 治疗本患者的最有效的药物是（单选题）

A. 阿苯达唑

B. 酒石酸锑钾

C. 吡喹酮

D. 甲硝唑

E. 磺胺嘧啶

病例6

患者，女，57岁，家住河北省邢台市郊区，喜养宠物，有猫、犬数只。2天前患者左眼出现有异物感、刺痒、畏光流泪、红肿、视力模糊，于2003年8月去某医院眼科就诊。眼部检查，右眼（–），左眼视力4.6，左眼球结膜、睑结膜中度充血，分泌物较多。在左眼睑下穹隆及结膜下，发现数条活动、白色线状小虫。用眼科镊子取虫数条，在镜下观察其形态，虫体长约9.24mm；头端钝圆，有角质口囊，无唇；体表有微细横纹，边缘呈锯齿状。阴门开口于食道未端之前的腹面，子宫内可见虫卵，近阴门处卵较大，呈盘曲状幼虫。

问题：

1. 根据虫体形态观察，鉴定虫体为（单选题）

　　A．蝇蛆

　　B．旋毛形线虫

　　C．美丽筒线虫

　　D．结膜吸吮线虫

　　E．广州管圆线虫

2. 患者眼部感染的方式是（单选题）

　　A．用不洁水洗脸时，幼虫侵入

　　B．被沙尘迷眼，虫卵落入

　　C．蝇停落时，幼虫逸出

　　D．蝇停落时，产出虫卵

　　E．脏手揉眼，虫卵侵入

3. 该寄生虫病的流行病学特点有（多选题）

　　A．与养猫、犬等宠物有关

　　B．在动物之间自然传播

　　C．婴幼儿较成人易感

　　D．农村感染高于城市

　　E．人偶可感染

4. 该寄生虫病有效防治措施是（多选题）

　　A．取虫消炎

　　B．防蝇、灭蝇

　　C．注意个人眼部卫生

　　D．普查、普治病人及病宠物

　　E．患者毛巾等要及时消毒，防止播散

病例7

患者，女，35岁，主因"头痛伴颈强、皮肤刺痛20余天"入院。入院20天前患者出现头部剧痛伴眼眶胀痛、左脚掌发麻，同时伴肩背部痛、颈强直，无恶心、呕吐，无发热。12天前出现头面、颈部皮肤刺痛。此后3天出现头昏、双下肢无力、意识模糊。曾到两家医院就诊，未能明确诊断。入院前2天出现低热，体温37.3℃，伴意识丧失，3小时后缓解；期间伴有恶心、呕吐1次，呕吐物为胃内容物。

既往史：体健，否认高血压、糖尿病、冠心病史，否认肝炎、结核等传染病史，无外伤史，否认药物及食物过敏史，否认输血史。仔细询问病史发现患者首次发病前5天、入院前12天曾两次在同一饭店食用过"凉拌螺肉"。

入院后检查：血常规中白细胞计数为8.5×10^9/L [正常值为（3.5～9.5）$\times 10^9$/L]，嗜酸性粒细胞绝对值为1.33×10^9/L [正常值为（0.02～0.52）$\times 10^9$/L]，嗜酸性粒细胞百分数为15.64 [正常值为（0.4～8.0）]。脑脊液压力为330mmH$_2$O [正常值为（80～180）mmH$_2$O]，其涂片细胞学分类发现嗜酸性粒细胞高达38%。

问题：

1. 根据所给资料，该患者最可能感染的寄生虫是（单选题）

　　A．链状带绦虫

　　B．旋毛形线虫

　　C．棘颚口线虫

　　D．细粒棘球绦虫

　　E．广州管圆线虫

2. 对该病例诊断有参考价值的选项有（多选题）

　　A．患者女性，病程已三周

B．有进食生螺肉的既往史

C．脑脊液压力增高，嗜酸性粒细胞增多

D．血常规白细胞总数增加，嗜酸性粒细胞增多

E．出现头痛、低热、颈强直、眼眶胀痛、皮肤刺痛等表现

3．该病的防治原则是（多选题）

A．不生食螺肉

B．注意个人卫生

C．对症、支持治疗

D．以阿苯达唑杀虫

E．不吃生菜不喝生水

参考答案

一、名词解释

1．土源性线虫（soil-transmission nematodes）：这类线虫在生长发育过程中，不需要中间宿主，其虫卵或幼虫在外界发育为感染阶段，即可感染人，亦称直接发育型。寄生在人体肠道中的线虫多属此型，如似蚓蛔线虫，毛首鞭形线虫、蠕形住肠线虫及钩虫。

2．生物源性线虫（bio-source nematodes）：这类线虫在生长发育过程中，需要中间宿主，其幼虫在中间宿主体内发育为感染阶段，再感染人，亦称间接发育型。如寄生于人体组织内的丝虫和旋毛形线虫。

3．钩蚴性皮炎（hookworm dermatitis）：人在田间劳动中，皮肤接触钩虫卵污染的泥土、蔬菜等，钩虫幼虫丝状蚴钻入皮肤，由于其机械性穿刺和化学性分泌物的作用，引起的移行性创伤和皮炎。主要症状有奇痒、皮肤出现红斑和丘疹，多见于足趾、手指间等皮肤细薄处，常在 1 ～ 2 周内自愈。

4．钩蚴培养法（culture method for hookworm larvae）：根据钩虫卵在外界的发育条件，将检查的粪便涂抹于吸水试纸上并置于底部加水的试管中，20 ～ 30℃温箱中培养 5 ～ 6 天，观察活的钩蚴并可鉴定虫种。此法多用于流行病学调查。

5．异嗜症（allotriophagy）：有些钩虫病患者喜食生米、瓦块、泥土、破布、煤渣、纸片等，称为异嗜症。发生的原因尚不清楚，似与体内铁质的丢失有关，患者经服用铁剂后，异嗜症可自行消失。

6．蠕形住肠线虫自体感染（autoinfection of *Enterobius vermicularis*）：蛲虫产卵在肛周，排出后 6h 即可发育至感染期，主要通过"肛门→手→口"的方式引起自体重复感染。

7．透明胶纸法（cellophane tape）：根据蛲虫雌虫夜间在肛门周围产卵的特点，用透明胶纸，在清晨、便前黏取肛周皮肤虫卵、镜检，此法简便、检出率高。

8．粪类圆线虫（*Strongyloides stercoralis*）：是一种世代交替的兼性寄生虫，生活史包括在泥土中的自生世代和寄生于宿主的寄生世代。在寄生世代，成虫可寄生在宿主的小肠中引起胃肠症状，幼虫可侵入各种组织造成损伤。

9．粪类圆线虫的自身感染（autoinfection of *Strongyloides stercoralis*）：在粪类圆线虫的寄生世代，当宿主机体免疫力低下或发生便秘时，可出现自身感染。该感染分 3 种情况：① 杆状蚴孵出后，即在肠黏膜内进入血液循环继续发育；② 杆状蚴在肠腔内发育成丝状蚴，再自小肠下段或结肠黏膜侵入血液循环；③ 丝状蚴随粪便排出时附在肛周，自肛周皮肤侵入，引起体外自身感染。

10．夜现周期性（nocturnal periodicity）：丝虫产出的微丝蚴白天滞留于肺部毛细血管，夜间出现于外周血液中，微丝蚴在外周血液中夜多昼少的现象称为微丝蚴的夜现周期性。两种丝虫的微丝蚴在外周血液中夜现高峰的时间略有不同，班氏吴策线虫微丝蚴为晚 10 点至次晨 2 点，马来布鲁线虫微丝蚴为晚 8 点至次晨 4 点。

11．象皮肿（elephantiasis）：丝虫病慢性阻塞期，浅部淋巴管受阻，淋巴管曲张，甚至破裂，使淋巴液长期滞留于皮下组织内，淋巴液含有较多蛋白质，刺激局部纤维组织大量增生，导致局部皮肤增厚、变粗、变硬而形成象皮肿，多发生于下肢和阴囊。由于病变局部血液循环障碍，皮肤的汗腺、皮脂腺及毛囊的功能受损，抵抗力降低，易引起细菌感染，加重象皮肿。

12．丝虫热（filarial fever）：丝虫感染引起急性淋巴管炎，淋巴结炎的同时，多伴有发热、畏寒、头痛、乏力、全身不适等症状，称为丝虫热。

13．河盲症（river blindness）：旋盘尾线虫的微丝蚴从皮肤经结膜进入角膜，或经血流或眼睫状体血管和神经鞘膜进入眼后部，微丝蚴死亡后引发炎症，导致角膜损伤，亦可侵犯虹膜、视网膜及视神经，严重影响视力，甚至失明，称为河盲症。

14．旋毛形线虫的成囊期幼虫（encapsulated larva of *Trichinella spiralis*）：为旋毛虫的感染阶段，成熟幼虫卷曲于横纹肌内梭形囊包中，其纵轴与肌纤维平行。一个囊包中通常有 1 ～ 2 条幼虫。

15．肝毛细线虫的假性感染（spurious infection of *Capillaria hepatica*）：人食入被肝毛细线虫卵感染的动物肝后，虫卵通过人体消化道被排出体外，此时可在粪便中查获虫卵，但人并未获得感染，这种现象称为假性感染。

二、填空题

1．卵　幼虫　成虫
2．中间宿主　消化道　中间宿主　组织、血液　强
3．小肠　一　24
4．受精　未受精　宽椭圆　蛋白质膜　棕黄色　卵细胞　长椭圆　薄　卵黄
5．成虫
6．感染期虫卵　循环　呼吸　消化
7．粪便生理盐水直接涂片
8．高于　高于
9．纺锤形　盖塞
10．感染期虫卵

11．小肠 感染期虫卵

12．猫弓首线虫 犬弓首线虫

13．回盲部 透明胶纸 清晨 排便前

14．肛门 - 手 - 口直接感染

15．十二指肠钩口线虫 美洲板口线虫 2 对钩齿 1 对板齿

16．椭圆形 薄 间隙

17．杆状蚴 丝状蚴

18．丝状蚴 皮肤

19．循环 呼吸 消化

20．小肠 钩虫 缺铁性贫血

21．向温向湿 透明质酸

22．钩齿 板齿 血液、组织液、肠黏膜细胞 贫血

23．十二指肠钩虫 美洲钩虫

24．饱和盐水浮聚法 钩蚴培养法

25．患者 带虫者

26．自生 寄生

27．土壤 杆状蚴 成虫

28．成虫 卵 杆状蚴 丝状蚴

29．丝状蚴 皮肤 直接

30．机会性致病寄生虫

31．马来布鲁线虫 班氏吴策线虫 蚊虫

32．腊肠期 丝状蚴

33．丝状蚴 象皮肿

34．组织（tissue） 微丝蚴（microfilaria） 血液（blood） 皮肤（skin）

35．肺部毛细血管 外周血液 夜现周期性

36．上、下肢浅部淋巴系统 浅部淋巴系统 深部淋巴系统 淋巴液

37．终 脊椎

38．晚上 8 时至次晨 4 时 晚上 10 时至次晨 2 时 夜间

39．成虫 急性过敏及炎症反应 慢性阻塞病变

40．血中带有微丝蚴的患者和带虫者

41．中华按蚊 嗜人按蚊 淡色库蚊 致倦库蚊

42．微丝蚴 厚血膜涂片

43．蚴 皮下组织 眼 河盲症

44．成虫 幼虫 转换

45．成囊期幼虫 小肠 横纹肌

46．侵入期 幼虫移行期 成囊期 幼虫

47．肌肉活检 幼虫

48．阿苯达唑 成虫 幼虫

49．人兽共患 地方 群体 食源

50．鼠 肺动脉

51．非正常　中枢神经　嗜酸性粒细胞增多性脑膜炎或脑膜脑炎

52．软体

53．脑脊液中嗜酸性粒细胞显著升高

54．第 3 期幼虫

55．阿苯达唑

56．猫　犬　眼

57．果蝇　眼　感染期幼虫

58．终　眼

59．哺乳　肝

60．终

61．感染期虫卵

62．土壤

63．肝组织活检　虫卵或虫体

64．口腔、咽、食管黏膜破损处　消化道　甲虫或蜚蠊　感染期幼虫

65．节肢动物　胃或小肠黏膜　食管、咽和口腔黏膜

66．口腔　成虫

67．海洋哺乳　胃肠壁

68．第 3 期幼虫　海鱼

69．转续

70．猫、犬　幼虫

71．剑水蚤　淡水鱼、蛙　非适宜

72．皮肤幼虫　内脏幼虫

73．嗜酸性粒细胞增多

三、选择题

（一）A 型题

1．B	2．D	3．C	4．B	5．B	6．A	7．B	8．D
9．B	10．C	11．A	12．D	13．C	14．A	15．D	16．C
17．C	18．D	19．B	20．C	21．C	22．B	23．D	24．B
25．E	26．D	27．D	28．D	29．E	30．D	31．B	32．C
33．C	34．B	35．E	36．B	37．D	38．D	39．C	40．B
41．C	42．C	43．A	44．D	45．A	46．C	47．C	48．C
49．B	50．A	51．D	52．D	53．E	54．C	55．B	56．A
57．D	58．C	59．C	60．D	61．C	62．E	63．A	64．A
65．C	66．B	67．D	68．E	69．D	70．C	71．A	72．E
73．A	74．C	75．B					

（二）X 型题

1．ABE	2．ABCD	3．ACDE	4．ACDE	5．BD	6．CE
7．ABD	8．ABDE	9．ACE	10．ABCD	11．CD	12．AC
13．ABCE	14．ABCDE	15．ACE	16．BC	17．CE	18．ABCD

19. CDE	20. ABC	21. ADE	22. BC	23. ABCE	24. ABCE
25. ABE	26. ABCE	27. ABC	28. ABCDE	29. DE	30. AC
31. AE	32. ABC	33. ABCDE	34. ABCDE	35. ABC	36. ABC
37. ABCD	38. ABCE	39. CD	40. BCD	41. ADE	42. ABDE
43. ABDE	44. ABD	45. ABCE	46. ABDE	47. AC	48. CD
49. ABC	50. ABDE	51. BCDE	52. AE	53. ABC	54. ABCD
55. ABD	56. ABC	57. AC	58. ACD	59. ABCDE	60. BCE
61. ACD	62. BC	63. ACDE	64. BC	65. BD	66. ABD
67. ABCD	68. ABCE	69. ABE	70. ACE		

四、问答题

1.（1）有症状的感染者，称为蛔虫病患者，无症状者则称带虫者，蛔虫幼虫与成虫对人均有致病作用，但以成虫危害为重。

1）幼虫致病作用：幼虫移行过程中依次经肠壁、肝、肺等组织，可引起机械性损伤，尤其在肺部，从肺毛细血管穿入肺泡时，造成血管破裂，有许多小出血点，同时幼虫的蜕皮液、代谢产物作为抗原物质，引起宿主全身及局部超敏反应。在肝、肺，幼虫周围可出现嗜酸性粒细胞和中性粒细胞为主的细胞浸润，以后成为由组织细胞，上皮样细胞和多核巨细胞构成的肉芽肿。严重感染时引起蛔虫性肺炎，临床表现为咳嗽、哮喘、痰中带血、发热、血液中嗜酸性粒细胞增多等。

2）成虫致病作用：

① 夺取营养与影响吸收：成虫寄生于小肠，以肠腔中半消化食物为营养，而且常损伤肠黏膜，使宿主消化吸收发生障碍，重度感染的儿童，可因营养不良影响发育。

② 机械性损伤与超敏反应：蛔虫的唇齿作用可引起宿主肠黏膜炎症性病变，其代谢产物及死亡虫体均可诱发宿主产生超敏反应。患者出现腹痛，腹泻或便秘，以及荨麻疹，血管神经性水肿，皮肤瘙痒等症状。

③ 并发症：后果最为严重。成虫有钻孔习性，当肠道环境发生变化，如食入辛辣食物或服用药物等原因，可激惹虫体钻入开口于肠壁的各种管道，引起胆道蛔虫病、蛔虫性胰腺炎、阑尾炎等并发症。如果重度感染，大量虫体，又可扭结成团造成肠梗阻。

（2）似蚓蛔线虫的病原学诊断可采用：

1）粪便生理盐水直接涂片法查虫卵：这是最简便且效果好的方法，三片检出率达95%以上，此外用自然沉降法和饱和盐水浮聚法效果更好。

2）查成虫：有时患者呕吐或粪便排出成虫，亦可确诊。

2.（1）似蚓蛔线虫流行广泛、感染率高的主要原因如下：

1）蛔虫生活史简单，不需要中间宿主，虫卵在外界适宜条件下，发育为感染性虫卵，经口即可造成感染。

2）生殖能力强，每条雌虫每日可产卵24万个左右，使其传播机会大大增加。

3）虫卵对外界抵抗力强，卵壳中蛔苷层的保护作用可抵抗外界不良理化因素的影响，如温、湿度和化学药物等，使其不易被杀灭。

4）不良卫生环境及个人卫生习惯。在农村使用新鲜粪便施肥（虫卵未被灭活），蝇等媒介携带均可造成虫卵扩散。个人饭前不洗手、喝生水和吃生菜等不良卫生习惯，均使人易感染。

(2) 蛔虫病防治原则主要有：

1) 普查普治患者及带虫者，可消除唯一的传染源，常用药物有阿苯达唑、甲苯达唑等。

2) 搞好环境卫生和粪便管理，粪便无害化处理后再施肥。

3) 开展卫生宣传教育，注意个人卫生和饮食卫生，消灭蝇。

3. (1) 毛首鞭形线虫与蠕形住肠线虫生活史的相同点：

1) 感染阶段均为虫卵。

2) 均为经口感染。

3) 幼虫在人体内仅在消化道内发育。

4) 人是唯一的终宿主。

(2) 两者生活史及流行的差异：

差异要点	毛首鞭形线虫	蠕形住肠线虫
产卵方式	在肠腔中产卵	夜间在肛门周围产卵
虫卵发育	外界适宜条件 3～5 周	仅需 4～6 h
成虫寿命	3～5 年	约 1 个月
流行分布	温、热带地区，农村＞城市	儿童群居场所多见，城市＞农村

4.

差异要点	似蚓蛔线虫	钩虫
感染阶段	感染性虫卵	丝状蚴
感染方式	经口	主要经皮肤
幼虫移行	自肠道开始，经过肝	自皮肤开始，不经过肝
皮肤损害	无	有
成虫损害	(1) 掠夺营养和肠黏膜损伤及吸收障碍：患者出现消化道症状，如消化不良，腹泻，腹痛，重度感染的儿童出现营养不良，影响发育 (2) 超敏反应：虫体代谢产物及死亡虫体分解产物可诱发 IgE 介导的超敏反应，如荨麻疹、皮肤瘙痒、血管神经性水肿等 (3) 并发症：最常见的是胆道蛔虫症，此外还有肠梗阻、阑尾炎和肠穿孔等	(1) 肠道病变：成虫以口囊咬附、破坏肠黏膜引起肠黏膜出血和溃疡 (2) 缺铁性贫血：① 钩虫吸血，成虫以口囊咬附吸血致患者长期处于慢性失血状态；② 伤口渗血，钩虫吸血时不断分泌抗凝素，使血液不易凝固，常更换叮咬部位，原伤口继续渗血；③ 钩虫吸血时不断将未消化的血液排出；④ 美洲钩虫每条每日可造成失血量为 0.01～0.1ml，十二指肠钩虫为 0.14～0.26ml；⑤ 少数患者可出现消化道大出血等重症；⑥ 当宿主营养状况差，因缺铁致血红蛋白合成速度比红细胞生成速度慢时，则出现小细胞低色素性贫血（缺铁性贫血）
主要防治措施	开展卫生宣传教育，注意个人卫生、饮水卫生和饮食卫生，避免食入虫卵感染。改善环境卫生，消灭蝇和蜚蠊等	注意个人防护，避免与土壤接触，防止钩虫丝状蚴经皮肤感染，还可在局部皮肤涂擦防护剂进行防护

5．犬弓首线虫对人体造成的主要危害是由于人是犬弓首线虫的非正常宿主，其幼虫在人体内不能发育为成虫，而是长期停留在幼虫阶段，幼虫在人体相应的组织器官中移行造成机械性损害和超敏反应。

（1）内脏幼虫移行症：幼虫在人体多在肝移行，其次为肺和脑，刺激组织形成嗜酸性肉芽肿。患者出现发热，肺部症状，肝大和嗜酸性粒细胞增多。幼虫在脑部可引起头痛、癫痫、痉挛等神经系统症状。

（2）眼幼虫移行症：主要见于儿童，病变多见单眼，有时幼虫可从眼眶钻出。常表现为慢性肉芽肿性眼炎或视网膜炎、视神经水肿及虹膜睫状体炎。眼幼虫移行症通常不伴有内脏病变。

6．钩虫病的主要症状是贫血。由于成虫咬附吸血，患者体内铁与蛋白质不断损耗。由于缺铁，当血红蛋白合成速度小于红细胞生成速度时，则出现低色素小细胞性贫血。钩虫引起患者失血机制如下：

（1）成虫口囊咬附肠黏膜吸血，而且吸入的血液不断自其消化道排出。

（2）虫体分泌抗凝素，使伤口不断渗血，渗血量约等于吸血量。

（3）虫体经常更换咬吸部位，原伤口还可继续失血；大量钩虫寄生可导致急性肠黏膜出血，美洲钩虫每条雌虫每日造成失血量约 0.03ml，而十二指肠钩虫则为 0.15ml。

（4）肠黏膜的损伤，使宿主营养物质吸收障碍，当患者膳食不能及时补充铁与蛋白质时，则病情加重。

7．

（1）诊断方法：首选粪便饱和盐水浮聚法，其检出率较高。

（2）粪便直接涂片法，轻度感染易漏诊。钩蚴培养法，检出率亦高，且可鉴定虫种，但需数日才能观察结果，此方法适用于流行病学调查。

8．（1）危害：蠕形住肠线虫雌虫夜间下行，在肛门周围产卵，刺激患者会阴部皮肤产生瘙痒和继发性炎症。患者常有烦躁不安、失眠、食欲缺乏、夜惊等表现，儿童反复感染，影响其身心健康。蠕形住肠线虫成虫寄生于回盲部，使肠黏膜轻度损伤，可引起消化道症状。此外还可引起异位寄生，主要由于雌虫可侵入泌尿生殖系统，引起阴道炎、子宫内膜炎和输卵管炎等，形成以虫体、虫卵为中心的肉芽肿，危害较大。

（2）病原学诊断与注意事项：病原学诊断是根据其产卵特点，采取肛门周围取材，查虫卵的方法。如透明胶纸法，黏取肛周皮肤上虫卵镜检，应在清晨、便前实施，可提高检出率。此外，在患儿夜间熟睡时检查其肛门口，可见活动雌虫，亦可确诊。

9．丝虫成虫主要寄生于淋巴管及淋巴结内，引起淋巴系统的病变，根据病情发展可分为两期。

（1）急性过敏及炎症反应期：丝状蚴侵入人体，幼虫和成虫的代谢产物、幼虫蜕皮液、成虫子宫分泌物及死亡虫体的分解产物均可引起机体全身超敏反应及局部淋巴系统的反应，导致淋巴管内膜肿胀、内皮细胞增生，引起管壁及周围组织炎症，嗜酸性粒细胞浸润，使管壁增厚、淋巴管瓣膜功能受损，形成淋巴栓。患者出现周期性淋巴管炎、淋巴结炎及丹毒样皮炎等。若深部淋巴系统受累，可出现精索炎、附睾炎和睾丸炎。同时多伴有发热、畏寒、头痛、乏力、四肢酸痛、全身不适等丝虫热症状。

（2）慢性阻塞病变期：急性炎症反复发作，淋巴管内皮细胞增生，管壁增厚，局部出现增生性肉芽肿，使淋巴管管腔狭窄，导致淋巴管部分或完全阻塞，产生淋巴回流受阻，在阻塞部位以下的淋巴管内压增高，引起淋巴管曲张或破裂，淋巴液流入周围组织导致淋巴水肿或淋巴积液，患者可出现象皮肿、鞘膜积液和乳糜尿等临床症状。

10．马来布鲁线虫主要寄生在人体的上、下肢浅部淋巴系统；班氏吴策线虫除寄生于上、下肢浅部淋巴系统外，多寄生于深部淋巴系统，其致病性既有相似处，又有不同处。相同点为：①两者均可引起急性期淋巴管炎、淋巴结炎和丹毒样皮炎；②两者均可引起上、下肢象皮肿。不同点为：班氏吴策线虫可引起精索炎、睾丸炎、附睾炎、阴囊象皮肿、睾丸鞘膜积液和乳糜尿等症状，而马来布鲁线虫感染者却没有这些症状。

11．象皮肿属于慢性阻塞性病变。由从淋巴管破溃流出含高蛋白质的淋巴液积聚在皮下组织，刺激纤维组织增生而形成。初期表现为淋巴水肿，如在肢体，多为可凹性水肿，组织纤维化后出现非可凹性水肿，皮肤增厚、弹性消失、变粗变硬形如象皮。多发于下肢和阴囊。由于局部血液循环障碍，皮肤的汗腺、皮脂腺和毛囊的功能受损，抵抗力降低，多引起细菌感染，加重象皮肿。

12．丝虫病的病原学诊断方法主要是血液检查微丝蚴，由于微丝蚴有夜现周期性，故采血时间以夜间 10 点至次晨 2 点为宜。具体方法有：

（1）新鲜血滴法：取一大滴新鲜血，置载玻片上，加生理盐水数滴，在低倍镜下找蛇状运动的微丝蚴。此法不能鉴定虫种。

（2）厚血膜法：取三大滴末梢血，涂成厚血膜，干后溶血、固定、染色、镜检。此法简便，效果好，可鉴定虫种，是丝虫病诊断最常用的方法。

（3）微丝蚴浓集法：取静脉血 2ml，加抗凝剂抗凝、蒸馏水溶血，离心取沉渣直接镜检或染色检查。阳性率高，但需取静脉血，较复杂。

（4）乙胺嗪（海群生）白天诱出法：白天受检者口服乙胺嗪（海群生）100mg，15～30min 后，外周血中微丝蚴接近高峰，2h 后开始减少，故在 30～90min 内采血最好。此法用于夜间采血不便者，血内微丝蚴密度低者易漏诊。

同时，对血检阴性但具有慢性丝虫病症状表现者，可取乳糜尿、鞘膜积液等检查微丝蚴；对有淋巴结肿大者可取淋巴结活检，检查成虫或微丝蚴。

13．旋毛形线虫的主要致病阶段是幼虫，其危害与感染数量、侵犯部位及宿主免疫状况等因素有关，临床将其病程分为三期：

（1）侵入期（约 1 周）：是幼虫在小肠内脱囊，并钻入肠黏膜发育为成虫的过程。主要病变在十二指肠和空肠。成虫以肠绒毛为食，受侵的肠壁出现广泛炎症，局部充血水肿、出血及形成浅表溃疡，患者有恶心、腹痛、腹泻、全身乏力及发热等消化道及全身症状。

（2）幼虫移行期（2～3 周）：雌虫产出的幼虫侵入血液到达肌肉的过程，主要病变在肌肉。幼虫的机械性损害与分泌物的毒性作用，使患者出现急性临床症状，如发热、眼睑与面部水肿、急性全身性血管炎等，突出而多发的症状是全身肌肉酸痛，尤以腓肠肌和肱二头肌等处最为明显。部分重症患者有咀嚼、吞咽、深呼吸障碍等。心肌炎和心力衰竭是急性旋毛虫病最常见的死亡原因。

（3）囊包形成期：为受损肌细胞修复的过程。幼虫寄生部位的肌肉细胞逐渐胀大呈纺锤状，虫体包裹在肌腔内，结缔组织增生形成囊壁，囊包形成后急性炎症消退，患者全身症状逐渐减轻、消失，但肌痛可持续数月，重症患者常因恶病质、毒血症或心肌炎等死亡。

旋毛虫病原学诊断，主要采用活检法，取患者腓肠肌或肱二头肌做压片镜检，发现幼虫，即可确诊。

14．（1）造成旋毛虫病流行的主要因素有：

1）旋毛虫的保虫宿主种类多，自然感染率高，因动物之间残杀而感染，其中猪与鼠是主要传染源。

2）肉类检疫不善，使含有旋毛虫幼虫的猪肉，在市场上有销售，造成传播。

3）幼虫囊包抵抗力强，耐低温，在常温下可存活较长时间。

4）与人饮食卫生习惯有关，食入生的、半生的猪肉、犬肉及切生肉的刀具、砧板被旋毛虫幼虫污染等都是传播的重要因素。

（2）防治旋毛虫病的原则主要有：

1）卫生宣传，注重饮食卫生，改变不良的饮食习惯，不食生的或半生的猪肉和野生动物肉类。

2）加强肉类检查工作，严禁未检疫肉类上市。

3）治疗患者可选用甲苯达唑、丙硫达唑等。

4）改善养猪方法，防止猪的感染，消灭鼠类等保虫宿主。

15．（1）感染方式：结膜吸吮线虫的幼虫在果蝇体内发育为感染期幼虫，并移至血体腔，逐渐聚集于蝇喙，当果蝇偶然停落于人眼舐吸眼分泌物时，幼虫从蝇喙逸出，侵入人眼结膜囊内，发育为成虫。虫体寄生部位以上、下睑穹窿内为主，也见于眼前房、泪小管和结膜下。

（2）致病：由于虫体体表有锐利横纹，虫体活动时可产生机械性损伤及虫体分泌物的化学刺激，患者眼部有异物感、瘙痒、畏光、流泪、结膜充血、眼部分泌物增多等症状，有时疼痛，一般无视力障碍。

（3）病原学诊断：从眼部检获成虫作为确诊依据。

（4）防治原则：①搞好环境卫生，防蝇、灭蝇；注意个人卫生，保持眼部清洁。②治疗可用2%可卡因滴眼后，用眼科镊或生理盐水棉签将虫体取出，并给予消炎处理，如虫体较多不易一次取净时，应多次治疗。

16．美丽筒线虫成虫主要寄生于牛、羊、猪和猴等动物口腔与食道的黏膜和黏膜下层，人偶尔可感染。虫卵经黏膜破损处进入肠道，随粪便排出。虫卵如果被蜚蠊、甲虫等中间宿主食入，虫卵在其血腔内发育为感染期幼虫，人或动物食入这些昆虫可被感染。幼虫侵入胃或十二指肠黏膜，并向上移行至食管、口腔等黏膜内发育为成虫。由于人不是适宜宿主，因此，寄生的成虫一般不产卵。

美丽筒线虫寄生主要损害人体上下唇、齿龈、舌部、软硬腭、扁桃体等处，在黏膜及黏膜下层活动，寄生的局部出现小疱和乳白色线状隆起，患者有刺激症状，如口腔异物蠕动感、肿胀、轻微疼痛等。重者出现舌颊麻木、声音嘶哑或吞咽困难等。若虫体寄生于食管黏膜下，则可造成黏膜浅表溃疡，引起吐血等症状。此外，失眠、多梦等精神症状也可发生。

美丽筒线虫病原学诊断方法主要是挑破病变的黏膜处、取出虫体，镜检即可。

17．棘颚口线虫主要寄生于犬、猫等动物体内，其幼虫偶尔可感染人，在人体内的虫体不能发育为成虫（非适宜宿主），故人仅作为棘颚口线虫的转续宿主。

棘颚口线虫对人体的致病作用，主要是由于幼虫在人体组织中移行造成的机械性损伤及分泌的毒素所致，引起皮肤幼虫移行症与内脏幼虫移行症。前者仅发生在表皮、真皮之间或皮下组织内，而后者致病部位广泛，可在消化、呼吸、泌尿系统寄生。若幼虫在中枢神经系统寄生，则可造成患者死亡。

18．人因生食或半生食中间宿主（螺、恬蝓）、转续宿主（蛙、鱼）而感染广州管圆线虫，生吃被第三期幼虫污染的蔬菜、瓜果，饮用含感染期幼虫的生水也可感染。

预防本病主要为不吃生或半生的螺类及蛙、鱼等，不吃生菜、不喝生水。因幼虫可能经皮肤侵入机体，故应防止在加工螺类等食物的过程中受感染。此外，积极灭鼠也有助于疾病预防。

19．（1）肝毛细线虫生活史要点：

1）成虫寄生在鼠类及多种其他哺乳动物和人的肝内。

2）雌虫产卵于肝实质中，虫卵在宿主肝内不发育也不具有感染性，随动物宿主死亡、腐烂，虫卵被释放至土壤中。如动物宿主被其他动物捕食，则虫卵沿其消化道被排至外界。

3）虫卵在土壤中发育为感染期虫卵，宿主因食入被感染期虫卵污染的食物或饮水而感染。

（2）致病：

1）虫卵沉积在肝，导致肉芽肿反应和脓肿样病变。

2）脓肿中心可见虫卵、成虫及坏死组织。

3）感染者可出现发热、肝脾大、嗜酸性粒细胞显著增高、白细胞增高、高丙种球蛋白血症及低血红蛋白性贫血的特征。

20．（1）异尖线虫生活史过程：

1）成虫寄生在海洋哺乳类动物的胃内，雌虫产卵后，卵随粪便排出体外。

2）虫卵在海水中发育成第1期幼虫，蜕皮后形成第2期幼虫从卵内孵出。

3）第2期幼虫被中间宿主海生甲壳类生物食入，幼虫在中间宿主血腔内发育成第3期幼虫。当终宿主食入含幼虫的中间宿主后，3期幼虫即可在终宿主体内发育为成虫。

4）多种海洋鱼类摄入第3期幼虫后，虫体可移行至海鱼各脏器和肌肉停止发育。终宿主也可因食入受染的海鱼而感染。

5）人因生食或半生食含3期幼虫的海鱼而感染。

（2）致病：

1）胃肠型：幼虫钻入胃或肠壁所致，患者可突发腹痛，常伴有恶心、呕吐、低热、腹胀等症状。

2）幼虫移行症：除消化道外，幼虫也可移行至其他脏器和组织，引发消化道外异尖线虫病。

五、病例分析题

病例1　1．B　　　2．ACDE　　　3．ABCD　　　4．BCD　　　5．ACE

病例 **2**　1. D　　2. ACDE　　3. ACD　　4. B　　5. B　　6. ACDE

病例 **3**　1. C　　2. BCE　　3. ABDE　　4. ABD　　5. ABCD

病例 **4**　1. D　　2. B　　3. AB　　4. ABCD　　5. AC

病例 **5**　1. C　　2. ABDE　　3. A

病例 **6**　1. D　　2. C　　3. ABDE　　4. ABCD

病例 **7**　1. E　　2. BCDE　　3. ACDE

（吴　伟　鱼艳荣　贾默稚）

第十七章　棘头虫

重点和难点

巨吻棘头虫为了解内容。

棘头虫（acanthocephalan）属于棘颚门，寄生于人体的棘头虫主要为巨吻棘头属，以猪巨吻棘头虫（*Macracanthorhynchus hirudinaceus*）最常见。

成虫寄生在终宿主猪、野猪小肠内，偶尔寄生在人、犬、猫的小肠。中间宿主为鞘翅目昆虫，如金龟子、天牛、水甲等。感染阶段为感染性棘头体，后者位于甲虫血腔。因食入含有感染性棘头体的甲虫感染，人是猪巨吻棘头虫的非正常宿主，在人体内棘头虫大多不能发育成熟。

猪巨吻棘头虫对人体的主要危害是成虫吻突上的小钩钩附肠黏膜，造成黏膜损伤和小出血点，使寄生部位出现炎症、坏死和溃疡，常并发肠穿孔。由于人为其非正常宿主，在粪便中很难查到虫卵，主要依据病史、临床症状和体征，如吃甲虫史，腹部包块和虫结等诊断；驱虫或手术检获虫体确诊。

加强卫生宣传，改变炒食金龟子或天牛的习惯；加强猪的饲养管理可有效预防棘头虫的感染。治疗可用噻嘧啶、甲苯达唑、阿苯达唑等。

试　题

选择题

A 型题

1. 猪巨吻棘头虫的感染方式是
   - A．接触昆虫感染
   - B．食入昆虫感染
   - C．昆虫吸血感染
   - D．母体垂直感染
   - E．输血感染
2. 猪巨吻棘头虫主要寄生在人体的
   - A．肌肉
   - B．胃
   - C．回肠
   - D．结肠
   - E．内脏
3. 猪巨吻棘头虫对人体主要危害是
   - A．腹泻
   - B．发热
   - C．胃部损伤
   - D．肝损伤
   - E．肠黏膜损伤、炎症坏死和溃疡

参考答案

选择题

A 型题

1．B   2．C   3．E

（刘红丽）

第四篇　医学节肢动物

第十八章　医学节肢动物概论

重点和难点

一、医学节肢动物的主要特征

医学节肢动物（medical arthropod）区别于其他动物的三个显著特点：

1．躯体（idiosoma）分节，左右对称，具有成对的分节附肢（appendages）（如足、触须、触角等）。

2．体表由几丁质和醌单宁蛋白组成的外骨骼（exoskeleton）。

3．循环系统开放式，体腔称为血腔（hemocoel）。

二、与医学有关的节肢动物

医学节肢动物分属 5 个纲，即昆虫纲（Insecta）、蛛形纲（Arachnida）、甲壳纲（Crustacea）、唇足纲（Chilopoda）、倍足纲（Diplopoda）。其中以昆虫纲和蛛形纲与人类疾病关系密切，应重点掌握这两个纲的特点。

1．昆虫纲　虫体分头、胸、腹三部，有触角（antenna）1 对，足 3 对，有翅或无翅。如蚊、蝇、白蛉、蚤、虱、蜚蠊、臭虫等。

2．蛛形纲　虫体分头胸部和腹部或头胸腹愈合为躯体（idiosoma），无触角，成虫 4 对足，无翅。如蜱、螨、蜘蛛、蝎等。

三、医学节肢动物对人的危害

医学节肢动物对人的危害分为直接危害和间接危害。

1．直接危害　直接危害导致昆虫源性疾病。

（1）骚扰和吸血：如蝇骚扰、蚊虫吸血。

（2）螫刺与毒害：昆虫分泌毒物或叮刺时将毒液注入人体是常见的现象。如蝎子、蜈蚣、毒蜘蛛等螫人时分泌毒液引起局部或全身症状；硬蜱叮刺时注入嗜神经毒素引起蜱瘫痪（tick paralysis）；松毛虫毒毛和毒液可通过接触，引起皮炎或结膜炎；毒隐翅虫的体液接触皮肤可引起毒隐翅虫皮炎。

（3）超敏反应：节肢动物的唾液、分泌物、排泄物、皮壳等异性蛋白物质，可引起人体超敏反应，如尘螨引起的哮喘和鼻炎。粉螨、尘螨、革螨引起的螨性皮炎。

（4）寄生：某些节肢动物，如蝇幼虫、疥螨、蠕形螨均可作为病原体寄生于人体引起疾病。

2．间接危害 节肢动物作为媒介可间接传播病原体，引起虫媒传染病（vector-borne disease），这是对人类最主要的危害。医学节肢动物携带的病原体有细菌、病毒、立克次体、螺旋体、原虫、蠕虫等，传播疾病的方式分机械性传播和生物性传播。

（1）机械性传播（mechanical transmission）：病原体在医学节肢动物体表或体内，即无形态变化又无数量增加，但仍保持生命活力。节肢动物对病原体仅起携带和传递作用，如蝇传播痢疾、伤寒、霍乱等。

（2）生物性传播（biological transmission）：病原体必须在医学节肢动物体内经历发育和（或）繁殖，完成生活史某一个阶段后才具有感染性，通过各种途径传播给人。生物性传播的方式有4种：

1）发育式：病原体在节肢动物体内只发育无繁殖，仅有形态结构及生理生化特性变化，但无数量的增加。如丝虫幼虫在蚊体内的发育。

2）增殖式：病原体在节肢动物体内只繁殖无发育，有数量的增加，但无形态变化。如鼠疫耶尔森菌在蚤体内的增殖。

3）发育增殖式：病原体在节肢动物体内既发育又繁殖，不仅有形态变化，还有数量的增加。如疟原虫在蚊体内的发育和增殖。

4）经卵传递式：病原体在节肢动物体内增殖后可侵入其卵巢，再经卵传给下一代。如森林脑炎病毒可在硬蜱体内经卵传递。

四、病媒节肢动物的判定

判定病媒节肢动物必须掌握生物学证据、流行病学证据、实验室证据和自然感染证据，同时要对这四方面的资料进行综合分析。

五、医学节肢动物的防制（the control of medical arthropod）

医学节肢动物的防制是预防和控制虫媒病的重要手段。以媒介与生态环境和社会条件的整体观为出发点，标本兼制，以治本为主，采取综合性的防制措施，包括：

1．环境治理（environment management） 也称生态防制，通过治理环境造成不利于节肢动物的生存、繁殖条件。这是治本的措施。

2．物理防制（physical control） 利用各种物理手段如机械、热、光、电等手段捕杀、隔离、驱赶节肢动物。

3．化学防制（chemical control） 利用药物毒杀或驱避医学节肢动物，常用的杀虫剂种类为有机氯类、有机磷类、氨基甲酸酯类、拟除虫菊酯类、昆虫生长调节剂。

4．生物防制（biological control） 利用捕食性和致病性生物防制医学节肢动物。

5．遗传防制（genetic control） 改变或移换节肢动物的遗传物质，降低其繁殖势能，以控制节肢动物的一个种群为目的。

6．法规防制（legislation control） 制定法规或条例，防止害虫随交通工具从国外进入国境、从流行区进入非流行区，以及对害虫进行监察和强制性的防制工作。

只有贯彻综合防制（integrated control）的原则，以环境治理为主，适时、科学地采取物理防制、化学防制、生物防制及必要的法规防制，才能将医学节肢动物的种群数量控制在不足为害的水平。

我国重要的虫媒病

主要虫媒病	病原体	主要传播媒介	传播方式	传染途径
流行性乙型脑炎（日本乙型脑炎，Japanese B encephalitis）	日本脑炎病毒	三带喙库蚊、白纹伊蚊、淡色库蚊	经卵传递式	叮咬
森林脑炎（forest encephalitis）	森林脑炎病毒	全沟硬蜱	经卵传递式	叮咬
登革热（dengue fever）	登革病毒	白纹伊蚊、埃及伊蚊	经卵传递式	叮咬
克里米亚出血热（新疆出血热，Xinjiang hemorrhagic fever）	克里米亚出血热病毒	亚东璃眼蜱	经卵传递式	叮咬
肾综合征出血热（流行性出血热，epidemic hemorrhagic fever）	汉坦病毒	格氏血厉螨、伯氏禽刺螨	经卵传递式	叮咬
流行性斑疹伤寒（epidemic typhus）	普氏立克次体	人虱	增殖式	虱粪污染皮肤的伤口或黏膜，虱体被压碎，病原体可经伤口侵入人体
鼠型斑疹伤寒（murine typhus）	莫氏立克次体	印鼠客蚤	增殖式	蚤粪污染皮肤伤口
恙虫病（tsutsugamushi disease）	恙虫病东方体	地里纤恙螨、小盾纤恙螨	经卵传递式	叮咬
Q热（Q fever）	伯氏考克斯体	微小牛蜱、铃头血蜱	经卵传递式	叮咬或蜱粪污染伤口
鼠疫（plague）	鼠疫耶尔森菌	印鼠客蚤、致痒蚤等	增殖式	叮咬
虱传回归热（louse-borne relapsing fever）	回归热疏螺旋体	人虱	增殖式	虱体被碾破，其体液污染伤口、黏膜
蜱传回归热（tick-borne relapsing fever）	波斯疏螺旋体、拉氏疏螺旋体	乳突钝缘蜱、特突钝缘蜱	经卵传递式	蜱叮咬或基节腺液污染皮肤伤口
莱姆病（Lyme disease）	伯氏疏螺旋体	全沟硬蜱	经卵传递式	叮咬
黑热病（kala-azar）或内脏利什曼病（visceral leishmaniasis）	杜氏利什曼原虫	中华白蛉，长管白蛉，亚历山大白蛉	发育增殖式	叮咬
疟疾（malaria）	间日疟原虫、恶性疟原虫	中华按蚊、嗜人按蚊、微小按蚊、大劣按蚊	发育增殖式	叮咬
微小膜壳绦虫病（hymenolepiasis nana）	微小膜壳绦虫	某些种类蚤和甲虫	发育式	经口吞食

续表

主要虫媒病	病原体	主要传播媒介	传播方式	传染途径
缩小膜壳绦虫病 （hymenolepiasis diminuta）	缩小膜壳绦虫	某些种类蚤、甲虫蜚蠊	发育式	经口吞食
犬复孔绦虫病 （dipylidiasis caninum）	犬复孔绦虫	某些蚤类	发育式	经口吞食
班氏丝虫病 （filariasis bancrofti）	班氏吴策线虫	致倦库蚊、淡色库蚊	发育式	叮咬
马来丝虫病 （filariasis malayi）	马来布鲁线虫	中华按蚊、嗜人按蚊	发育式	叮咬

试　题

一、名词解释

1．medical arthoropod
2．mechanical transmission
3．biological transmission
4．vector-borne disease
5．biological control
6．genetic control
7．chemical control
8．integrated control
9．hemocele
10．insecticide resistance
11．vector
12．insecticide resistance management（IRM）

二、填空题

1．Five classes in Phylum Arthropoda can be harmful to human health directly or indirectly，but the most important classes are ＿＿＿＿＿＿and＿＿＿＿＿＿。

2．甲壳纲的医学意义主要是作为蠕虫生活史的＿＿＿＿＿＿＿，如＿＿＿＿＿＿＿和＿＿＿＿＿＿就是卫氏并殖吸虫的＿＿＿＿＿宿主。

3．医学节肢动物对人类的危害方式为＿＿＿＿＿和＿＿＿＿＿。

4．The diseases transmitted by arthropod vectors are called＿＿＿＿＿。

5．医学节肢动物生物性传播疾病的方式为＿＿＿＿＿、＿＿＿＿＿、＿＿＿＿＿和＿＿＿＿＿。

6．判定虫媒病的传播媒介，必须掌握的四方面证据是＿＿＿＿＿、＿＿＿＿＿、＿＿＿＿＿和＿＿＿＿＿。

7．医学节肢动物的主要医学意义在于其可＿＿＿＿＿。

8．作为病原体寄生于人体的医学节肢动物主要有＿＿＿＿＿、＿＿＿＿＿和＿＿＿＿＿。

9．我国能传播原虫病并作为其宿主的医学昆虫有：＿＿＿＿＿、＿＿＿＿＿等。

10．我国经节肢动物吸血传播，并寄生在血液循环系统内的病原体是＿＿＿＿＿＿

一、_____和_____。

11．疥螨可引起人体的疾病称_____，蠕形螨可引起_____病。

12．蝇的幼虫可寄生于人体组织或腔道内，导致_____病。

13．医学节肢动物中，可引起哮喘的是_____；病原体经卵传递并以幼虫传病的是_____；在人体皮内寄生并可加重痤疮等皮肤病的是_____。

14．Permanent parasitic mites in human beings are _____、_____。

15．蚊虫可生物性传播_____、_____等寄生虫病。

16．Metamorphosis of the most arthropods include_____and_____。

17．The developmental stages of *Ixodes persulcatus* are_____、_____、_____、_____。

18．The medical arthropods as transmitter of arbo-disease are belong to Class_____ and_____。

19．The mouth parts of insect are：_____、_____、_____。

20．常见的蝇蛆病有_____、_____、_____、_____等类型。

三、选择题

（一）A 型题

1．Phylum Arthropoda means
　　A．阿米巴门
　　B．线形动物门
　　C．扁形动物门
　　D．棘颚门
　　E．节肢动物门

2．Class Arachnida means
　　A．昆虫纲
　　B．蛛形纲
　　C．甲壳纲
　　D．唇足纲
　　E．倍足纲

3．甲壳纲的英文名称是
　　A．Insecta
　　B．Arachnida
　　C．Crustacea
　　D．Chilopoda
　　E．Diplopoda

4．蚊属于医学节肢动物的
　　A．昆虫纲
　　B．蛛形纲
　　C．甲壳纲
　　D．唇足纲

E．倍足纲

5．蜱和螨属于医学节肢动物的
　　A．昆虫纲
　　B．蛛形纲
　　C．甲壳纲
　　D．唇足纲
　　E．倍足纲

6．以下不属于医学节肢动物直接危害的是
　　A．吸血骚扰
　　B．毒害作用
　　C．致敏作用
　　D．寄生
　　E．传播疾病

7．蚤传播鼠疫耶尔森菌的方式属
　　A．繁殖式
　　B．机械性传播
　　C．经卵传递
　　D．发育式
　　E．发育繁殖式

8．下列医学节肢动物不属于昆虫纲的是
　　A．白蛉
　　B．蝇

C．蚤

D．虱

E．全沟硬蜱

9．在蚊体内既能发育又能繁殖的寄生虫为

A．疟原虫

B．刚地弓形虫

C．旋毛形线虫

D．丝虫

E．杜氏利什曼原虫

10．以经卵传递的方式传播疾病的医学节肢动物是

A．蚊

B．蝇

C．蜱螨类

D．白蛉

E．虱

11．医学节肢动物的防制原则为

A．环境防制

B．化学防制

C．生物防制

D．遗传和法规防制

E．综合防制

12．蚊传播丝虫病的方式是属于

A．机械携带

B．发育式

C．增殖式

D．发育增殖式

E．经卵传递式

13．由于昆虫的抗药性及药物对环境的污染，目前已被其他杀虫剂所代替的杀虫药是

A．敌敌畏

B．六六六

C．马拉硫磷

D．二氯苯醚菊酯

E．残杀威

14．下列虫媒病属自然疫源性疾病的是

A．鼠疫

B．流行性斑疹伤寒

C．虱媒回归热

D．疟疾

E．丝虫病

15．The arthropods that suck the blood and transmit some diseases only at the larva stages is

A．hard tick

B．soft tick

C．gamasid mite

D．itch mite

E．chigger mite

16．下列疾病属蜱媒疾病

A．鼠疫

B．虱传斑疹伤寒

C．蜱媒回归热

D．疟疾

E．丝虫病

17．Mosquito-borne disease is

A．forest encephalitis

B．Lyme disease

C．Q fever

D．dengue fever

E．tick-borne relapsing fever

18．Myiasis was caused by

A．soft tick

B．the larva of fly

C．hard tick

D．mosquito

E．sandfly

19．Which of the following insects transmits disease only in mechanical transmission form？

A．soft tick

B．mosquito

C．mite

D．lice

E．cockroaches

20．医学节肢动物对人类最严重危害是

A．骚扰

B．吸血

C．寄生

D．传播病原体

E．超敏反应

21．节肢动物机械性传播疾病是指

    A．病原体在节肢动物体内经历发育过程

    B．病原体在节肢动物体内经历繁殖过程

    C．病原体在节肢动物体内既发育又繁殖

    D．病原体在节肢动物体内既不发育也不繁殖，而是通过节肢动物体表、口器和消化道传播病原体

    E．节肢动物叮咬吸血后经卵传播病原体

22．关于机械性传播，下列说法错误的是

    A．病原体在节肢动物体内经发育后才能传播给宿主

    B．节肢动物只是机械性携带病原体

    C．病原体可附着在节肢动物体表

    D．病原体可由节肢动物的口器携带到食物或水果上，人食入被污染的食物或水果后导致感染

    E．病原体可经节肢动物消化道排出而污染食物并传播病原体

23．节肢动物机械性传播的疾病是

    A．疟疾

    B．丝虫病

    C．阿米巴痢疾

    D．尘螨性哮喘

    E．蜱瘫痪

24．危害人体健康的节肢动物主要属于

    A．蛛形纲、昆虫纲

    B．蛛形纲、唇足纲

    C．唇足钢、甲壳纲

    D．蛛形纲、甲壳纲

    E．唇足纲、昆虫纲

（二）X 型题

1．The morphological features of arthropods include

    A．chitinious exoskeleton

    B．a symmetry body

    C．hemocele

    D．incomplete digestive tract

    E．a paired and segmented appendages

2．医学节肢动物对人的直接危害包括

    A．骚扰和吸血

    B．刺螫与毒害

    C．超敏反应

    D．寄生

    E．传播疾病

3．下列病原体在媒介昆虫体内可经卵传递

    A．伊蚊体内的流行性乙型脑炎病毒

    B．家蝇体内的脊髓灰质炎病毒

    C．白蛉体内的利什曼原虫

    D．硬蜱体内的森林脑炎病毒

    E．恙螨幼虫体内的恙虫病东方体

4．常用的有机磷类杀虫剂有

    A．敌敌畏

    B．滴滴涕

    C．马拉硫磷

    D．杀螟硫磷

    E．辛硫磷

5．属于拟除虫菊酯类杀虫剂的是

    A．二氯苯醚菊酯

    B．溴氰菊酯

    C．丙烯菊酯

    D．胺菊酯

    E．残杀威

6．The integrated control for arthropods includes

    A．environment management and physical control

    B．chemical control

C．biological control

D．genetic control

E．some limiting methods by laws

7．蛛形纲具有以下特征

A．虫体分头胸部和腹部，或头胸腹愈合为一体

B．成虫 3 对足

C．成虫 4 对足

D．触角 1 对

E．翅 1 对

8．经媒介昆虫叮咬而传播的寄生虫病有

A．丝虫病

B．弓形虫病

C．黑热病

D．非洲锥虫病

E．疟疾

9．Insecticide resistance management （IRM）include

A．合理计划和适当使用新启用的杀虫剂

B．有计划地轮换使用杀虫剂

C．在许可的范围内使用足够的杀虫剂

D．尽量采用综合防制措施

E．可以使用过量的杀虫剂

10．节肢动物经卵传递的疾病是

A．克里米亚出血热

B．登革热

C．森林脑炎

D．鼠疫

E．恙虫病

11．法规防制是指

A．利用法律和条例规定，防止媒介节肢动物的传入

B．改变或移换节肢动物的遗传物质，降低其繁殖势能，达到控制和消灭传播媒介的目的

C．采取某些强制性措施消灭某种害虫

D．对某些重要害虫实行监管

E．挂蚊帐防止蚊虫叮咬

12．节肢动物传播病原体的过程可以通过下列途径实现

A．叮刺吸血

B．粪便污染

C．虫体破碎

D．虫体分泌物污染

E．宿主食入

13．由节肢动物直接危害所导致的虫源性疾病是

A．myiasis

B．tungiasis

C．scabies

D．demodicidosis

E．intestinal acariasis and pulmonary acariasis

14．The common arbo-disease are

A．mosquito-borne disease

B．flea-borne disease

C．fly-borne disease

D．louse-borne disease

E．tick-borne and mite-borne disease

15．The ecological environment of arthropod include

A．环境因素

B．孳生与栖息

C．越冬

D．食性

E．雨量

16．Several important disease which are transmitted by insect are

A．malaria

B．yellow fever

C．dengue fever

D．Xinjiang hemorrhagic fever

E．myiasis

17．The common mosquito-borne disease are

A．myiasis

B．yellow fever

C．dengue fever

D．epidemic encephalitis

E．malaria

18．The common louse-borne disease are

A．yellow fever

B．epidemic typhus

C．trench fever

D．louse-borne relapsing fever

E．malaria

四、问答题

1．简述医学节肢动物生物性传播疾病的方式。

2．简述医学节肢动物直接危害人体的方式。

3．试述病媒节肢动物的判定依据。

4．如何理解综合防制原则，具体的防制手段有哪些？

5．有机磷类杀虫剂的主要优缺点有哪些？

6．何谓昆虫生长调节剂？其优点如何？

7．请列举常用的昆虫驱避剂。

8．阐述障碍化学防制的主要原因。

9．举例说明目前常用的生物防制措施主要有哪些？

10．What are the most important harm way of arthropods to human health？

11．医学节肢动物的特征是什么？常见的医学节肢动物有哪些？

五、病例分析

病例 1

患者女性，65 岁，双侧鼻塞流腐臭味脓涕 1 年余，异物蠕动伴鼻腔出血 2 天，于 2016 年 8 月 8 日去医院就诊，并收入耳鼻喉科治疗。自述 1 年前着凉后出现鼻塞流涕，鼻部不适，经治疗后双侧鼻腔仍反复流脓涕，有腐臭味。入院前两天无明显诱因，鼻腔不适感加重，并有异物蠕动感，打喷嚏，因双侧鼻腔流血而诊治。

体检：鼻窦区轻度肿胀，压痛，鼻外形无畸形，鼻腔黏膜充血水肿，鼻中隔溃烂缺损，约 1.2 cm×0.8cm，双侧中下鼻甲溃烂，结构破坏，中鼻甲后端溃烂，并有大量虫样蠕动，灰白色。鼻窥镜下挟出白色虫体 36 条，鼻腔清洗后可见骨暴露。

虫体长 1.2～1.5 cm，直径 0.2～0.3cm，置 95% 乙醇浸泡，经鉴定：虫体灰白色，圆柱状，长 1.2～1.5cm，前端渐狭小，可见一对口钩，后端为截断状，可见一对后气门，两侧与后部无突起。虫体后气门经无水乙醇脱水，用水杨酸甲酯（冬青油）透明，压片镜检，可见其后气门间距窄，小于气门横径的 1/2，气门环不完整，于内下处有缺失，气门钮细小模糊不清，3 个气门裂直，由内下向外上略呈扇形排列，气门裂内可见有细小横纹结构。由其形态特点，确定为大头金蝇（*Chrysomyia megacephala*）Ⅲ期幼虫。

问题：

1．对于上述病例应首先考虑的诊断是（单选题）

A．鼻窦炎

B．鼻腔蝇蛆病

C．鼻中隔异物

D．鼻腔线虫病

E．鼻腔脓肿

2．诊断要点是（多选题）

A．鼻腔取出白色蠕动样虫体

B．虫体灰白色，圆柱状，长

1.2～1.5cm

C．虫体前端渐狭小，有口钩一对，后端为截断状，有后气门一对，两侧与后部无突起

D．后气门间距窄，小于气门横径的1/2，气门环不完整

E．鼻中隔溃烂

病例 2

患儿，男，9岁，安徽籍。因下颌部皮下肿块疼痛2天入院。主诉：两个多月前左侧小腿无明显诱因，出现红肿疼痛，此后肿块先后移至左腿内侧、背部、颈部、下颌部，肿块局部表现有红、肿、热、痛，患儿自觉皮肤虫爬感和皮下游走性疼痛、酸痛等，同时伴有轻度发热、头晕、头痛，近3～4天颈部肿块明显肿胀。体检：T 37℃，P 94次/分；左小腿肿胀，触及数个硬结；下颌部肿胀处见鲜红色斑块，边缘清晰，质稍硬。实验室检查：Hb 125 g/L，WBC $14×10^9$/L，中性粒细胞0.47，淋巴细胞0.22，嗜酸粒细胞0.31。某医院曾以大剂量抗生素处理，1天后肿胀稍减。住院3天后，下颌部肿块中央隆起处出现水疱，继而有白色小虫爬出。经10%甲醛固定后观察，虫体长8～11 mm，口钩发达，其前端尖细不分叉，后端有一对气门，其上有许多小孔，口钩后方有向后的尖齿2个。鉴定为纹皮蝇（*Hypoderma lineatum*）第Ⅰ龄幼虫。虫体爬出后患者症状消失，于17日痊愈出院，随访半年无复发。

问题：

1．对于上述病例应首先考虑的诊断是（单选题）

A．皮肤肿瘤

B．丹毒样皮炎

C．肌炎

D．皮肤蝇蛆病

E．旋毛虫病

2．诊断要点是（多选题）

A．蝇类幼虫可在人体皮下、皮内移行或在其他部位寄生引起炎症

B．其分泌物、排泄物等化学性刺激，也可危害人体

C．临床症状主要为游走性皮下肿块，有时出现匐行疹、疖肿

D．皮肤虫爬感和皮下游走性疼痛、酸痛

E．幼虫排出后，患者症状消失

3．对症治疗主要采取那些措施？（多选题）

A．皮肤肿块上如有小孔，可直接挤出幼虫

B．也可用白糖或蜂蜜引诱皮下蝇蛆爬出

C．抗生素的使用对细菌继发感染有效，但对蝇蛆无作用

D．消灭蝇

E．清除蝇的孳生地

参考答案

一、名词解释

1．医学节肢动物（medical arthoropod）：凡通过骚扰、刺螫、吸血、寄生及传播病原体等方式危害人类健康的节肢动物均称为医学节肢动物。例如蚊在夜间吸血，同时还传播疟疾、丝虫病和流行性乙型脑炎，所以蚊为医学节肢动物之一。

2．机械性传播（mechanical transmission）：病原体在医学节肢动物体内或体表时，其形

态和数量均无变化，但仍保持感染力，节肢动物对病原体仅起携带和传递作用，如蝇传播痢疾、伤寒、霍乱等。

3．生物性传播（biological transmission）：病原体必须在医学节肢动物体内进行发育、繁殖或完成生活史中某一阶段之后才具有感染性，通过各种途径传播给人。如蚊传播疟疾、硬蜱传播森林脑炎。

4．虫媒病（vector-borne disease）：传播疾病的节肢动物称传播媒介或病媒节肢动物，由病媒节肢动物传播的疾病称虫媒病，如蚊传播的疟疾、丝虫病、流行性乙型脑炎。

5．生物防制（biological control）：利用捕食性生物或致病性生物防制节肢动物，其特点是对人、畜安全，不污染环境。例如利用养鱼捕食蚊幼虫，使用苏云金杆菌、球形芽孢杆菌能使蚊幼虫致病而死亡。

6．遗传防制（genetic control）：通过改变或移换节肢动物的遗传物质以降低其繁殖势能，从而达到控制或消灭一个种群的目的。遗传防制常用的方法有辐射不育、化学不育、杂交不育和染色体易位等，如使用一定的方法培育出大量人工绝育的雄虫，释放于自然界后，由于其数量远远超过自然种群的雄虫，与自然种群的雌虫交配后，产生未受精卵，使自然种群逐渐减少。

7．化学防制（chemical control）：使用天然的或化学合成的杀虫剂，以不同的剂型，通过不同的途径，毒杀、驱避或诱杀医学节肢动物。其优点是实施方便、见效较快、适用于大量生产等。尽管化学防制容易引起抗药性、污染环境，可对人畜造成残留毒害，但仍然是目前对病媒综合防制中的主要手段。

8．综合防制（integrated control）：即从节肢动物与生态环境及社会条件的整体观点出发，以环境治理为主，辅以其他防制方法，因地制宜地采取有效的综合性防制措施治理环境，使之不利于医学节肢动物的生存和繁殖；使用天然或合成的药物毒杀或驱避医学节肢动物，进行化学防制；利用捕食性生物和致病性生物进行生物防制，另外还可采取遗传防制和法规防制。

9．血腔（hemocele）：节肢动物的开放式循环系统与体腔相通，体腔内含有血淋巴，故称血腔。

10．抗药性（insecticide resistance）：当某种杀虫剂使用一定时间之后，可导致本来对其敏感的节肢动物种群产生耐药性或抵抗力。

11．媒介（vector）：传播疾病的节肢动物称为媒介。

12．杀虫剂抗性管理 [insecticide resistance management（IRM）]：是使用化学防制必须重视的一个环节，目的是通过合理计划和适当应用杀虫剂，来避免或延缓抗药性的产生和发展。

二、填空题

1．Insecta　　Arachnida

2．中间宿主　溪蟹　蝲蛄　第二中间

3．直接危害　间接危害

4．vector-borne diseases

5．发育式　增殖式　发育增殖式　经卵传递式

6．生物学证据　流行病学证据　实验室证据　自然感染证据

7．传播疾病

8．疥螨　蝇蛆　蠕形螨

9．蚊虫　白蛉

10．丝虫　疟原虫　利什曼原虫

11．疥疮　蠕形螨

12．蝇蛆

13．尘螨　恙螨　蠕形螨

14．follicle mite　itch mite

15．疟疾　丝虫病

16．complete metamorphosis　incomplete metamorphosis

17．egg　larva　nymph　adult

18．Arachnida　Insecta

19．chewing mouth parts　piercing and sucking mouth parts　spong mouth parts

20．胃肠蝇蛆病　腔道（耳、鼻、生殖道）蝇蛆病　眼蝇蛆病　皮肤蝇蛆病

三、选择题

（一）A 型题

1．E　　2．B　　3．C　　4．A　　5．B　　6．E　　7．A　　8．E

9．A　　10．C　　11．E　　12．B　　13．B　　14．A　　15．E　　16．C

17．D　　18．B　　19．E　　20．D　　21．D　　22．A　　23．C　　24．A

（二）X 型题

1．ABCE　　2．ABCD　　3．ADE　　4．ACDE　　5．ABCD　　6．ABCDE

7．AC　　8．ACDE　　9．ABCD　　10．ABCE　　11．ACD　　12．ABCDE

13．ABCDE　14．ABCDE　15．ABCDE　16．ABC　　17．BCDE　　18．BCD

四、问答题

1．根据病原体在节肢动物体内的发育、增殖情况，医学节肢动物的生物性传播疾病的方式有以下 4 种：

（1）发育式：病原体在节肢动物体内只有形态变化，无数量增加，如丝虫幼虫在蚊体内的发育。

（2）增殖式：病原体在节肢动物体内只有数量的增加，无形态变化，如鼠疫耶尔森菌在蚤体内的增殖。

（3）发育增殖式：病原体在节肢动物体内既有形态变化，又有数量增加，如疟原虫在蚊体内的发育和增殖。

（4）经卵传递式：病原体在节肢动物体内增殖后侵入其卵巢，再经卵传至下一代，如恙螨传播恙虫病。

2．医学节肢动物对人的直接危害包括4个方面：

（1）吸血和骚扰：如蚊和臭虫在夜间吸血使人不安。

（2）毒害作用：蜱吸血时将嗜神经毒素注入人体引起蜱瘫痪。

（3）致敏作用：节肢动物的唾液、分泌物、排泄物、皮壳等异性蛋白均可成为致敏原，引起宿主超敏反应，如尘螨可引起过敏性哮喘、过敏性鼻炎。

（4）寄生：某些节肢动物本身可作为病原体寄生于人体，如蝇蛆、疥螨和蠕形螨均可寄生于人体，引起寄生虫病。

3．病媒节肢动物的判定依据有以下4方面：

（1）生物学证据：节肢动物是当地的优势种群或常见种群，种群密度高，寿命长，与人类相处关系密切。

（2）流行病学证据：节肢动物的地理分布及季节消长与疾病的流行地区及流行季节相一致。

（3）实验室的证据：用实验方法对节肢动物进行人工感染，病原体能在节肢动物体内发育、繁殖，并能感染易感实验动物，或完成感染期的发育。

（4）自然感染的证据：在疾病的流行区和流行季节采集可疑节肢动物，分离出该种疾病的病原体，如是原虫和蠕虫，须查到感染期。

4．综合防制原则是在医学节肢动物防制实践中认真总结出来的，是今后的发展趋势。

（1）综合防制原则有以下要点：

1）强调要从医学节肢动物与生态环境和社会条件的整体观点出发。

2）强调治本，把环境防制放在首位。

3）强调防制措施或方法的系统组合，提出一套安全、有效、简便、经济的系统防制方法。

4）强调从实际出发，因时因地制宜地采取合理的有效防制手段。

5）在防制目标上，要求将防制对象的种群数量减少到不足为害的水平，而不是过去曾提出的彻底消灭。

（2）具体的防制手段有：

1）环境治理：使之不利于医学节肢动物的生存和繁殖。

2）物理防制：利用各种机械、热、光、声、电等手段，捕杀、隔离或驱赶节肢动物。

3）化学防制：使用天然或合成的药物毒杀或驱避医学节肢动物。

4）生物防制：利用捕食性生物或致病性生物防制节肢动物。

5）遗传防制：改变或移换节肢动物的遗传物质，降低其繁殖力或缩短其寿命，达到控制或消灭传播媒介的目的。

6）法规防制：制定法规或条例，对害虫进行监测和强制性的防制工作。

5．有机磷类杀虫剂是50年代发展起来的农药。其优点包括：

（1）具有广谱、高效、速杀性能。

（2）在自然界较易水解或生物降解，因而可减少残留和污染。

（3）在碱性条件下，均易分解失效。

（4）有些具有内吸作用，可通过植物根茎进入茎叶内毒杀害虫。

其缺点是：有机磷类杀虫剂对人畜毒性强，有的可经体表进入体内，引起人畜中毒。

6. 昆虫生长调节剂是一类人工合成的昆虫激素，可通过阻碍和干扰节肢动物的正常发育而致其死亡。其优点是生物活性高，作用特异性强，对非靶标生物无毒或毒性小，对人畜安全。例如，保幼激素如烯虫酯，发育抑制剂如灭幼脲 I 号。

7. 常用的昆虫驱避剂有：驱蚊油（dimethy phthalate），避蚊胺（DEET，DEAT）。

8. 目前，障碍化学防制的主要原因是抗药性的产生，导致用药量的增加及严重的环境残留污染。

9. 生物防制是昆虫防制的一种新途径，是指利用某些生物（天敌）或其代谢物来防制某些害虫。目前常用的生物防制措施主要有：

（1）捕食性生物：如利用鱼、蜻蜓、剑水蚤、水生甲虫等捕食蚊幼虫等。

（2）致病性生物：如利用病毒、细菌、真菌、原虫、线虫、寄生蜂等寄生于媒介节肢动物体内，导致其死亡。

10. The most important harm ways of arthropods to human health are the vector born disease which transmitted by arthropod vectors. such as malaria，filariasis，murine typhus，scrub typhus.

11. 医学节肢动物的特征：身体两侧对称，外表由几丁质及醌单宁蛋白组成，为坚硬的外骨骼；躯体分节，具有成对分节的附肢。循环系统为开放式，体内具有简单的体腔，血淋巴（haemolymph）在其中流动，又称为血腔，血腔及血淋巴延伸到所有的附肢；节肢动物发育过程大多经历蜕皮和变态。常见医学节肢动物有蚊、蝇、白蛉、虱、蚤、臭虫、蠓、虻、硬蜱、软蜱、蠕形螨、革螨、恙螨等。

五、病例分析

病例 1　1. B　　　2. ABCD
病例 2　1. D　　　2. ABCDE　　　3. ABC

（刘红丽）

235

第十九章　蛛形纲

蛛形纲中具有医学意义的是蝎亚纲（Scorpiones）、蜘蛛亚纲（Araneae）和蜱螨亚纲（Acari）。重点掌握与分类相关的形态学特征、生活史生态特点及对人类的危害性。

一、蛛形纲（Arachnida）的形态特征

躯体分为头胸部和腹部，或头胸腹愈合为一体，称为躯体（idiosoma）。无触角，无翅。成虫有足 4 对。其中蜱螨亚纲（Acari）与人类疾病关系最为密切的种类有寄螨目中的蜱和革螨，真螨目中的恙螨、疥螨、蠕形螨和尘螨等。

二、蜱螨（tick and mite）

1. 形态特征

（1）头胸腹愈合为一体，称躯体（idiosoma）。

（2）躯体前端或前部腹面有一颚体（gnathosoma），或称假头（capitulum）。

（3）成虫与若虫腹面有足 4 对，幼虫有足 3 对。

2. 生活史特点

（1）蜱螨的生活史分为卵（egg）、幼虫（larva）、若虫（nymph）和成虫（adult）四个时期。

（2）硬蜱若虫只经过 1 期，软蜱若虫经过 1～4 期或更多。恙螨经过卵、前幼虫（prelarva）、幼虫（larva）、若蛹（nymphochrysalis）、若虫（nymph）、成蛹（imagochrysalis）、成虫（adult）7 期；其他螨类的若虫经过 2 期。

（3）若虫除生殖器官尚未成熟外，外形及生活习性与成虫相似。

（一）硬蜱（hard tick）

硬蜱隶属蜱螨亚纲的寄螨目。

1. 形态特征

（1）虫体椭圆形，约 2mm 以上，由颚体（gnathosoma）和躯体（idiosoma）组成。

（2）颚体位于躯体前端，从背部可见。

（3）颚体由颚基（gnathobase）、螯肢（chelicera）、口下板（hypostome）和须肢（palp）四部分组成。口下板有倒齿，为吸血时的固着器官。

（4）背面有盾板（scutum），雄蜱盾板覆盖整个躯体，雌蜱盾板小，仅覆盖前方一小部分。

（5）第一对足跗节背面有哈氏器（Haller's organ），司嗅觉。

2. 生活史要点

（1）发育过程分为卵、幼虫、若虫和成虫 4 个时期。

（2）一生产卵一次。

（3）幼虫有足 3 对，蜕皮（ecdysis）后为若虫。

（4）若虫有足 4 对，只有 1 个龄期。

3．生态特点

（1）雌、雄成虫及若虫、幼虫均吸血。

（2）多白天侵袭宿主。

（3）吸血持续时间长，吸血量大。

（4）根据更换宿主的次数，分为四种类型：

1）一宿主蜱（one-host tick）：从幼虫至成虫的发育均在一个宿主体内完成，如微小牛蜱。

2）二宿主蜱（two-host tick）：幼虫与若虫在一个宿主体内发育，成虫则另找新宿主吸血，如残缘璃眼蜱。

3）三宿主蜱（three-host tick）：幼虫、若虫、成虫分别在三种宿主体内寄生，如全沟硬蜱。

4）多宿主蜱（multy-host tick）：幼虫、各龄若虫及成虫都需更换宿主，如软蜱。

（5）雌蜱吸血后产卵，一次把卵产完。

4．与疾病的关系

（1）直接危害：在硬蜱叮刺处可出现充血、水肿、炎症反应。有些蜱唾液内含有嗜神经毒素，注入宿主后可引起蜱瘫痪（tick paralysis）。

（2）传播疾病：

1）森林脑炎（forest encephalitis）：病原体为森林脑炎病毒，传播媒介有全沟硬蜱（*Ixodes persulcatus*）、森林革蜱（*Dermacentor silvarum*）和嗜群血蜱（*Haemaphysalis concinna*），病毒在媒介体内可经卵传递。

2）克里米亚出血热：又称新疆出血热（Xingjiang haemorrhagic fever，XHF），病原体为克里米亚出血热病毒，主要传播媒介是亚东璃眼蜱（*Hyalomma asiaticum kozlovi*），病原体可经卵传递。

3）莱姆病（Lyme disease）：病原体为伯格多弗疏螺旋体 [简称伯氏疏螺旋体（*Borrelia burgdorferi*）]，主要传播媒介为全沟硬蜱。

4）北亚蜱传立次体病（tick-borne rickettsiosis in Northern Asia）：又称西伯利亚蜱传斑疹伤寒（siberian tick-borne typhus）。病原体为西伯利亚立克次体（*Rickettsiae sibirica*），传播媒介是嗜群血蜱（*Haemaphysalis conicinna*）和草原革蜱（*Dermacentor nuttalli*），通过蜱的叮刺或蜱粪污染伤口而感染，病原体可经卵传递。

5）Q 热（Q fever）：病原体为伯纳特柯克斯体（*Coxiella burnetii*），硬蜱和软蜱均可传播，病原体可经卵传代。

6）蜱传布尼亚病毒引起的出血热：病原体为布尼亚病毒科的新成员，传播媒介为长角血蜱（*Haemaphysalis longicornis*）

7）其他：通过蜱传播的疾病还有土拉菌病（tularemia）[又称野兔热（rabbit fever）] 及巴贝西虫病（babesiosis）。

5．防制原则

（1）环境防制：铲除灌木及杂草，清理畜圈，轮换牧场等。

（2）化学防制：在蜱的孳生地、栖息场所喷洒杀虫剂（insecticide）。

（3）个人防护：进入有蜱地区须穿五紧服，涂抹驱避剂（repellent）。

（二）软蜱（soft tick）

1．形态特征

（1）颚体小，位于躯体前端腹面，从背面不可见。

（2）躯体背面无盾板；雌雄蜱外形不易区别。

（3）须肢（palp）长杆状，各节均可活动。

（4）气门（spiracale）板位于第四对足基节的前外侧。

2．生活史要点

（1）发育过程分为卵、幼虫、若虫和成虫 4 个时期。

（2）在若虫的发育中有数个龄期。

（3）寿命长，一般 5、6 年，长者 20 余年。

3．生态特点

（1）雌蜱、雄蜱、若虫、幼虫均吸血。

（2）多在夜间侵袭宿主吸血，吸血时间短。

（3）雌蜱一生多次吸血，多次产卵。

（4）属多宿主蜱，幼虫、各龄若虫均需寻找宿主吸血，雌蜱每次产卵前亦需吸血更换宿主。

4．与疾病的关系

（1）直接危害：软蜱叮人吸血，可引起宿主局部组织损伤和炎症。

（2）传播疾病：蜱媒回归热（tick-borne relapsing fever），流行于我国新疆，有两种病型即南疆村镇型和北疆荒野型；南疆村镇型的病原体为伊朗包柔螺旋体，传播媒介为乳突钝缘蜱（*Ornithodoros papillipes*）；北疆荒野型的病原体为拉氏包柔螺旋体，传播媒介为特突钝缘蜱（*Ornithodoros tartakovskyi*）。病原体可经卵传数代。

5．防制原则　同硬蜱。

（三）恙螨（chigger mite）

恙螨成虫和若虫均为营自生生活，仅幼虫期为营寄生生活。

1．恙螨幼虫形态特征

（1）虫体为红、橙、淡黄色或乳白色，细沙粒大小。

（2）盾板矩形或梯形，上有 5 根刚毛（bristle）和 1 对感器（sensillum）。

（3）腹面有足 3 对。

2．生活史要点

（1）发育过程分卵、前幼虫、幼虫、若蛹、若虫、成蛹和成虫 7 个时期。

（2）除幼虫期外，其余各期皆为营自生生活。

3．生态特点

（1）恙螨幼虫的宿主主要是鼠类，人亦可被侵袭。

（2）幼虫取食时，在宿主皮肤内形成茎口，被溶解的组织和淋巴液通过茎口进入幼虫消化道。

（3）恙螨孳生于地势低洼、潮湿荫蔽的墙角和洞穴以及环境卫生差、常有鼠类活动的场所。

（4）幼虫活动范围小，常群集呈孤立分散的孳生点，称为螨岛（mite island）。

（5）恙螨在水中能生存较久，故暴雨或洪水可使其扩散。

4．与疾病的关系

（1）直接危害：恙螨皮炎（trombidosis）。

（2）传播疾病：①恙虫病（tsutsugamushi disease），病原体为恙虫病东方体，主要传播媒介有地里纤恙螨（*Leptotrombidium deliense*）和小盾纤恙螨（*Leptotrombidium scutellare*），病原体可经卵传递；②小盾纤恙螨还传播肾综合征出血热（hemorrhagic fever with renal syndrome，HFRS）。

5．防制原则　清除孳生场所，药物灭螨和个人防护。

（四）疥螨（itch mite）

疥螨为永久性寄生螨类，寄生于人和哺乳动物的皮肤表皮层内，引起疥疮（scabies）。寄生在人体的为人疥螨（*Sarcoptes scabiei*）。

1．形态特征

（1）虫体类圆形，雄虫较雌虫小。

（2）颚体短小，位于前端。螯肢呈钳形。

（3）躯体背面有波状横纹、皮棘及刚毛。

（4）雌虫第一、二对足末端有带柄的吸垫（ambulacrum），第三、四对足末端具有长鬃（long bristle）；雄虫除第三对足末端为长鬃外，其余各足末端均为带柄的吸垫。

2．生活史要点

（1）发育过程分为卵、幼虫、前若虫、后若虫及成虫5个时期。

（2）雄螨与雌后若虫在皮肤表面交配后，后若虫钻入皮内，蜕皮后发育为雌虫。

3．生态特点

（1）疥螨啮食宿主角质组织，全部生活史在皮肤隧道内完成。

（2）皮肤隧道每隔一段距离有通道通至表皮。

4．致病特点

（1）疥螨常寄生于指间、乳房下、腹股沟等皮肤细嫩处。

（2）感染方式主要是直接或间接接触。

（3）疥螨对人体的危害是其直接寄生皮肤导致疥疮，疥螨引发瘙痒的原因是虫体挖掘虫道时的机械性刺激及其排泄物、分泌物的作用，引发超敏反应，奇痒以夜间尤甚。

5．实验诊断

（1）用消毒针头挑破皮内隧道的尽端，取出虫体，镜下鉴定。

（2）将矿物油滴于患处，以消毒刀片轻刮皮肤，镜检刮取物。

6．防治原则

（1）注意个人卫生，避免与患者接触及使用他们的衣物。

（2）患者的衣物要用蒸气或煮沸消毒。

（3）使用硫磺软膏、苯甲酸苄酯等药物治疗患者，要先洗澡后涂药。

（五）蠕形螨（follicle mite）

寄生人体的蠕形螨有毛囊蠕形螨（*Demodex folliculorum*）和皮脂蠕形螨（*Demodex brevis*）。

1．形态特征

（1）体小，蠕虫状，半透明。

（2）颚体宽短，躯体分足体和末体两部分。

（3）足体腹面有足 4 对，末体具环状横纹。毛囊蠕形螨末体较长，约占躯体长度的 2/3 以上，末端钝圆。皮脂蠕形螨末体较短，约占躯体长度的 1/2，末端略尖。

2．生活史要点

（1）发育过程分卵、幼虫、前若虫、若虫和成虫 5 个时期。

（2）各期均须寄生于毛囊或皮脂腺内，为永久性寄生螨。

3．生态特点

（1）在人体的寄生部位以颜面部最常见，以皮脂、角质蛋白和细胞代谢产物为食。

（2）毛囊蠕形螨寄生于毛囊深部，一个毛囊内常有多个螨寄生；皮脂蠕形螨常单个寄生于皮脂腺内。

4．致病作用

（1）蠕形螨的自然感染率很高，但少数人有明显症状，目前认为它是条件致病螨。

（2）虫体的机械刺激及代谢产物的化学作用可使局部出现炎症。

（3）上述作用使宿主毛囊扩张，上皮变性；较重感染可引起皮肤角化，真皮层内毛细血管增生、扩张以及皮脂腺分泌阻塞等病变。

5．实验诊断　镜检到蠕形螨即可确诊。常用的检查方法有：透明胶纸法、挤压涂片法和挤黏结合法。

6．防治

（1）注意个人卫生，避免与患者直接接触及共用脸盆、毛巾等。

（2）治疗患者：口服药物有甲硝唑；外用药物有 2% 甲硝唑霜、10% 硫磺软膏、20% 苯甲酸苄酯乳剂等。

（六）革螨（gamasid mite）

革螨（gamasid mite）属于寄满目、革螨总科。有重要医学意义的种类有柏氏禽刺螨（*Ornithonyssus bacoti*）、鸡皮刺螨（*Dermanyssus gallinae*）、格氏血厉螨（*Haemolaelaps glasgowi*）和毒厉螨（*Laelaps echidninus*）等。

1．形态特征

（1）虫体卵圆形，黄色或褐色。

（2）颚体位于躯体前端，由螯肢和须肢组成。

（3）躯体背面有一整块或分割为几小块的盾板，上有刚毛。

（4）气门 1 对，位于第 3、4 对足基节间的外侧。

2．生活史及生态要点

（1）分卵、幼虫、前若虫、后若虫和成虫 5 个时期。

（2）有巢穴寄生型、体表寄生型和腔道寄生型，以啮齿类和禽类为宿主，刺吸宿主的血液和组织液。

3．与疾病关系

（1）直接危害：革螨性皮炎（gamasidosis），由革螨侵袭人体，刺吸血液或组织液引起。

（2）传播疾病：①肾综合征出血热（hemorrhagic fever with renal syndrome，HFRS），又称流行性出血热（epidemic hemorrhagic fever），传染源为鼠类，病原体是汉坦病毒，由革螨在鼠与人之间传播。病毒在革螨体内可经卵传播。自然感染的革螨有格氏血厉螨（*Haemolaelaps glasgowi*）、柏氏禽刺螨（*Ornithonyssus bacoti*）、厩真厉螨（*Eulaelaps stabularis*）等；②其他疾病，包括立克次体痘、森林脑炎、Q 热、地方性斑疹伤寒等。

4．防制原则

（1）灭鼠：传播疾病的革螨多寄生于鼠体或栖息于鼠窝中，灭鼠是灭螨、防治流行性出血热的关键。

（2）搞好环境卫生，及时清理禽舍、保持室内清洁。

（3）药物灭螨：重点场所应使用杀虫剂。

（七）尘螨（dust mite）

尘螨属于真螨目，蚍螨科，尘螨属。与人类过敏性疾病有关的主要种类有屋尘螨、粉尘螨和埋内欧尘螨等。重点掌握其形态学特征、生活史和生态特点及与吸入性过敏性疾病的关系。

1．形态特征

（1）虫体椭圆形。

（2）螯肢钳状，躯体具细密皮纹，背部有盾板。

（3）各足跗节末端有钟形吸盘，第 4 对足较第 3 对足短而细。

2．生活史及生态要点

（1）生活史分卵、幼虫、第一期若虫、第二期若虫和成虫 5 个时期。

（2）营自生生活，多见于被褥、枕头、软垫和家具中，以宿主皮屑、面粉、真菌等为食。

3．致病作用　尘螨的分泌物、排泄物、皮蜕和死亡虫体等都是强致敏原，人吸入后可引起超敏反应性疾病，常见的有尘螨性哮喘（dust mite sensitive asthma）、过敏性鼻炎（allergic rhinitis）。

4．防治原则

（1）脱敏治疗：用螨浸液对过敏者进行小剂量多次注射，剂量由小到大。

（2）注意个人卫生及居室卫生。

（八）粉螨（powder mite）

重点掌握其形态学特征、生活史和生态特点及与食物过敏性疾病的关系。

1．形态特征

（1）虫体前窄后宽。

（2）前足体与后足体之间有一个横沟。

（3）躯体无突起样结构。

（4）雄螨腹面在肛门两侧各有一个大吸盘。

2．生活史及生态

（1）生活史分为卵、幼虫、第一若虫、第二若虫、第三若虫和成虫。

（2）孳生于温暖、潮湿、有食品的场所，如谷物、干果、中草药、乳酪、腊肉等。

3．致病作用

（1）螨性皮炎（acarodermatitis）：亦称谷痒症，由粉螨叮咬或接触引起。

（2）肺螨症（pulmonary acariasis）：粉螨随尘埃吸入呼吸道引起。

（3）肠螨症（intestinal acariasis）：粉螨随食物进入消化道引起。

（4）尿螨症（urinary acariasis）：粉螨进入泌尿系统引起。

4．防制原则

（1）保持食品储存处通风、干燥、清洁，并定期熏杀粉螨。

（2）避免误食粉螨污染的食物。

（3）用 10% 硫磺软膏治疗螨性皮炎。体内粉螨病可用氯喹或卡巴胂治疗，或用螨浸液脱敏。

试　题

一、名词解释

1．tri-host ticks

2．tick paralysis

3．trans-ovarian

4．stylostome

5．gamasidosis

6．scabies

7．mite island

8．trombidosis

9．tsutsugamushi disease

10．parthenogenesis

11．dust mite sensitive asthma

12．intestinal acariasis

二、填空题

1．蜱螨属于_____门、_____亚纲，其成虫的基本结构分为_____与_____两部分。

2．硬蜱成虫背面有一块_____，雄蜱盾板_____，雌蜱盾板仅占躯体的_____。

3．硬蜱的颚体由_____、_____、_____和_____四部分组成。

4．硬蜱生活史的发育分为_____、_____、_____和_____4 个时期。

5．硬蜱成虫有足_____对，每对足由_____、_____、_____、_____、_____和 6 节组成，第一对足跗节背面具有_____，司_____。

6．硬蜱颚体的口下板腹面有_____，为吸血时固定于宿主皮肤内的附着器官。

7．硬蜱若虫只有_____个龄期，而软蜱有_____个龄期。

8．硬蜱多在_____侵袭宿主吸血，而软蜱多于_____侵袭宿主吸血。

9．恙螨对人的直接危害是由于叮咬引起_____，而作为媒介可传播_____病，其病原体是_____。

10．疥螨为_____性寄生螨类，它寄生于人体皮肤_____层内。

11．疥螨生活史发育分_____、_____、_____、_____和_____5 个时期。

12．疥螨雄虫第四对足末端具有_____，而雌螨第四足末端则是_____。

13．雌疥螨后若虫交配后又钻入宿主_____内，经_____后，发育为雌虫。

14．寄生于人体的蠕形螨有_____和_____两种。

15．蠕形螨的躯体分为_____和_____两部分。

16．蠕形螨对温度较敏感，最适发育温度_____℃，其活动可随温度上升而增强，

_____℃以上活动减弱，_____℃为致死温度。

17．人体蠕形螨可通过_____或_____接触而传播，人群自然感染率较高。

18．寄生性革螨根据其寄生时间的长短分为两个类型，即_____型和_____型。

19．与人类过敏性疾病有关的尘螨主要有_____、_____和埋内欧尘螨等。

20．对尘螨引起的超敏反应性疾病应以_____进行治疗。

21．疥螨致敏物质主要有_____、_____和_____。

22．屋尘螨各期营_____，多在被褥、居室中，以人体的_____为食。

23．尘螨作为病原体主要引起_____疾病，其_____、_____、_____和_____均为过敏原。

24．尘螨性过敏患者常表现为_____、_____和_____。

25．Class Arachnida related to the medicine includes_____, _____, _____。The most harmful ones to human body are_____, _____, _____, _____, _____, _____, _____, _____。

26．The hard ticks have a_____or scutum covering almost the entire back in the males, but only small portion anteriorly in the females.The soft ticks are distinguished by a leathery cuticle that covers the body. No plates or shields are present．

27．The developmental process of hard ticks may be carried out in_____or _____host for many times. Most hard ticks are_____ticks such as *Ixodes persulcatus*, *Dermacentor nuttalli* and *Hyalomma asiaticum kozlovi*.

28．The most harmful effect of the hard tick is the transmission of diseases. They excrete saliva containing_____, a kind of muscle toxin which destroys the neuromotor fiber of human. It can also block the conduction of neuromotor fiber, thus causes tick_____.

29．The transmitter of forest encephlitis is_____, the pathogen can be transmitted by _____。

30．During the development process of soft ticks, nymph needs many_____in every stage of development. Sometimes, _____hosts are needed to complete the whole generation.

31．The adult and nymphs of gamasid mites not only invade human body and cause gamasidosis, but can also disseminate the_____of forest encephalitis. *Haemolaelaps glasgowi* and *Eulaelaps stabularis* disseminate the virus of epidemic hemorrhagic fever．

32．下图划线处的结构分别为_____、_____、_____。

孔区

颚基

33．In all stages of the life cycle of the chigger mites，only＿＿＿＿＿can do harm to human body and causes dermatitis.

34．The pathogen of tsutsugamushi disease is ＿＿＿＿＿．

35．下图为雌雄＿＿＿＿＿，其＿＿＿＿＿称假头，位于躯体前端。躯体呈袋状，背面有＿＿＿＿＿。

36．疥螨寄生于人体皮内引起疥疮，下图表示的是＿＿＿＿＿。

37．下列图分别为＿＿＿＿＿、＿＿＿＿＿、＿＿＿＿＿。它们均可引起人体的皮肤病变。

38．The chigger mite are free-living in the＿＿＿＿＿and＿＿＿＿＿stage，but the ＿＿＿＿＿are ectoparasites of vertebrates and arthropoda．

39．Follicle mite is a kind of permanent parasite of human body. There are＿＿＿＿＿kinds of follicle mites parasitizing human body：*Demodex*＿＿＿＿＿and *Demodex*＿＿＿＿＿．

40．*Sarcoptes scabiei* is a parasite of human skin. Polypide in the parasitic site digs ＿＿＿＿＿. It is especially active when people are in the warm quilt at night and cause severe damage in the skin.

三、选择题

（一）A 型题

1. 在分类学中，蜱螨属于节肢动物门
   的下述哪一纲
   A．蛛形纲
   B．昆虫纲
   C．甲壳纲
   D．倍足纲
   E．唇足纲

2. 硬蜱的吸血习性是
   A．仅雌性吸血
   B．仅若虫吸血
   C．仅幼虫吸血
   D．雌虫、雄虫、若虫、幼虫都吸血
   E．雌虫、若虫及幼虫吸血，雄虫不
      吸血

3. 硬蜱成虫结构由以下部分构成
   A．头、胸、腹三部分
   B．颚体与躯体
   C．足体与末体
   D．头部与胸腹部
   E．头胸部与腹部

4. 硬蜱吸血产卵的特点为
   A．雌蜱吸血前将卵一次产完
   B．雌蜱吸血前将卵多次产完
   C．雌蜱吸血后将卵一次产完
   D．雌蜱吸血后将卵多次产完
   E．雌蜱吸血前后将卵分两次产完

5. 软蜱的颚体位于
   A．躯体前端
   B．躯体后端
   C．躯体前部腹面
   D．躯体前部背面
   E．躯体前正中背面

6. 软蜱生活史中吸血的时期是
   A．雌蜱
   B．雄蜱
   C．幼虫

D．若虫
E．雌蜱、雄蜱、若虫和幼虫

7. 我国森林脑炎的主要传播媒介是
   A．全沟硬蜱
   B．草原革蜱
   C．乳突钝缘蜱
   D．波斯锐缘蜱
   E．嗜群血蜱

8. 以经卵传递的方式传播疾病的医学
   节肢动物是
   A．蚊
   B．蝇
   C．蜱
   D．白蛉
   E．虱

9. 下列蜱种传播蜱媒回归热
   A．全沟硬蜱与亚东璃眼蜱
   B．全沟硬蜱与森林革蜱
   C．乳突钝缘蜱与微小牛蜱
   D．乳突钝缘蜱与特突钝缘蜱
   E．亚东璃眼蜱与森林革蜱

10. 硬蜱与软蜱最主要的区别是
    A．虫体颜色的差异
    B．虫体的大小、形态不同
    C．颚体的构造不同
    D．盾板的有无
    E．盾板的大小

11. 我国传播克里米亚出血热的主要媒介是
    A．嗜群血蜱
    B．亚东璃眼蜱
    C．森林革蜱
    D．全沟硬蜱
    E．乳突钝缘蜱

12. 我国莱姆病的主要传播媒介是
    A．微小牛蜱
    B．亚东璃眼蜱
    C．森林革蜱
    D．草原革蜱

E．全沟硬蜱

13．恙螨生活史中营寄生生活的虫期是

 A．雌螨

 B．雌螨与雄螨

 C．幼虫

 D．若虫

 E．幼虫、若虫及成虫

14．恙虫病东方体是下列传染病的病原体

 A．恙虫病

 B．克里米亚出血热

 C．流行性出血热

 D．流行性斑疹伤寒

 E．地方性斑疹伤寒

15．恙螨幼虫在自然界的主要宿主是

 A．人类

 B．鼠类

 C．家畜

 D．家禽

 E．爬行类动物

16．恙螨幼虫传播恙虫病是由于

 A．叮刺宿主时，病原体随唾液被注入

 B．体表携带的病原体污染叮刺伤口

 C．病原体随粪便排出后污染伤口

 D．虫体被挤碎后病原体污染伤口

 E．病原体污染食物，经口感染

17．疥螨雌虫与雄虫不同的形态特点为

 A．雄虫较雌虫大

 B．雌虫背面有一块盾板

 C．雌虫第三、四对足末端为长鬃

 D．雌虫第四对足末端为吸垫

 E．雌虫与雄虫等大

18．疥螨的交配特点

 A．雌、雄成虫

 B．雄成虫与雌幼虫

 C．雄成虫与雌前若虫

 D．雄成虫与雌后若虫

 E．雌成虫与雄后若虫

19．疥螨寄生在人体的

 A．真皮层

 B．角皮层

 C．皮下组织

 D．皮脂腺

 E．毛囊

20．疥螨在人体寄生，主要摄取

 A．血液

 B．组织液

 C．淋巴液

 D．角质组织及淋巴液

 E．肌肉组织

21．疥螨对人体的危害主要是

 A．作为病原体引起皮炎

 B．吸入后引起超敏反应

 C．误食后引起消化道疾病

 D．可作为疾病的传播媒介

 E．吸入后引起哮喘

22．疥疮常用的实验诊断方法是

 A．粪便涂片法

 B．血液涂片法

 C．培养法

 D．免疫学试验

 E．以消毒针头挑破局部皮肤检查

23．防治疥疮中无效的措施是

 A．注意个人卫生；勤洗澡，勤换衣服

 B．避免与患者直接接触

 C．对患者的衣物消毒处理

 D．饭前便后要洗手，讲究饮食卫生

 E．用硫磺软膏等涂在患处

24．蠕形螨感染最多的部位是

 A．胸部

 B．腹部

 C．颜面部

 D．颈部

 E．四肢

25．蠕形螨寄生于人体的

 A．上皮细胞内

B．皮肤隧道中

C．外周血液中

D．淋巴系统内

E．毛囊深部或皮脂腺内

26．对于蠕形螨的致病作用，目前普遍认为是

A．无致病作用

B．致病力较强

C．致病力较弱

D．条件致病

E．非条件致病

27．对于蠕形螨下列是错误的

A．俗称毛囊虫

B．寄生人体的有毛囊蠕形螨和皮脂蠕形螨两种

C．成虫有 4 对足

D．生活史分卵、幼虫、前若虫、若虫和成虫等 5 个时期

E．可引起过敏性鼻炎

28．关于毛囊蠕形螨的形态特征，描述错误的是

A．螨体细长呈蠕虫状

B．虫体分颚体、足体、末体三部分

C．口器刺吸式

D．足粗短呈套筒状

E．末体后端较钝圆

29．蠕形螨的感染方式主要是通过

A．虫卵污染食物或饮水经口感染

B．媒介昆虫叮咬吸血感染

C．直接接触或间接接触感染

D．污染注射器经输血感染

E．幼虫经皮肤感染

30．检查蠕形螨最常用的方法是

A．活检

B．挤压涂片法或透明胶纸法

C．血液涂片法

D．粪便涂片法

E．免疫学试验

31．传播肾综合征出血热的螨类是

A．革螨

B．尘螨

C．粉螨

D．恙螨

E．蠕形螨

32．导致人体肺螨症和肠螨症的螨类是

A．革螨

B．尘螨

C．粉螨

D．疥螨

E．恙螨

33．Tick paralysis is caused by

A．forest encephalitis virus

B．neurotic toxin

C．endemic relapsing fever

D．Q fever

E．rickettsia

34．The most important transmitter of arbo-disease belongs to

A．Siphonaptera

B．Anoplura

C．Hemiptera

D．Diptera

E．Blattaria

35．关于全沟蜱的描述，下列是错误的

A．雌、雄虫盾板大小明显不同

B．颚体位于躯体的前端，从背面可见到

C．仅成虫吸血

D．可传播森林脑炎

E．生活史有卵、幼虫、若虫及成虫四个阶段

36．关于软蜱的描述，下列是错误的

A．躯体背面无盾板

B．颚体位于躯体前端的腹面

C．雌雄蜱区别不明显

D．可传播蜱媒回归热

E．软蜱寿命短，1 ～ 2 个月即死亡

37．恙虫病的病原体属于

A．寄生虫

B．细菌

C．恙虫病东方体

D．疏螺旋体

E．病毒

38．关于人疥螨下列是错误的

　　A．多寄生于人体皮肤的薄嫩处

　　B．寄生于人体皮肤的表皮层内

　　C．其生活史有卵、幼虫、两期若虫和成虫 5 期

　　D．许多哺乳动物的疥螨可经常感染人体

　　E．疥疮患者的症状常在夜间加剧

39．尘螨引起的疾病，其主要诊断方法是

　　A．检查痰液中的虫卵

　　B．血涂片检查虫体

　　C．依据病史，结合免疫学检查

　　D．粪便涂片检查虫卵

　　E．取活体组织检查虫体

40．可引起过敏性哮喘的蜱螨类是

　　A．全沟硬蜱

　　B．疥螨

　　C．尘螨

　　D．恙螨

　　E．蠕形螨

41．The following disease that caused by itch mite is

　　A．trombiculosis

　　B．forest encephalitis

　　C．scabies

　　D．endemic relapsing fever

　　E．malaria

42．The chigger mite is the transmitting vector of

　　A．tsutsugamushi disease

　　B．forest encephalitis

　　C．scabies

　　D．endemic relapsing fever

　　E．malaria

43．Scabies is caused by a small mite that burrows into the skin. The disease is best described by which one of the following statements ?

　　A．It is caused by a species of *Sarcoptes*

　　B．Secondary bacterial infection is rare

　　C．It is synonymous with Kawasakki's syndrome

　　D．It is best diagnosed by biopsy of the inflammatory region around the mite bite

　　E．Hypersensitivity to mites are rare

44．陈女士，35 岁，1 周前在家里搞完卫生后，感到胸闷气促，便躺在客厅的布沙发上休息，继而出现阵发性咳嗽，呼吸困难，哮喘。起身后离开客厅，症状立刻缓解。本周搞完卫生后又出现相同的症状而入院检查。询问病史：平日爱干净，不爱开窗，经常使用空调。查体：一般状态良好。最可能的临床诊断是

　　A．哮喘病

　　B．尘螨性哮喘

　　C．过敏性鼻炎

　　D．特发性哮喘

　　E．食物过敏症

45．某高校对 2011—2013 级医学生的面部皮肤健康状况调查中，发现 38% 的大学生鼻部皮肤弥漫性潮红、充血，有散在的红色丘疹和脓疱，有的学生面部皮肤毛囊口扩大，表面粗糙，凸凹不平。采用挤黏结合法镜检，发现蠕型螨。他们最有可能患有

　　A．痤疮

　　B．酒渣鼻

　　C．皮肤蠕型螨病

　　D．脂溢性皮炎

　　E．毛囊炎

46. 张女士，49 岁，农民。今年 6 月 20 日，像往常一样上山割草，并坐在草地上休息。回家后感觉头昏脑胀，不思饮食。第二天就出现了发烧、头痛、咳嗽。自认为是感冒，到村卫生所打了两针。两天后，张女士突然高烧 39℃，全身乏力，被急送到县人民医院。医生检查后发现其右侧腹股沟上有 1cm 左右椭圆的焦痂，周围一圈为黑色，腹股沟淋巴结肿大。该患者最可能诊断

　　A．恙虫病

　　B．皮疹

　　C．肾衰竭

　　D．感冒

　　E．脑血管病

47. 王峰，男性，18 岁，学生。放暑假回农村老家，返校后发现躯干、四肢出现红色丘疹，自觉瘙痒难耐，夜间加重。自以为是皮肤对床单的纤维过敏，换了两次床单和被罩，仍然一样。于是到学校卫生室按慢性皮炎治疗两天无效，再来医院就诊。体检发现躯干、四肢散在或密集小丘疹、抓痕，尤其腋窝、腹股沟区皮疹较多；另外阴囊、包皮有散在红色黄豆大结节。最可能的临床诊断是

　　A．螨性皮炎

　　B．日光性皮炎

　　C．疱疹

　　D．皮肤瘙痒症

　　E．疥疮

48. 某高校 3 月份开学后保健科门诊皮炎病例骤增，其中以女性为主。多数患者在腰部、腹部，四肢出现红色小丘疹，伴有瘙痒，晚间加重，个别病例伴有全身不适。患者按皮炎常规处理，未见明显疗效，而新病例却不断发生。5 月 24 日，某

患者全身瘙痒，并有虫爬感。经检查，在其身上发现两只针尖大的黄色小虫，镜检为革螨。请问学生们最有可能患的疾病是

　　A．皮肤瘙痒症

　　B．疥疮

　　C．过敏性皮炎

　　D．革螨性皮炎

　　E．日光性皮炎

（二）X 型题

1. 蜱螨亚纲的特征为

　　A．虫体分头胸部与腹部

　　B．头胸腹愈合为躯体

　　C．成虫 4 对足

　　D．无触角

　　E．无翅

2. 硬蜱的形态特征如下

　　A．头胸腹愈合为躯体

　　B．颚体位于躯体前端，从背面可见到

　　C．颚体位于躯体前端腹面，背面不可见

　　D．雌雄蜱盾板大小差别明显

　　E．幼虫 3 对足

3. 硬蜱生活史具有以下特点

　　A．分为卵、幼虫、若虫和成虫 4 期

　　B．分为卵、前幼虫、幼虫、若蛹、若虫、成蛹和成虫 7 个时期

　　C．成虫吸饱血后离开宿主、落地产卵

　　D．雌蜱一生产卵一次

　　E．若虫 4 对足，只有 1 个龄期

4. 硬蜱的生态习性具有

　　A．仅雌蜱吸血

　　B．雌蜱、雄蜱、若虫及幼虫均吸血

　　C．吸血持续时间长、吸血量大

　　D．发育过程中须更换宿主

　　E．嗅觉敏锐，对动物的汗臭和 CO_2 很敏感

5．软蜱的形态特征为
- A．颚体位于躯体前端腹面，背面不可见
- B．背部无盾板，雌雄蜱外形不易区别
- C．体表具颗粒状小疣、皱纹、盘状凹陷
- D．须肢长杆状，各节均可活动
- E．有触角 1 对

6．软蜱生活史及生态特点为
- A．生活史分卵、幼虫、若虫、成虫 4 期
- B．属单宿主蜱
- C．雌蜱需多次吸血，多次产卵
- D．多夜间侵袭宿主，吸血持续时间短
- E．寿命长

7．The diseases transmitted by hard ticks are
- A．forest encephalitis
- B．Xinjiang haemorrhagic fiver
- C．tick born relapsing fever
- D．Lyme disease
- E．Q fever

8．对恙螨的描述，下述是正确的
- A．幼虫细砂粒状，呈红、橙、淡黄色
- B．躯体背面具有盾板
- C．幼虫为营自生生活，以土壤中小节肢动物和昆虫卵为食
- D．成虫和若虫为营寄生生活
- E．孳生地孤立分散，常呈点状分布

9．疥螨具有下列形态学特征
- A．虫体小，类圆形
- B．有眼 1 对
- C．雌雄虫前二对足末端均具有吸盘
- D．雄螨第四对足末端具吸盘，雌螨为长刚毛
- E．躯体背面有波状横纹、皮棘及刚毛

10．对疥螨的描述正确的选项为
- A．常寄生于手指间、乳房下、腹股沟等皮肤薄嫩处
- B．以角质组织和淋巴液为食，在皮内开凿隧道
- C．皮肤隧道每隔一段距离有小孔通至体表
- D．雄螨与雌后若虫在皮肤表面交配
- E．哺乳动物上的疥螨很容易感染人体

11．疥螨的防治原则包括
- A．注意个人卫生，避免与患者接触
- B．讲究饮食卫生，防止误食疥螨卵
- C．对患者的衣物要及时消毒处理
- D．沐浴后用硫磺软膏涂抹患处
- E．防鼠、灭鼠

12．蠕形螨的形态学特征为
- A．虫体细长呈蠕虫状
- B．躯体分为足体和末体
- C．末体有环状细纹
- D．虫体乳白色，半透明
- E．颚体细长呈棒状，位于躯体腹面，背面不可见

13．对革螨的描述正确的选项为
- A．躯体背面有盾板 1 ~ 2 块
- B．生活史分卵、幼虫、前若虫、后若虫和成虫 5 个时期
- C．传播流行性斑疹伤寒
- D．刺吸人体血液和组织液，引起皮炎
- E．灭鼠是防制革螨的主要措施

14．尘螨对人体的致病作用包括
- A．刺吸血液、组织液、引起皮肤炎症
- B．寄生于面部皮肤导致酒渣鼻
- C．引起过敏性哮喘
- D．引起过敏性鼻炎
- E．污染食物进入消化道后引起肠

螨症

15. 可作为病原体寄生人体，并引起疾病的螨类是
    A. 革螨
    B. 尘螨
    C. 疥螨
    D. 恙螨
    E. 蠕形螨

16. 能作为媒介传播疾病的螨虫是
    A. 毛囊蠕形螨
    B. 人疥螨
    C. 柏氏禽刺螨
    D. 格氏血厉螨
    E. 地里纤恙螨

17. 可经卵传递的虫媒病是
    A. 森林脑炎
    B. 克里米亚出血热
    C. 蜱媒回归热
    D. 肾综合征出血热
    E. 恙虫病

18. 鼠作为主要传染源的虫媒病是
    A. 克里米亚出血热
    B. 肾综合征出血热
    C. 蜱媒回归热
    D. 恙虫病
    E. 黑热病

19. The following disease transmitted by ticks are
    A. malaria
    B. forest encephalitis
    C. Q fever
    D. endemic relapsing fever
    E. Lyme disease

20. The following disease transmitted by chigger mite are
    A. trombidiosis
    B. forest encephalitis
    C. tsutsugamushi disease
    D. malaria
    E. hemorrhagic fever with renal syndrome

21. The following disease that caused by gamasid mite are
    A. trombidiosis
    B. gamasidosis
    C. tsutsugamushi disease
    D. endemic relapsing fever
    E. hemorrhagic fever with renal syndrome（HFRS）

22. Which disease are caused by dust mites
    A. allergic asthma
    B. gamasidosis
    C. allergic rhinitis
    D. Lyme disease
    E. allergic dermatitis

23. Q fever may be caused by
    A. chigger mite
    B. hard tick
    C. scabs
    D. soft tick
    E. mosquito

24. Hemorrhagic fever with renal syndrome（HFRS）may be caused by
    A. chigger mite
    B. hard tick
    C. gamasid mites
    D. soft tick
    E. mosquito

25. 被蜱叮咬后的对症治疗措施
    A. 发现停留在皮肤上的蜱时，切勿用力撕拉，以防撕伤组织或口器折断而产生皮肤继发性损害
    B. 可用氯仿、乙醚、煤油、松节油或旱烟涂在蜱头部，待蜱自然从皮肤上落下
    C. 对伤口进行消毒处理，如口器断入皮内应行手术取出
    D. 伤口周围用0.5%普鲁卡因局

部封闭

E．出现全身中毒症状时可给予抗组胺药和皮质激素，并及时送医院诊治

26．常见的软蜱有

  A．乳突钝缘蜱

  B．草原革蜱

  C．波斯锐缘蜱

  D．森林革蜱

  E．亚东璃眼蜱

27．Follicle mite are a group of permanent parasitic mites，which parasitize in

  A．hair bursa

  B．face

  C．nose

  D．sebaceous gland

  E．skin

28．The life cycle of itch mite includes five stages，they are

  A．egg

  B．larva

  C．protonymph

  D．teleonymph

  E．adult

29．The contact with acarid mites and pyemotid mites may cause

  A．intestinal acariasis

  B．pulmonary acariasis

  C．urinary acariasis

  D．sanguis acariasis

  E．acarodermatitis

30．The characteristic rash of scabies affect the following regions

  A．the lateral surfaces of the fingers

  B．the elbows and the armpits

  C．the folds of the buttocks

  D．the region of the nipple in women

  E．the region of the penis in men

31．Scabies is often diagnosed on

  A．the characteristic rash

  B．the symptoms of asthma

  C．the symptoms of itching，which is worst at night

  D．by finding typical burrows

  E．by extracting a mite from the end of tunnel and identifying it under the microscope

32．Lice are most prevalent in military camps，jails and mental institutions. There are three kind of lice，they are

  A．body louse

  B．head louse

  C．crab louse

  D．crayfish

  E．widow louse

四、问答题

1．比较硬蜱与软蜱的主要形态学特征及生活史异同。

2．简述硬蜱与软蜱对人体的危害性。

3．对蜱的防制可采取哪些措施？

4．简述恙螨生活史及生态特点。

5．结合恙螨的生活史特点简述其传播疾病的方式。

6．简述疥螨生活史、生态特点及致病机制。

7．疥疮的诊断与防治措施如何？

8．简述蠕形螨致病机制及诊断方法。

9．列举可经卵传递的蜱螨类虫媒病的病原体、主要传播媒介及传播方式。

10．阐述蜱的多宿主性在传播疾病中的意义。

11．简述革螨性皮炎的病因及防治措施。

12．列举尘螨病的诊断要点。

五、病例分析题

病例1

患儿，男，8岁。因发音不清、吞咽困难、下肢瘫痪而入院。患儿平素体健，发病前一天随家长到林区游玩。发病初，患儿易激怒，下肢疼痛，步态蹒跚，随后出现发音不清、吞咽困难及下肢瘫痪。

查体：患儿发育、营养良好，神志尚清楚，各种反射消失。在颈后发际处发现硬蜱1只，细心摘除后，经鉴定为雌性安氏革蜱（*Dermacentor andersoni*）。常规化验检查均正常。

病程：明确诊断后，经及时治疗，两天后全部症状消失，患儿痊愈出院。

问题：

1．对于上述病例应首先考虑的诊断是（单选题）

A．森林脑炎

B．脊髓灰质炎

C．蜱媒回归热

D．蜱瘫痪

E．流行性乙型脑炎

2．如果未能及时明确诊断，患儿最可能出现下列哪一种情况（单选题）

A．脑水肿引起昏迷

B．呼吸衰竭

C．肾衰竭

D．肝性脑病

E．心搏骤停

3．患儿的症状是由蜱唾液内的何种物质引起的（单选题）

A．森林脑炎病毒

B．包柔螺旋体

C．贝氏立克次体

D．嗜神经毒素

E．克里米亚出血热病毒

4．发现蜱叮刺人体时，应采用哪些方法将蜱摘除？（多选题）

A．滴乙醚或氯仿将蜱麻醉后拔除

B．涂甘油或凡士林将蜱窒息后拔除

C．先将蜱轻轻摇动，再果断拔除

D．捉住蜱躯体迅速拔除

E．涂抹敌敌畏将蜱杀死后拔除

病例2

患者，女，28岁，医院护理工。主诉皮肤瘙痒一个月。发病起始时，发现两手指间皮肤发红，有针尖大小的小点，痒感，以为与使用清洁剂有关，在改用其他类型的清洁剂之后，仍感瘙痒，而且瘙痒部位扩展到手背、腕部、肘窝、腋下、乳房下、背部，以为缺乏维生素，服用多种维生素后仍不见效，痒感加重，夜间尤甚，遂来就诊。

查体：一般情况尚好。在手背、腕部和臂部有脱皮现象，乳房下和背部有丘疹皮损，可见发亮的小水疱和线状红色病变。

化验：常规化验除嗜酸性粒细胞增多外，其余均正常。

病原学检查：刮取线状红疹部镜检，发现圆形乳白色虫体，虫体长 0.2 ~ 0.4mm，颚体短小，躯体背面有波纹、皮刺及刚毛。足4对，前两对足与后两对足间相距较远，雌虫第1、2对足末端有带柄的吸垫，第3、4对足末端有长刚毛；雄虫除第3对足末端为长刚毛外，其余各足末端均为带柄的吸垫。

治疗经过：患者经硫磺制剂治疗后，未再出现新的皮损，皮肤瘙痒症状经用炉甘石洗剂涂敷后逐渐消失。在进行流行病学调查时，发现患者所管的病房中有两个同样症状的患者，其中一人在入院前就有皮肤瘙痒，遂对两患者进行皮肤刮片镜检，发现相同的虫体。

问题：

1. 根据上述，你首先考虑的诊断是（单选题）
   - A. 恙螨皮炎
   - B. 革螨性皮炎
   - C. 疥疮
   - D. 皮肤幼虫移行症
   - E. 谷痒症

2. 本病例的感染途径有哪些（多选题）
   - A. 与感染本病患者密切接触
   - B. 接触患者的衣服、被褥、毛巾等
   - C. 蚊子吸血感染
   - D. 误食病原体污染的食物
   - E. 通过空气吸入感染

3. 下列哪些方法可查出该病的病原体（多选题）
   - A. 消毒针头挑破局部皮肤，镜检
   - B. 消毒的矿物油滴皮损处，用刀片刮取皮损镜检
   - C. 解剖镜直接检查皮损部位
   - D. 免疫学试验
   - E. 血涂片检查

4. 哪些药物可治疗本病（多选题）
   - A. 10% 硫磺软膏
   - B. 10% 苯甲酸苄酯搽剂
   - C. 1% 丙体 666 霜剂
   - D. 10% 优力肤霜
   - E. 伊维菌素

5. 预防本病的措施有哪些（多选题）
   - A. 勤洗澡，勤换衣服
   - B. 避免与患者接触
   - C. 对患者的衣服、被褥及时消毒
   - D. 饭前便后要洗手、讲究饮食卫生
   - E. 灭鼠

病例 3

患者，女，51 岁，河北人。因咳嗽、胸疼、呼吸困难于 2016 年 6 月去医院就诊。主诉：1 年前曾到南方旅游约 10 天，回到当地后，感觉胸闷、咳嗽、乏力，时常伴有低热。到多家医院均诊断为支气管哮喘，并予药物治疗（药品不祥），病情未见好转。体检：胸廓对称无畸形，叩诊阴性，双肺听诊呼吸音粗，可闻及干性啰音。心率 80 次 / 分，心律整齐，各瓣膜听诊区未闻及杂音。胸部 X 片显示：肺门阴影增强，肺纹理增粗、紊乱，肺门及两肺野均显示散在的、大小不一的结节样病灶阴影。结合病史疑为螨类感染。遂进行皮肤点刺免疫试验，结果为阳性。消化法检查 24 h 痰液，发现雌雄尘螨 2 对。给予甲硝唑治疗 1 个月后，患者自觉病情好转，经复诊，痰中未见病原体。继续治疗 1 个月后，患者临床症状及体征消失，痊愈。

问题：

1. 根据以上描述，首先应考虑的诊断是（单选题）
   - A. 肺螨病
   - B. 革螨性皮炎
   - C. 恙螨皮炎
   - D. 支气管哮喘
   - E. 过敏性肺炎

2. 诊断应首选（单选题）
   - A. 检查 24 h 痰液
   - B. 免疫学（皮内）试验
   - C. 胸部 X 片
   - D. 粪便检查虫卵
   - E. 血常规检查

参考答案

一、名词解释

1. 三宿主蜱（tri-host ticks）：幼蜱在生活史中有更换宿主的现象。蜱的幼虫、若虫和成虫分别在 3 个宿主体上寄生吸血，这类蜱称为三宿主蜱，如全沟硬蜱。

2．蜱瘫痪（tick paralysis）：有些硬蜱在叮刺吸血过程中，唾液中的嗜神经毒素导致宿主运动性神经纤维传导障碍，引起上行性肌肉麻痹，甚至可导致呼吸衰竭而死亡，如全沟硬蜱。

3．经卵传递（trans-ovarian）：指病原体在节肢动物体内繁殖后，侵入雌性卵巢，可经卵传递到下一代。病毒和立克次体多以这种传递方式传播疾病，如森林脑炎病毒、恙虫病东方体等。

4．茎口（stylostome）：指恙螨幼虫取食时，先将螯肢刺入皮肤，注入唾液，宿主组织受唾液中溶组织酶的作用，出现凝固性组织坏死，在唾液周围形成一个环圈，最后形成一条小吸管通到幼虫口中，称为茎口。

5．革螨性皮炎（gamasidosis）：是一类由禽螨类（如鸡皮刺螨、囊禽刺螨、柏氏禽刺螨）叮咬人吸血或组织液引起的皮炎。患者四肢、颈部、腰部等处皮肤出现红斑、丘疹，中央有刺蛰的小孔，奇痒，合并感染时可出现疱疹；还可出现鼻出血或呕血、尿血、便血，肾功能损害，甚至肾衰竭而死亡。

6．疥疮（scabies）：由疥螨在人体皮肤表皮层内寄生所引起的接触性传染性皮肤过敏性疾病，主要症状为皮肤瘙痒（奇痒），白天较轻，夜间加重，影响睡眠。

7．螨岛（mite island）：恙螨的活动范围很小，喜群居，其孳生地常孤立、分散，呈点状分布，故将其孳生、活动地带称为螨岛。

8．恙螨皮炎（trombidosis）：是恙螨幼虫叮刺人时分泌的唾液溶解、破坏皮肤组织引起的皮炎。

9．恙虫病（tsutsugamushi disease）：是一种由恙螨幼虫传播的自然疫源性虫媒病。病原体为恙虫病东方体（*Orientia tsutsugaushi*）。

10．孤雌生殖（parthenogenesis）：也称单性生殖，即卵不经过受精也能发育成正常的新个体（某些生物不需要雄性个体，单独的雌性也可以通过复制自身的 DNA 进行繁殖）。

11．尘螨过敏性哮喘（dust mite sensitive asthma）：是由于人体吸入飞扬在空气中的尘螨而引起的哮喘，患者表现为干咳、打喷嚏、咳白色泡沫痰、胸闷、气短、呼吸困难和哮喘。

12．肠螨病（intestinal acariasis）：人误食含螨类的糕点、奶制品、肉、蛋等食品，粉螨进入消化道，导致肠壁溃疡；主要症状有腹痛、腹泻、脓血便、肛门烧灼感、乏力、精神不振、消瘦等。

二、填空题

1．节肢动物　蜱螨　颚体　躯体
2．盾板　覆盖整个背面　前部
3．颚基　螯肢　口下板　须肢
4．卵　幼虫　若虫　成虫
5．4　基节　转节　股节　膝节　胫节　跗节　哈氏器　嗅觉
6．倒齿

7．1　数

8．白天　夜晚

9．恙螨皮炎　恙虫病　恙虫病东方体

10．永久　表皮

11．卵　幼虫　前若虫　后若虫　成虫

12．吸垫　长鬃（或刚毛）

13．皮肤隧道　蜕皮

14．毛囊蠕形螨　皮脂蠕形螨

15．足体　末体

16．37　45　54

17．直接　间接

18．巢栖　毛栖

19．屋尘螨　粉尘螨

20．脱敏疗法

21．排泄物　分泌物　死亡虫体的崩解物

22．自生生活　皮屑

23．过敏反应　分泌物　排泄物　死亡的虫体　皮蜕

24．过敏性哮喘　过敏性皮炎　过敏性鼻炎

25．Scorpions　Araneae　Acari　hard ticks　soft ticks　gamasid mite　chigger mite demodex　itch mite　dust mite　acarid mite

26．dorsal shield

27．one host two　tri-host

28．neurotoxin　paralysis

29．hard tick　egg（ovum）

30．host　5～20

31．virus

32．螯肢　口下板　须肢

33．larva

34．*Orientia tsutsugamushi*

35．硬蜱　颚体　盾板

36．皮肤隧道中的雌疥螨及卵

37．地里纤恙螨　革螨　蝇蛆

38．adult　nymph　larva

39．two　*folliculorum brevis*

40．tunnels

三、选择题

（一）A 型题

1．A　　2．D　　3．B　　4．C　　5．C　　6．E　　7．A　　8．C

9. D   10. D   11. B   12. E   13. C   14. A   15. B   16. A

17. C   18. D   19. B   20. D   21. A   22. E   23. D   24. C

25. E   26. D   27. E   28. C   29. C   30. B   31. A   32. C

33. B   34. D   35. C   36. E   37. C   38. D   39. C   40. C

41. C   42. A   43. A   44. B   45. C   46. A   47. E   48. D

（二）X 型题

1. BCDE   2. ABDE   3. ACDE   4. BCDE   5. ABCD   6. ACDE

7. ABDE   8. ABE   9. ACDE   10. ABCD   11. ACD   12. ABCD

13. ABDE   14. CD   15. CE   16. CDE   17. ABDE   18. BCD

19. BCDE   20. ACE   21. BE   22. ACE   23. BD   24. AC

25. ABCDE   26. AC   27. AD   28. ABCDE   29. ABCDE   30. ABCDE

31. ACDE   32. ABC

四、问答题

1.（1）硬蜱与软蜱的主要形态学特征：

	硬蜱	软蜱
颚体	位于躯体前端，从背面能见到	位于躯体前部腹面，从背面不能见到
须肢	较短，各节运动不灵活	较长，各节运动灵活
躯体背面	有盾板，雄虫大，雌虫小	无盾板，体表有许多小疣，或具有皱纹，盘状凹陷
气门板	第四对足基节后外侧	第四对足基节前外侧

（2）硬蜱与软蜱的生活史均有卵、幼虫、若虫、成虫 4 个时期。它们的不同之处在于：

1）生活场所不同：硬蜱多生活在森林、灌木丛、草原等处；软蜱常栖息于宿主的巢穴。

2）若虫的龄期不同：硬蜱若虫仅有 1 个龄期；软蜱若虫有 1～6 期不等。

3）吸血情况不同：硬蜱生活史各期只吸血 1 次，多在白天侵袭宿主，吸血时间较长，一般为几天至 1 周；软蜱成虫一生多次吸血，多在夜间侵袭宿主，吸血时间短，数分钟至 1h。

4）产卵次数不同：硬蜱一生产卵 1 次；软蜱一生产卵多次。

5）更换宿主次数不同：硬蜱中有一宿主蜱、二宿主蜱、三宿主蜱；软蜱属多宿主蜱。

2.（1）直接损伤：全沟硬蜱在吸血过程中其唾液可分泌嗜神经毒素，致宿主的运动神经纤维传导阻滞，引起上行性肌肉麻痹、呼吸衰竭而死亡，称为蜱瘫痪。

（2）传播病原体：蜱的医学重要性在于其能够作为传播媒介，在人与脊椎动物之间传播疾病（蜱媒病），其中，多数蜱媒病既是自然疫源性疾病又是人兽共患病。如：森林脑炎、克里米亚出血热、蜱媒回归热、莱姆病、北亚蜱传立克次体病、Q 热、土拉弗菌病和巴贝虫病。

3.（1）环境防制：主要围绕清除蜱孳生地开展一系列环境防制，草原地带可采用牧场轮换和牧场隔离办法灭蜱。结合垦荒、清除灌木杂草、清理禽畜圈舍、堵洞嵌缝以防蜱类孳生，捕杀啮齿动物等。

（2）化学防制：蜱类栖息和越冬场所可喷洒各种化学杀虫剂，牲畜定期使用药浴杀蜱。

（3）生物防制：有些生物对蜱有致死作用，如白僵菌、绿僵菌及烟曲菌等。另外，跳小蜂产卵于蜱体内，待发育为成虫致蜱死亡。

（4）个人防护：进入有蜱地区应穿戴防护服、涂擦驱避剂等。

4．恙螨生活史分卵、前幼虫、幼虫、若蛹、若虫、成蛹和成虫7个时期。

除幼虫必须寄生外，生活史中其他时期都在地面浅表层生活。成虫和若虫主要以土壤中的小节肢动物和昆虫卵为食，幼虫通过茎口吸食宿主的组织液和淋巴液。恙螨孳生于潮湿、阴暗、宿主经常活动的场所，幼虫的宿主较广泛，主要是鼠类。恙螨活动范围小，有群集现象，孳生地常孤立分散，呈点状分布。恙螨能在水中生存较久，洪水、暴雨、河水泛滥可促使恙螨扩散，幼虫也可随宿主携带而扩散。

5．由于恙螨的生活史中仅幼虫期为营寄生生活，靠刺吸宿主组织液为生，主要寄生在啮齿动物，偶然寄生在人体。因此，幼虫可作为传播媒介，传播疾病。其对宿主的危害主要有：

（1）直接危害：幼虫叮刺取食时，可造成周围组织的凝固性坏死，称为恙螨皮炎（tromibidosis）

（2）恙虫病（tsutsugamushi disease）：又称灌丛斑疹伤寒（scrub typhus）。病原体为恙虫病东方体。其传播方式为经卵传递（幼虫一生只取食一次，可经卵传递给下一代），下一代幼虫叮刺取食时病原体随唾液注入新的宿主。

6．疥螨是一类皮内永久性寄生虫，其生活史有5个阶段（卵、幼虫、前若虫、后若虫、成虫），生态特点与致病密切相关，主要引起虫源病。疥螨对人体的危害是其直接寄生皮肤导致疥疮，成虫寄生在宿主表皮角质层的深处，以角质组织及淋巴液为食，并以其螯肢和前足跗节的爪挖掘隧道，造成皮肤损伤，疥螨引发瘙痒的原因是虫体挖掘虫道时的机械性刺激及其排泄物、分泌物的作用，引发超敏反应，奇痒以夜间尤甚。其次，疥螨多在人体皮肤表面进行交配，借此造成疾病的传播（直接或间接接触患者而传播）。

7．（1）疥疮的诊断：

1）初步诊断：接触史和临床症状。

2）病原学诊断：用消毒的针尖挑破隧道的尽端，取出虫体或刮取患处皮屑镜检。

（2）疥疮的防治：

1）预防：讲究个人卫生，避免与患者或其衣被接触。

2）治疗：外涂药物为10%硫磺软膏等。注意用药前先清洗患处。家中患者应同时治疗。

8．（1）蠕形螨致病机制：属于虫源性。主要由于螨虫寄生毛囊和皮脂腺引起毛囊扩张、上皮变性、角化过度或角化不全、真皮层毛细血管增生扩张、皮脂腺分泌阻塞等。虫体的代谢产物可引起超敏反应，虫体活动进出毛囊时携带其他病原物进入毛囊或皮脂腺，可导致继发性感染。

（2）诊断方法：主要是检出病原体，方法有两种：① 挤压刮片法，②透明胶纸法。

9．在蜱螨传播的疾病中，病原体经卵传递的虫媒病有森林脑炎、克里米亚出血热、北亚蜱传立克次体病、蜱媒回归热、Q 热、恙虫病、肾综合征出血热。

1）森林脑炎：病原体为森林脑炎病毒，全沟硬蜱为主要传播媒介，由全沟硬蜱叮咬吸血传播，病毒可在蜱体内长期保存，并可经卵传递 1～4 代。

2）克里米亚出血热：病原体为克里米亚出血热病毒（一种蜱媒 RNA 病毒），主要传播媒介为亚东璃眼蜱，主要传播方式为蜱叮咬，也可由感染羊血经皮肤伤口感染，病毒可在蜱体内保存数月，并经卵传递。

3）北亚蜱传立克次体病：病原体为西伯利亚立克次体，主要传播媒介为草原革蜱，通过蜱叮咬或蜱粪污染伤口而感染，立克次体可经卵传递。

4）蜱媒回归热：又称地方性回归热，在我国新疆流行。病原体为伊朗包柔螺旋体和拉氏包柔螺旋体，其传播媒介分别为乳突钝缘蜱和特突钝缘蜱。病原体在软蜱吸血时随唾液注入人体，或蜱基节腺分泌物污染伤口而感染，病原体可在蜱体内生存 14 年，并可经卵传递。

5）Q 热：病原体为伯纳特柯克斯体，硬蜱和软蜱均可传播，常在野生啮齿类与家畜之间传播流行，人偶可感染。病原体在蜱胃上皮细胞内繁殖，并不断随粪排出，由呼吸道吸入为主要感染方式，也可经蜱叮咬、蜱粪污染伤口而感染。病原体可在蜱体内长期保存并经卵传递。

6）恙虫病：病原体为恙虫病东方体，我国大陆和台湾地区的主要传播媒介分别为地里纤恙螨和红纤恙螨；恙螨幼虫叮咬感染的鼠时，将恙虫病东方体吸入体内，病原体在其体内可经卵传递给下一代幼虫，幼虫再叮人时即可感染。

7）肾综合征出血热：病原体为汉坦病毒，柏氏禽刺螨、格氏血厉螨、厩真厉螨均有自然感染；当革螨叮刺吸血时将病毒注入人体，病毒在革螨体内可经卵传递。

10. 蜱的多宿主性决定了其在传播疾病中的意义，即转换宿主越多，传播疾病的意义就越大。

11. 革螨皮炎的病因：由寄生在鸟和啮齿动物的螨叮咬皮肤后引起。常见的致病螨有两种，一种为禽螨，如鸡皮刺螨，寄生于鸡、鸽身上，也可侵袭饲养者，以宿主的血液为营养。另一种为鼠螨，如拨氏鼠螨，大小家鼠及黄胸鼠等都可以作为宿主，也可侵扰人类。临床表现为损害皮肤剧痒。防治措施包括防鼠、灭鼠，控制鼠密度在 1% 以下；清理禽舍及鸽巢；加强个人防护，防止革螨侵袭。

12. 尘螨病的诊断要点：询问接触史、过敏史，了解发作季节及临床表现特点；借助免疫学诊断方法，如皮内试验、黏膜激发试验、酶联免疫吸附试验等。

五、病例分析题

病例 1　1. D　　2. B　　3. D　　4. ABC
病例 2　1. C　　2. AB　　3. ABC　　4. ABCDE　　5. ABC
病例 3　1. A　　2. B

（田喜凤）

第二十章 昆虫纲

重点和难点

一、概述

昆虫纲（insecta）是动物界中种类和数量最多的一纲，与经济发展及人类健康关系极为密切，是医学节肢动物中最重要的一个组成部分。

（一）形态特征

了解形态特点

昆虫纲成虫分头、胸、腹三部分，触角 1 对，足 3 对。

1．头部

（1）触角（antenna）：1 对，分节，司嗅觉和触觉。

（2）复眼（compound eyes）：1 对，由许多蜂房状小眼面组成，有的昆虫尚有单眼若干个。

（3）口器（mouthparts）：分三种类型：

1）咀嚼式（chewing mouthparts）：具有齿，能取食固体食物。

2）刺吸式（piercing and sucking mouthparts）：细长，可刺吸宿主血液。

3）舐吸式（sponging mouthparts）：末端具唇瓣，可舐吸液态食物。

2．胸部

（1）分前胸（prothorax）、中胸（mesothorax）、后胸（metathorax）三节，各节腹面有足 1 对。

（2）足由基节、转节、股节、胫节和跗节组成，跗节末端有爪。

（3）大多数昆虫的中胸及后胸各有翅一对，双翅目昆虫仅有前翅，后翅退化为平衡棒（halter）。翅具有翅脉，翅脉的特征为分类依据。

3．腹部　由 11 节组成，最后数节变为外生殖器，为分类的重要依据。

（二）发育

1．胚胎发育　指昆虫幼体（幼虫或若虫）在卵内发育。

2．胚后发育　指幼体到性成熟（成虫）的整个发育过程。

3．昆虫发育过程中需要掌握的几个概念

（1）孵化（hatching）：昆虫幼体（幼虫或若虫）破卵而出的过程。

（2）龄期（stadium）：昆虫幼体发育过程中需蜕皮，两次蜕皮之间的阶段称为龄期。

（3）化蛹（pupation）：最后一个龄期的幼虫发育为蛹的过程。

（4）羽化（emergence）：成虫从蛹壳中脱出的过程。

（三）变态（metamorphosis）

昆虫在发育过程中，经历了形态结构、生理功能和生活习性等一系列变化，这一变化

过程称为变态。变态、完全变态和不完全变态需要重点掌握

（1）完全变态（complete metamorphosis）：发育过程包括卵（egg）、幼虫（larva）、蛹（pupa）和成虫（adult）4个时期，各期之间在外部形态、生活习性上差别显著，如蚊、蝇、白蛉、蚤等。

（2）不完全变态（incomplete metamorphosis）：发育过程包括卵、若虫（nymph）和成虫3个时期，无蛹期，若虫体小、形态及生活习性与成虫相似，但性器官尚未发育成熟，如虱、臭虫、蜚蠊（蟑螂）等。

二、蚊（mosquito）

（一）形态特征

了解蚊虫的形态特点

1．成虫形态特征

（1）头部：似半球形，除复眼1对、触角1对及刺吸式口器外，尚有以下特征性的结构：

1）触角15节，各鞭节生有轮毛，雌蚊的轮毛短而稀，雄蚊的轮毛长而密。

2）雄蚊的上、下颚均退化，不能刺破皮肤，故不吸血，仅以植物汁液为食。

3）触须（palpus）1对，由5节构成。库蚊及伊蚊雄性触须比喙（proboscis）长，雌性则很短；按蚊雌雄性触须与喙等长。

（2）胸部：

1）分前胸、中胸和后胸，中胸最发达。

2）中胸有1对膜质翅，后胸有1对平衡棒。

3）翅脉特殊，除前缘脉和亚前缘脉外，还有6条纵脉，第2、4、5纵脉分两支，其余均不分支。

4）翅脉上有鳞片形成的白斑或暗斑，为按蚊分类依据。

5）每个胸节各具有足1对，足上常有鳞片形成的黑白斑点和环纹，为重要分类特征。

（3）腹部：由11节组成，2～8节明显可见；最后3节变为外生殖器，雌蚊腹部末端有尾须1对，雄蚊则为钳状抱器，是鉴别蚊种的重要依据。

2．卵

（1）按蚊卵：舟状，有浮囊。单个分散，浮于水面。

（2）库蚊卵：圆锥形，无浮囊。聚集成块，浮于水面。

（3）伊蚊卵：纺锤形。单个分散，沉于水底。

3．幼虫　俗称孑孓，分头、胸、腹三部分。

（1）库蚊属（Culex）及伊蚊属（Aedes）幼虫第八腹节背面均有1个呼吸管（siphon），静止时，头倒垂，虫体与水面形成角度。

（2）库蚊属幼虫呼吸管细而长，伊蚊属幼虫呼吸管粗而短。

（3）按蚊属（Anopheles）幼虫无呼吸管，但有气门1对，腹节背面有成对的掌状毛（palmate hair），静止时平浮于水面。

4．蛹　形如逗点，不食能动，分头胸部与腹部。

（1）三属蚊蛹的头胸部背面均有1对呼吸管，①按蚊蛹：呼吸管短而粗，口宽似漏斗，具有裂隙；②库蚊蛹：呼吸管细而长，口小，无裂隙；③伊蚊蛹：呼吸管短而宽，口呈三角形，无裂隙。

（2）第一腹节背面有 1 对树状毛，腹部末端有尾鳍 1 对。

（二）生活史要点

需要重点掌握蚊的变态及生活史各阶段。

1．发育为完全变态。卵、幼虫、蛹生活在水中，而成虫生活于陆地上。

2．雌蚊产卵于水中。

3．幼虫在水中营自生生活，蜕皮 3 次后为 4 龄幼虫。

4．蛹羽化为成虫后飞离水面，1～2 天后即可交配、吸血。

5．全部生活史需 9～15 天。

（三）生态特点

需要掌握蚊孳生习性，了解其他部分。

1．孳生习性　蚊虫均孳生于水中，成蚊产卵场所即幼虫的孳生地。蚊的孳生地有五种类型：

（1）清洁静水型：如稻田、水坑、沼泽、芦苇塘等面积大、清洁的静水，主要孳生中华按蚊（*Anopheles sinensis*）、嗜人按蚊（*Anopheles anthropophagus*）、三带喙库蚊（*Culex tritaeniorhynchus*）。

（2）清洁缓流型：指缓慢流动的清洁水体，如小溪、灌溉沟渠等，主要孳生微小按蚊（*Anopheles minimus*）。

（3）丛林型：主要指丛林浓荫下的小型清洁积水，主要有大劣按蚊（*Anopheles dirus*）孳生。

（4）污水型：如污水坑、下水道、积肥坑等，该类型中主要孳生淡色库蚊（*Culex pipiens pallens*）、致倦库蚊（*Cx.p.quinquefasciatus*）、骚扰阿蚊等。

（5）容器型：指小型容器的积水，如竹筒、树洞、石穴及家中水缸、罐、盆等，为白纹伊蚊（*Aedes albopictus*）、埃及伊蚊（*Ae.aegypti*）的孳生地。

2．栖息习性

（1）家栖性：雌蚊吸饱血后仍停留在室内，待胃血消化、卵巢成熟才离开，寻找产卵地。如淡色库蚊、嗜人按蚊、微小按蚊等。

（2）半家栖性：吸血后稍在室内停留，然后飞出室外栖息。如中华按蚊。

（3）野栖性：自吸血至产卵均在野外，如大劣按蚊。

3．吸血习性　嗜人按蚊、微小按蚊、大劣按蚊、淡色库蚊、致倦库蚊、白纹伊蚊等主要嗜吸人血，中华按蚊、三带喙库蚊等偏嗜家畜血兼吸人血。

4．季节消长　蚊的季节消长和温度、湿度、雨量等密切相关。我国气候南北悬殊，各蚊种季节消长各异。

5．越冬　当外界气温降到 10℃ 以下时，雌蚊卵巢停止发育，脂肪体增大，不食不动，隐匿在阴暗、温暖、潮湿、避风处过冬。大多数蚊种以成虫越冬，但伊蚊大多以卵越冬，微小按蚊以幼虫越冬。

（四）与疾病关系

需要重点掌握蚊传播的疾病及病原体。

1．疟疾（malaria）　传播疟疾的媒介是按蚊属蚊种，我国南方山区和森林地带主要是微小按蚊和大劣按蚊，平原地区为中华按蚊，长江流域的山区和丘陵地带主要是嗜人按蚊。疟疾的病原体是疟原虫，传播方式是生物性传播中的发育增殖式。

2．丝虫病（filariasis）　班氏丝虫病的主要传播媒介为淡色库蚊和致倦库蚊，其次是中华按蚊；马来丝虫病的主要传播媒介是中华按蚊和嗜人按蚊。蚊传播丝虫病属于发育式。

3．流行性乙型脑炎（epidemic B encephalitis）　病原体为流行性乙型脑炎病毒，传播媒介有三带喙库蚊、白纹伊蚊、淡色库蚊、致倦库蚊。病原体可在蚊体内经卵传递。

4．登革热（dengue fever）　病原体为登革热病毒，传播媒介为白纹伊蚊和埃及伊蚊，通过蚊叮刺传播，病原体可经卵传递。

（五）防制原则

1．环境治理　改造环境，清除各种水体，清理岸边杂草，使之不利于蚊的繁殖和生存。此外，还应注意改善居民生活条件，防止蚊叮刺吸血，如挂蚊帐、装纱窗等物理防制方法。

2．化学防制　常用的杀虫剂有敌敌畏、辛硫磷、二氯苯醚菊酯、溴氰菊酯等。采用拟除虫菊酯处理蚊帐，驱蚊、杀蚊效果明显。拟除虫菊酯杀虫剂复配并添加增效剂，有速杀效果。使用杀虫剂应采取轮换用药或混合用药，防止蚊虫抗药性产生。

3．生物防制　如稻田中放养柳条鱼，使用苏云金杆菌等。

三、蝇（fly）

与人类疾病有关的蝇多属蝇科（Muscidae）、丽蝇科（Calliphoridae）、麻蝇科（Sarcophagidae）及狂蝇科（Oestridae）。

（一）形态特征

有些种类成蝇体色呈暗灰、黑、黄褐色，无金属光泽；有些种类呈绿、蓝、青、紫色，并带金属光泽。全身披有鬃毛。了解蝇的形态特点。

1．头部　半球形，上有复眼 1 对，单眼 3 个，触角 1 对，口器 1 个。

（1）复眼：由许多密集的小眼面组成，两复眼间距离通常以雌蝇较宽、雄蝇较窄或接近。

（2）单眼：3 个，位于头顶部，成三角形排列。

（3）触角：分 3 节，基部有 1 根触角芒（arista）。

（4）口器：多为舐吸式，末端有一对半圆形的唇瓣（labella），少数蝇类为刺吸式，如厩螫蝇（*Stomoxys calcitrans*）；有些蝇类口器退化，如羊狂蝇（*Oestrus ovis*）。

2．胸部

（1）前胸和后胸退化，中胸特别发达。

（2）中胸背板上的条纹、鬃毛的排列常为分类的依据。

（3）翅 1 对，平衡棒 1 对。

（4）纵脉 6 条，均不分支；第四纵脉的弯曲度及其与第三纵脉的距离为分类鉴别特征。

（5）足 3 对，末端有爪及爪垫各 1 对，中间有爪间突。

（6）爪垫发达，上面密布细毛并分泌黏液，可携带多种病原体。

3．腹部　由 10 节组成，外观仅见 5 节，后 5 节演化为外生殖器，雄蝇外生殖器是鉴定蝇种的重要依据。

（二）生活史要点

需要重点掌握蝇的变态及生活史各阶段。

1．发育为完全变态，分卵（egg）、幼虫（larva）、蛹（pupa）和成虫（adult）4 个时期。

2．卵 椭圆形或香蕉形，长约 1mm，乳白色。

3．幼虫 俗称蛆（maggot）。

（1）圆柱形，前尖后钝，无足无眼。

（2）蜕皮 2 次，分 3 龄。

（3）第八腹节后表面有 1 对后气门（posterior spiracle），由气门环（peritreme）、气门裂（spiracular slit）和钮孔（button）组成，其形态特征是分类的重要依据。

（4）三龄幼虫成熟后常入土化蛹。

（5）狂蝇、多数麻蝇等直接产幼虫。

4．蛹

（1）蝇蛹属围蛹，蛹壳由成熟幼虫表皮硬化形成。

（2）多为圆桶状、棕褐色，不食不动。

（3）夏秋季一般 3 ～ 6 天羽化，如家蝇。

5．成虫 羽化 1 ～ 2 天进行交配，数日后产卵或产幼虫。

（三）生态习性

掌握蝇的孳生习性。

1．孳生地 蝇幼虫孳生于腐败有机物中。

（1）蝇类孳生地分五种类型：人粪类、畜粪类、腐败动物质类、腐败植物质类和垃圾类。

（2）家蝇幼虫适应性强，五类孳生地中均可孳生，但以畜粪类和腐败植物质类最多。

2．食性 成蝇的食性分三类：

（1）不食蝇类：口器退化，不能取食，如狂蝇（*Oestrus*）、胃蝇（*Gasterophilus*）、皮蝇（*Hypoderma*）等。

（2）吸血蝇类：口器刺吸式，雌蝇、雄蝇均吸血，如厩螫蝇。

（3）非吸血蝇类：多数种类为杂食性，腐败的动、植物，人和动物的食物、排泄物、分泌物和脓血等均可为食。蝇取食频繁，且边吃、边吐、边排粪，这在机械性传播疾病方面具有重要意义。

3．活动 有趋光性，多白天活动；蝇飞翔能力强，活动范围在 1 ～ 2km，也可随交通工具扩散。

4．栖息 夜间常停落于天花板、电灯线、绳索等处，此习性在防制上有意义。

5．季节消长 蝇类的季节分布因种而异，按蝇类繁殖盛期所在的季节分为四种类型：

（1）春秋型：如巨尾阿丽蝇（*Aldrichina grahami*）。

（2）夏秋型：如大头金蝇（*Chrysomyia megacephala*）、丝光绿蝇（*Lucilia sericata*）、黑尾黑麻蝇（*Helicophagella melanura*）。

（3）夏型：如厩螫蝇（*Stomoxys calcitrans*）。

（4）秋型：如舍蝇（*Musca domestica*）。

在上述四种类型中以夏秋型和秋型蝇类与肠道传染病的关系最为密切。

6．越冬 大多以蛹越冬。蝇类的越冬虫期因种类和地域而异。家蝇的幼虫、蛹及成虫均可越冬。

（四）与疾病关系

需要重点掌握蝇传播的疾病。

1．机械性传播疾病 这是蝇类主要的传病方式。非吸血蝇类通过体内外携带病原体以及取食时边吃、边吐、边排粪的特有习性，污染食物，传播疾病。蝇类可传播痢疾、霍乱、伤寒、脊髓灰质炎、肠道蠕虫病、肠道原虫病等消化道疾病，还可传播结核病、细菌性皮炎、雅司病、沙眼和结膜炎等。

2．生物性传播疾病 有些蝇可作为一些寄生虫的中间宿主，如眼结膜吸吮线虫。非洲的舌蝇[采采蝇（tsetse flies）]通过吸血传播锥虫病[睡眠病（sleeping sickness）]。

3．蝇蛆病（myiasis） 蝇幼虫寄生于人或动物的组织、器官引起的疾病。按寄生部位分为：

（1）眼蝇蛆病（ophthalmic myiasis）：主要由狂蝇属的一龄幼虫所致，最常见的是羊狂蝇将幼虫产于人眼结膜。

（2）口腔、耳、鼻、咽蝇蛆病（oral，auricular and nasopharyngeal myiasis）：多由绿蝇、金蝇、麻蝇等属的蝇种引起。常因这些器官分泌物的气味吸引蝇产卵或产幼虫。

（3）皮肤蝇蛆病（cutaneous myiasis）：主要由纹皮蝇（*Hypoderma lineatum*）和牛皮蝇（*H.bovis*）的一龄幼虫引起；金蝇、绿蝇等属幼虫也可寄生于皮肤创伤处。

（4）胃肠道蝇蛆病（gastrointestinal myiasis）：由舍蝇、金蝇、厕蝇、腐蝇、麻蝇等属蝇的卵或幼虫通过污染食物进入人体寄生所致。

（5）泌尿生殖道蝇蛆病（urinogenital myiasis）：病原体多为麻蝇、绿蝇、金蝇、厕蝇等幼虫。

（五）防制原则

贯彻综合防制原则，以控制蝇类孳生、进行环境防制为主，辅以化学防制、物理防制和法规防制。

四、白蛉（sandfly）

（一）形态特征

白蛉为小型吸血昆虫，体长1.5～4mm，灰黄色，全身密布细毛。

1．头部 触角1对，由16节组成；复眼1对，大而黑；口器为刺吸式。

2．胸部 向上隆起呈驼背状；翅1对，狭长，停息时两翅向后上方竖立。足细长。

3．腹部 第2～6节背面有平卧毛、竖立毛和平卧竖立杂交毛三种类型。雄虫外生殖器与雌虫受精囊的形态为分类的重要依据。

（二）生活史要点

需要重点掌握白蛉的变态及生活史各阶段。

白蛉的发育为完全变态，雌蛉产卵于泥土中，幼虫以泥土中有机物为食，蜕皮3次，蛹不食不动。完成生活史需6～8周，大多一年繁殖一代。

（三）生态特点

1．幼虫多在地面下10～12cm处自生生活。

2．成虫飞翔能力弱，做跳跃式飞行；活动范围小，一般在30m内。

3．出现季节短，3～5个月，以幼虫越冬。

4．仅雌性吸血。

（四）与疾病关系

需要掌握白蛉传播的疾病。

白蛉主要传播黑热病（kala-azar），病原体为杜氏利什曼原虫（*Leishmania donovani*），主要传播媒介是中华白蛉（*Phlebotomus chinensis*）。白蛉刺吸黑热病患者、病犬血液后，无鞭毛体在白蛉胃内发育为前鞭毛体，并大量增殖，48 h后围食膜破裂，前鞭毛体释出，集中于口腔和喙，当白蛉再次叮人时即可使健康人感染。白蛉还传播东方疖（oriental sore）、皮肤黏膜利什曼病（mucocutaneous leishmaniasis）、白蛉热（sandfly fever）等。

（五）防制原则

白蛉体小，飞翔能力弱，活动范围小，出现季节短，对杀虫剂敏感，在防制上应以杀灭成蛉为主。有机磷类、拟除虫菊酯类杀虫剂对白蛉均有较好的杀灭效果。

五、蚤（flea）

（一）形态特征

了解蚤的形态特点。

1．虫体较小，长约 3mm，黄褐色或深棕色。

2．两侧扁平，体表的毛、鬃、刺、栉均向后生长。

3．触角 1 对，位于触角窝内。

4．口器刺吸式。

5．胸部 3 节，无翅；足 3 对，长而发达，基节特别宽大。

6．雄蚤腹部第 8、9 节，雌蚤第 7 ～ 9 节变为外生殖器，为分类的依据。

（二）生活史要点

需要重点掌握蚤的变态及生活史各阶段。

1．蚤的发育为完全变态，分卵、幼虫、蛹和成虫 4 期。

2．雌蚤产卵于动物巢穴内或地面上。

3．幼虫以宿主脱落的皮屑、成虫的粪便及粪便中未消化的血块为食。

4．成熟的幼虫吐丝作茧、化蛹。

5．蚤的羽化需受外界刺激，宿主到来的扰动和接触的压力、空气的震动、温度的升高等均可促使成虫破茧而出。

6．成虫羽化后即可交配、产卵。

（三）生态特点

1．雌蚤、雄蚤均吸血。

2．每日需吸血数次，常吸血过量，以致血未经消化即随粪便排出。

3．善跳跃，宿主范围广。

4．对宿主体温敏感，发热或死亡后体温下降时即离开，另寻新宿主。该习性在蚤传播疾病的流行上有重要意义。

（四）与疾病关系

需要重点掌握蚤传播的疾病。

蚤常对人骚扰、吸血，潜蚤属（Genus *Tunga*）的雌虫还可在皮下寄生，引起潜蚤病（tungiasis）。但蚤的主要危害是传播下列疾病：

（1）鼠疫（plague）：病原体为鼠疫耶尔森菌（*Yersinia pestis*），传播方式为增殖式。当蚤吸入患病宿主血液后，鼠疫耶尔森菌在蚤前胃中的几丁质刺间大量增殖，形成菌栓，堵塞食道。当蚤再次吸血时，血流受阻不能进入胃内，反而携带鼠疫耶尔森菌回流到宿主体内，宿主因此而感染。受染蚤由于饥饿，吸血频繁，因而增加感染宿主的机会。

（2）鼠型斑疹伤寒（murine typhus）：又称地方性斑疹伤寒（endemic typhus），病原体为莫氏立克次体（*Rickettsia mooseri*）。当蚤叮刺患病宿主后，病原体在蚤胃和马氏管的上皮细胞内繁殖，细胞破裂后随粪排出，污染伤口，造成感染。

（3）绦虫病：蚤可作为犬复孔绦虫（*Dipylidium caninum*）、缩小膜壳绦虫（*Hymenolepis diminuta*）和微小膜壳绦虫（*Hymenolepis nana*）的中间宿主。人的感染是由于误食了含有似囊尾蚴的蚤所致。

（五）防制原则

1．与防鼠、灭鼠相结合，控制和清除蚤的孳生地。

2．使用有机磷类和拟除虫菊酯类杀虫剂灭蚤。

3．注意家畜及宠物的防蚤、灭蚤。

六、虱（louse）

（一）形态特征

了解虱的形态特点。

寄生于人体的虱有人虱和耻阴虱。人虱（*Pediculus humanus*）又分人头虱（*Pediculus humanus capitis*）和人体虱（*Pediculus humanus corporis*）两亚种，其形态区别甚微。

1．人虱成虫

（1）灰白色，背腹扁平，长约 4.4mm。

（2）头部呈菱形，有触角、复眼各 1 对，口器刺吸式。

（3）胸部 3 节已融合，无翅；足 3 对，均粗壮，由爪与胫突配合形成攫握器，能紧握宿主毛发或内衣的纤维不脱落。

（4）腹部为长椭圆形，可见 8 节。

（5）雄性腹后端钝圆，雌性呈"W"形。

2．耻阴虱（*Pthirus pubis*）成虫

（1）体形宽短，似蟹。

（2）虫体小，长 1.5 ～ 2.0mm。

（3）前足细小，中、后足及爪粗大。

（4）腹部较宽，侧缘有锥状突起，上具刚毛。

（二）生活史及习性

需要重点掌握虱的变态及生活史各阶段。

1．虱的生活史为不完全变态，分卵、若虫和成虫 3 个时期。

2．卵黏附在毛发或衣服的纤维上，有卵盖，约 1 周从卵盖处孵出若虫。

3．雌虱、雄虱、若虫均嗜吸人血。

4．虱不耐饥饿，常边吸血、边排粪。

5．虱对温度、湿度极敏感，当宿主患病或剧烈运动后体温升高、出汗或病死后尸体变冷，虱即爬离原宿主，另寻新宿主。此习性对虱的扩散和传播疾病有重要意义。

6．人头虱寄生于头发间，人体虱寄生于内衣的缝隙中，耻阴虱则寄生于阴毛根部。

（三）与疾病的关系

需要重点掌握虱传播的疾病。

虱除叮人吸血、引起丘疹、瘙痒外，主要传播以下疾病：

1. 流行性斑疹伤寒（epidemic typhus）　病原体为普氏立克次体，虱吸食患者血液后，立克次体侵入虱胃上皮细胞并大量繁殖，细胞破裂后病原体随虱粪排出。人因虱粪污染皮肤伤口而感染。如虱体被压破，立克次体亦可经伤口或黏膜侵入人体。

2. 战壕热（trench fever）　病原体为五日热巴尔通体。人体感染方式同流行性斑疹伤寒，但病原体只在胃内或上皮细胞表面繁殖，不侵入细胞内。

3. 虱传回归热（louse-borne relapsing fever）　病原体是回归热疏螺旋体。病原体随患者血液被虱吸入后，即穿过胃壁进入血腔，并大量繁殖，不进入组织亦不随粪排出，只有当虱体被碾破后病原体才可经皮肤伤口进入人体。

4. 耻阴虱病主要通过性生活传播，属性传播疾病。

（四）防制原则

1. 防虱　勤洗衣、勤洗澡，注意个人卫生。

2. 灭虱　对衣物灭虱可选用高温或冷冻等物理方法，局部涂抹药物杀灭头虱和耻阴虱。

七、臭虫（bedbug）

（一）形态特征

了解臭虫的形态特点。

1. 虫体背腹扁平，椭圆形，红褐色。

2. 头部有复眼 1 对，触角 1 对，口器刺吸式。

3. 胸部分 3 节，前胸最明显，温带臭虫前胸前缘凹陷深，两侧缘向外延伸成翼状薄边；热带臭虫前胸的凹陷较浅，两侧缘不外延。

4. 无翅，足 3 对，在中、后足基节间有新月形的臭腺孔。

5. 腹部 10 节，外观仅见 8 节。

（二）生活史及习性

需要掌握臭虫的变态及生活史各阶段。

1. 生活史为不完全变态，分卵、若虫及成虫 3 期。

2. 雌虫、雄虫及若虫均嗜吸人血。

3. 喜群居，怕光，白天藏匿，夜晚活动吸血。

4. 成虫耐饥力强，通常可耐饥 6 ～ 7 个月，甚至 1 年。

5. 不耐高温，44℃时成虫 1 h 即死亡。

（三）与疾病关系

掌握臭虫对人的危害　主要是骚扰吸血，影响休息，被叮刺处常出现红肿及皮肤炎症。目前尚未证实臭虫能够在自然条件下传播疾病。

（四）防制原则

对臭虫的隐匿栖息处应勤处理，可采取物理及化学方法。搬迁或旅行时，应仔细检查，防止臭虫扩散。

八、蜚蠊（cockroach）

蜚蠊俗称蟑螂（cockroach），是一种世界性的卫生害虫，除传播疾病外，还损坏多种物品。我国室内最常见的蜚蠊有德国小蠊（*Blattella germanica*）、美洲大蠊（*Periplaneta americana*）等。

（一）形态特征

了解蜚蠊的形态特点。成虫椭圆形，背腹扁平，黄褐色或棕褐色，体表具油亮光泽。

1．头部　较小，大部分被前胸背板覆盖，头部主要结构有：

（1）复眼 1 对，呈肾形；单眼 1 对。

（2）触角细长，呈鞭状，分节多，最多可达 150 余节。

（3）口器为咀嚼式。

2．胸部

（1）前胸发达，上有斑纹。

（2）翅 2 对，前翅革质，后翅膜质，少数种类无翅。

（3）足 3 对，粗壮多毛，善于爬行。

3．腹部

（1）腹部分 10 节，第 6、7 节背面有臭腺开口；末端有 1 对尾须，为分类的依据。

（2）雄虫最末腹板有 1 对腹刺，雌虫无。

（3）雌虫最末腹板分叶状，有夹持卵荚的作用。

（二）生活史与习性

需要掌握蜚蠊的变态及生活史各阶段。

1．蜚蠊的生活史分卵、若虫和成虫三期，属不完全变态。

2．雌虫产卵前先形成坚硬的卵荚，形如钱袋，卵成对排列其内，数目 16～48 粒。

3．卵孵化为若虫，经 5～6 次蜕皮发育为成虫，每个龄期约 1 个月。

4．蜚蠊为杂食性昆虫，但喜食含糖类食物，并需经常饮水。

5．喜群居，白天隐匿于靠近食物、水源处，夜间四出活动。

6．虽有翅但飞翔能力差，主要靠足疾行。

7．蜚蠊的季节消长受温度影响较大，因地而异。最适宜温度为 20～30℃，低于 15℃则停止活动。卵、若虫、成虫均可越冬。

（三）与疾病关系

掌握蜚蠊传播的疾病。

1．机械性传播　这是蜚蠊传播疾病的主要方式。由于蜚蠊食性杂，活动范围广，体内外可携带多种病原体，通过污染食物和餐具传播疾病。蜚蠊传播的疾病主要有伤寒、霍乱、细菌性痢疾、阿米巴痢疾（amoebic dysentery）、贾第虫病（giardiasis）等。

2．生物性传播　蜚蠊可作为美丽筒线虫（*Gongylonema pulchrum*）、念珠棘头虫（*Moniliformis moniliformis*）和缩小膜壳绦虫的中间宿主。

（四）防制原则

1．搞好室内外环境卫生，清除蜚蠊的孳生地，这是治本措施。

2．在蜚蠊的活动场所进行诱捕、黏捕等。

3．使用杀虫剂，如二氯苯醚菊酯、溴氰菊酯、敌百虫、敌敌畏等。

九、其他昆虫

	蠓（biting midye）	蚋（black fly）	虻（tabanid fly）
形态特征	成虫体长 1 ~ 4mm。头部近球形，复眼发达，触角丝状，分15节，口器为刺吸式；胸部背面呈圆形隆起，翅 1 对，较短宽，末端钝圆，翅上常有微毛和椭圆形、圆形斑，其大小、颜色、位置等为分类依据	成虫呈黑或棕色，体长 1.5 ~ 5mm，头部复眼明显；触角 1 对，分 9 ~ 11 节；口器为刺吸式；胸部隆起，中胸特别发达；翅 1 对，宽阔，膜质透明，末端圆；翅前部的纵脉发达；腹部最后 2 节演化为外生殖器，为分类依据，有的种类腹部背面有银色闪光斑点	成虫粗壮，呈棕褐色或黑色，多数有鲜艳色斑和光泽，体长 6 ~ 30mm；头部复眼明显，触角短，分 3 节，第 3 节端部有 2 ~ 7 个小环节；雌虻口器为刮舐式；翅 1 对，透明或具有色斑；腹部颜色和斑纹是分类依据
生活史	蠓属于完全变态昆虫。卵长纺锤形，长约 0.5mm；幼虫细长，生活于水中或潮湿泥土表层；蛹不活动，可见于水中或稍有积水的淤泥中	蚋属于完全变态昆虫。卵略呈圆三角形，长 0.1 ~ 0.2mm；幼虫圆柱形，后端膨大，以水中微小生物为食；蛹属于半裸茧型	虻属于完全变态昆虫。卵呈纺锤形，长 1.5 ~ 2.5mm；幼虫细长，圆桶形，淡黄色；成熟幼虫移至土中化蛹，蛹为裸蛹
生态和习性	雌蠓吸血，雌蠓吸血范围广，不同种类吸血倾向性不同，有的种类嗜吸人血，有的种类嗜吸禽类或畜类血；绝大多数种类在白天、黎明或黄昏吸血	雌蚋交配后开始吸血，产卵于清洁水流中的水草与树枝、树叶上；蚋嗜吸畜、禽血，兼吸人血，吸血活动多在白天进行；成虫栖息于野草及河边灌木丛	雌虻吸血，主要刺吸牛、马、驴等大型家畜的血，有时也侵袭其他动物和人，成虫多白天活动，以阳光强烈的中午吸血最为活跃；虻的孳生地可分为水生、半水生和陆生
医学重要性	蠓刺吸人血时，被叮刺部位可引起皮炎，局部出现红斑、丘疹、肿胀、水疱，严重时引起过敏性休克；蠓可传播多种人、兽寄生虫病和病毒性疾病	吸血蚋类叮刺人、畜造成骚扰，叮刺部位可引起皮炎，严重者可有强烈的超敏反应，引起黑蝇热、恶心、头疼、发热等症状；蚋可传播人的盘尾丝虫病和欧氏曼森线虫病	虻叮刺人体可引起荨麻疹样皮炎，国内曾有几例虻叮刺引起休克的报道，可机械性传播土拉弗氏菌病和炭疽等人兽共患病，在非洲传播罗阿丝虫病
防制	消灭孳生场所：在人群聚居区，应搞好环境卫生，填平洼地；喷洒马拉硫磷或溴氰菊酯；野外人员可涂擦驱避剂，或燃点艾草、树枝，以烟驱蠓	清除有幼虫和蛹的水草、树叶、石块等孳生地；用药物喷洒畜、禽圈舍，消灭成虫。在野外工作时，使用驱避剂进行个人防护	虻孳生地高度分散，孳生地类型多样，防制比较困难；在野外工作时，裸露皮肤涂擦驱避剂。在虻的栖息场所喷洒杀虫剂

试 题

一、名词解释

1. metamorphosis

2. complete metamorphosis

3. incomplete metamorphosis

4. myiasis

5．hatching

6．stadium

7．pupation

8．emergence

9．venation

10．domestic roosting mosquitoes

11．wild roosting mosquitoes

12．semi-domestic roosting mosquitoes

13．hibernation

二、填空题

1．医学昆虫常见的三种类型口器是_____、_____和_____。

2．在昆虫完全变态发育中，由卵发育为幼虫的过程叫做_____，由幼虫发育为蛹称_____，由蛹变为成虫称为_____。

3．不完全变态昆虫的发育分为_____、_____和_____3个时期。

4．从头部区分雌雄蚊，主要看_____上的轮毛，雄蚊的轮毛_____，雌蚊的轮毛_____。

5．蚊幼虫在水中呈静态进行呼吸时，按蚊属幼虫的身体_____，而库蚊属和伊蚊属幼虫则_____。

6．成蚊停落时的姿态，按蚊属身体与停落面成_____，而库蚊与伊蚊属与停落面_____。

7．_____is the vector of dengue fever.

8．家蝇雄性两复眼间的距离_____，雌性两复眼间距离_____。

9．舍蝇的胸部背面有_____条黑色纵纹，翅第_____纵脉末端向前弯曲成折角。

10．The invasion of mammalian tissue，sinuses or intestinal tract by larvae of fly is known as_____.

11．寄生于人或动物皮下的蚤是_____。

12．Man acquires plague from the_____that transmit the infection from rat to rat and from rat to man．

13．寄生于人体表的两种虱是_____和_____。

14．鼠型斑疹伤寒的病原体是_____。

15．虱能够紧紧抓住宿主毛发或衣物纤维是由于其_____节末端的爪与_____节的指状突形成_____。

16．耻阴虱体形宽短似_____，耻阴虱病属于_____疾病。

17．人居室内的两种臭虫是_____和_____。

18．蜚蠊的发育为_____变态，蜚蠊产卵前先分泌一种物质形成坚硬的_____。

三、选择题

（一）A 型题

1．Diptera 的中文意义是

　　A．蚤目

　　B．虱目

　　C．蜚蠊目

　　D．半翅目

　　E．双翅目

2．蜚蠊在分类上属于

　　A．双翅目

　　B．蜚蠊目

C．鞘翅目

D．半翅目

E．直翅目

3．具有咀嚼式口器的昆虫是

A．白蛉

B．蜚蠊

C．臭虫

D．蚤

E．蝇

4．完全变态昆虫的发育过程为

A．卵—若虫—蛹—成虫

B．卵—幼虫—若虫—蛹—成虫

C．卵—若虫—成虫

D．卵—幼虫—蛹—成虫

E．卵—幼虫—若虫—成虫

5．口器为舐吸式的昆虫是

A．蚊

B．蝇

C．虱

D．蜚蠊

E．白蛉

6．*Anopheles sinensis* 是如下昆虫的学名

A．嗜人按蚊

B．微小按蚊

C．大劣按蚊

D．中华按蚊

E．中华白蛉

7．中华按蚊翅的形态特征是

A．翅前缘有 2 个白斑

B．翅前缘有 4 个白斑

C．翅前缘有 6 个白斑

D．翅前缘无白斑，只有黑斑

E．黑白斑全无

8．按蚊属幼虫主要孳生于

A．小型容器的积水中

B．各种类型的污水

C．大型静止或缓流的清水中

D．潮湿的泥土或草丛中

E．无选择性

9．能够使按蚊幼虫浮于水面的结构主要是

A．气门

B．呼吸管

C．口刷

D．尾刷

E．掌状毛

10．The important anopheline vector of malaria parasites in the plain region of our country is

A．*Anopheles sinensis*

B．*Anopheles anthropophagus*

C．*Anopheles minimus*

D．*Anopheles dirus*

11．下述积水不适宜三带喙库蚊滋生的是

A．稻田

B．池塘

C．沟渠

D．沼泽

E．竹筒

12．偏吸畜血兼吸人血的蚊种是

A．中华按蚊

B．微小按蚊

C．白纹伊蚊

D．大劣按蚊

E．淡色库蚊

13．喜于白天吸血的蚊种是

A．中华按蚊

B．白纹伊蚊

C．淡色库蚊

D．微小按蚊

E．三带喙库蚊

14．不适于白纹伊蚊滋生的积水是

A．树洞

B．竹筒

C．盆、罐

D．稻田

E．废轮胎

15．库蚊属幼虫的形态特征是

A．呼吸管短而粗

B．呼吸管细而长

C．无呼吸管，仅有呼吸孔 1 对

D．既有呼吸管又有呼吸孔

E．无呼吸管

16．伊蚊属蛹的形态特征为

A．呼吸管细而长，口小，无裂隙

B．呼吸管宽而短，口呈三角形，无裂隙

C．呼吸管粗而短，口宽呈漏斗状，有裂隙

D．呼吸管细而长，口小，有裂隙

E．无呼吸管

17．*Musca domestica* 的中文学名是

A．舍蝇

B．丝光绿蝇

C．大头金蝇

D．巨尾阿丽蝇

E．棕尾别麻蝇

18．蝇传播疾病的主要方式是

A．发育式

B．增殖式

C．发育增殖式

D．经卵传递式

E．机械性传播

19．Myiasis is caused by

A．mosquito

B．fly

C．sandfly

D．tick

E．mite

20．白蛉幼虫孳生于

A．山间溪流

B．稻田积水中

C．污水中

D．地面下 10 ~ 12cm 深的泥土中

E．畜禽粪便中

21．白蛉的越冬方式是

A．成虫在人房或畜舍内越冬

B．卵在地表浅土中越冬

C．幼虫在水中越冬

D．幼虫在地表下 10cm 处的土中越冬

E．蛹在水中越冬

22．The insect vector in transmission of kala-azar is

A．mosquito

B．flea

C．louse

D．sand fly

E．mite

23．对蚤的描述不正确是

A．虫体小，两侧扁平

B．全身有向后生长的毛、鬃、刺、栉

C．触角 1 对，分 3 节，位于触角窝内

D．足 3 对，无翅

E．生活史为不完全变态

24．蚤的吸血习性是

A．仅幼虫吸血

B．仅雌性吸血

C．仅雄性吸血

D．雌雄性均吸血

E．幼虫、成虫均吸血

25．蚤传播鼠型斑疹伤寒的机制是

A．病原体在蚤唾腺内繁殖，吸血时注入人体

B．病原体被蚤体表的鬃毛携带，污染食物，经口感染

C．病原体在蚤胃上皮细胞内繁殖，细胞破裂后随粪排出，污染伤口而感染

D．病原体在蚤体腔内繁殖，蚤体破碎后污染伤口而感染

E．病原体在蚤胃繁殖堵塞前胃，吸血时血液倒流将病原体冲入伤口

26．鼠疫耶尔森菌在蚤体内大量繁殖的部位是

A．胃上皮细胞表面

B．胃上皮细胞内

C．唾腺内

D．体腔内

E．前胃几丁质刺间

27．Which of the following best describes lice ?

    A．They have wings

    B．They cause tissue edema

    C．They transmit epidemic typhus, louse-borne relapsing fever, and trench fever

    D．*Pediculus humanus* is the only species of louse

    E．They secrete a potent neurotoxin

28．虱的吸血习性是

    A．仅若虫吸血

    B．仅雌虫吸血

    C．仅雄虫吸血

    D．雌虫、雄虫、若虫均吸血

    E．雌虫及若虫吸血，雄虫不吸血

29．虱传播流行性斑疹伤寒，普氏立克次体可在

    A．虱胃上皮细胞内增殖

    B．虱唾腺内增殖

    C．虱体腔中增殖

    D．虱胃上皮细胞表面增殖

    E．经卵传至下一代

30．虱传播战壕热是由于五日热巴尔通体在

    A．虱血腔中大量出现

    B．虱胃上皮细胞表面大量增殖

    C．虱胃上皮细胞内大量增殖

    D．虱唾腺中大量增殖

    E．虱体表面大量携带

31．臭虫吸血的虫期是

    A．若虫

    B．雄虫

    C．雌虫

    D．雌虫和雄虫

    E．雄虫、雌虫及若虫

32．触角细长，分节多达 100 余节的医学昆虫是

    A．蚊

    B．白蛉

    C．臭虫

    D．蜚蠊

    E．虱

33．有翅不善飞，主要靠足疾行的医学昆虫是

    A．白蛉

    B．蜚蠊

    C．臭虫

    D．蚤

    E．虱

34．英文 cockroach 指的是

    A．蝇

    B．蚤

    C．臭虫

    D．蜚蠊

    E．虱

35．对蜚蠊防制意义不大的措施是

    A．保持室内清洁卫生

    B．妥善保藏食品

    C．及时清除卵荚并焚烧或烫杀

    D．堵塞室内的孔、洞、缝隙等

    E．防鼠、灭鼠

（二）X 型题

1．双翅目昆虫的特征是

    A．1 对膜质翅

    B．1 对平衡棒

    C．2 对翅，前翅革质，后翅膜质

    D．口器刺吸式或舔吸式

    E．生活史为完全变态

2．按蚊属卵的特征是

    A．纺锤形，无浮囊

    B．舟状，有浮囊

    C．聚集成筏，浮于水面

    D．单个散开，沉于水底

    E．单个散开，浮于水面

3．家栖性蚊种有

A．中华按蚊

B．大劣按蚊

C．嗜人按蚊

D．淡色库蚊

E．致倦库蚊

4．由蚊子传播的疾病有

A．流行性乙型脑炎

B．流行性斑疹伤寒

C．流行性出血热

D．登革热

E．回归热

5．白纹伊蚊主要特征是

A．中胸盾板正中有白色纵纹，后足跗节有白环

B．产卵于小型容器的积水中

C．幼虫呼吸管短而粗，静止时头倒垂，与水面成角度

D．成虫停落时身体与停落面平行

E．以卵越冬

6．Which of the following diseases can be transmitted by mosquitoes ?

A．epidemic B encephalitis

B．epidemic typhus

C．dengus fever

D．yellow fever

E．malaria

7．蝇类成虫的口器是

A．舐吸式

B．咀嚼式

C．刺吸式

D．刮吸式

E．口器退化

8．蝇类进行生物性传播的疾病有

A．丝虫病

B．结膜吸吮线虫病

C．黑热病

D．锥虫病

E．贾第虫病

9．蝇幼虫引起的蝇蛆病有

A．肠道

B．泌尿生殖道

C．眼

D．口腔、耳、鼻咽

E．皮肤

10．根据蝇类繁殖盛期所在的季节可分为

A．春秋型

B．夏秋型

C．夏型

D．秋型

E．秋冬型

11．蝇的形态特征和生活习性与机械性传播疾病有关是

A．全身密布鬃毛

B．爪垫发达、密布细毛、分泌黏液

C．取食时边吃、边吐、边排泄

D．飞翔能力强、活动范围广

E．具有昼伏夜出的习性

12．丝光绿蝇的形态特征和生活习性为

A．身体有绿色金属光泽，颊部银白色

B．成虫喜在腥臭腐败物质处活动

C．雌蝇可直接产蛆

D．幼虫主要孳生于动物尸体及腐败动物质

E．繁殖盛期在夏秋季

13．黑尾黑麻蝇的形态特征和生活习性是

A．中胸背板有 3 条黑色纵纹

B．中胸背板有 4 条黑色纹纹

C．腹部背板具黑白相间的棋盘状斑

D．雌蝇直接产出幼虫

E．幼虫多孳生于人、畜粪便中

14．蝇对人类的危害有

A．叮刺吸血

B．幼虫寄生于组织、器官

C．传播结膜吸吮线虫病

D．传播地方性斑疹伤寒

E．传播睡眠病

15. 白蛉的形态特征是
    A. 虫体小，长 1.5 ～ 4mm，全身密被细毛
    B. 触角细长，分 16 节，口器刺吸式
    C. 胸部向背面隆起，停息时两翅向后上方竖立
    D. 仅雌性吸血
    E. 雌虫产卵于水中

16. 白蛉传播的疾病有
    A. 黑热病
    B. 东方疖
    C. 白蛉热
    D. 登革热
    E. 皮肤黏膜利什曼病

17. 防制白蛉应以杀灭成虫为主的原则是由于成虫
    A. 飞翔能力弱
    B. 活动范围小
    C. 白天活动、吸血，容易发现
    D. 出现季节短
    E. 对杀虫剂敏感

18. 蚤传播的疾病有
    A. 鼠疫
    B. 鼠型斑疹伤寒
    C. 流行性斑疹伤寒
    D. 流行性出血热
    E. 膜壳绦虫病

19. 为适应寄生环境，蚤在形态结构和生理功能上的改变是
    A. 虫体两侧扁平
    B. 全身的鬃、刺、毛均向后着生
    C. 视力发达，便于寻找宿主
    D. 口器缩入体内
    E. 触角藏于触角窝内

20. 蚤传播鼠疫的机制是
    A. 鼠疫耶尔森菌在蚤的前胃几丁质刺间大量增殖，形成菌栓
    B. 菌栓堵塞前胃，由于饥饿蚤频繁吸血
    C. 蚤吸血时，血液回流，将鼠疫

耶尔森菌带入伤口
    D. 鼠疫耶尔森菌进入体腔到达唾腺，蚤吸血时注入
    E. 鼠疫耶尔森菌随蚤粪排出后污染伤口

21. The statements about human lice include which of the following ?
    A. They are wingless
    B. They cause pruritic skin lesion
    C. They transmit epidemic typhus, louse-borne relapsing fever, and trench fever
    D. *Pediculus humanus* and *Pthirus pubis* are two species
    E. They tramsmit kala-azar

22. 人体虱的形态特征与生活习性有
    A. 虫体狭长，背腹扁平
    B. 头部菱形，口器刺吸式
    C. 有一对膜质翅
    D. 生活史为完全变态
    E. 雌雄虫及若虫均吸血

23. 与传播疾病有关的虱的习性是
    A. 雌虫、雄虫、若虫均嗜吸人血
    B. 不耐饥饿
    C. 常边吸血、边排粪
    D. 对温、湿度敏感
    E. 体温升高或降低、出汗时即离开人体

24. 虱传播的疾病有
    A. 鼠型斑疹伤寒
    B. 流行性斑疹伤寒
    C. 流行性出血热
    D. 虱媒回归热
    E. 战壕热

25. The bedbugs *Cimex lectularius* and *C. hemipterus* can be described by which of the following statements ?
    A. They are bloodsucking parasites of humans
    B. They can be vectors for Chagas'

disease

 C．They can be destroyed by the pesticide DDT

 D．They produce a diffuse erythematous rash

 E．They can be vector for malaria

26．臭虫的形态特征和生活习性为

 A．虫体椭圆，背腹扁平，红褐色

 B．口器咀嚼式

 C．中、后足基节间有臭腺孔

 D．发育为不完全变态

 E．喜群居、怕光，耐饥力较强

27．蜚蠊的生态习性为

 A．食性杂，常饮水

 B．喜群居，昼伏夜出

 C．飞翔能力差

 D．雌虫腹部末端常可见到卵荚

 E．雌虫、雄虫、若虫均吸血

28．The medical insects which can spread *Entamoeba histolitica* are

 A．mosquito

 B．fly

 C．louse

 D．cockroach

 E．flea

29．仅雌虫吸血的医学昆虫有

 A．蚤

 B．虱

 C．蚊

 D．白蛉

 E．臭虫

30．雌雄虫均吸血的医学昆虫有

 A．蚤

 B．虱

 C．厩螫蝇

 D．白蛉

 E．臭虫

31．雌虫、雄虫、若虫均吸血的医学昆虫是

 A．蚤

 B．虱

 C．白蛉

 D．臭虫

 E．蜚蠊

32．能传播人兽共患病的吸血昆虫有

 A．蚊

 B．蚤

 C．虱

 D．臭虫

 E．白蛉

33．生活史属完全变态的医学昆虫有

 A．蚊

 B．白蛉

 C．虱

 D．蚤

 E．臭虫

34．属于虫媒病的寄生虫病是

 A．丝虫病

 B．锥虫病

 C．黑热病

 D．疟疾

 E．血吸虫病

35．下列昆虫口器为刺吸式有

 A．蜚蠊

 B．白蛉

 C．臭虫

 D．虱

 E．蚤

四、问答题

1．简述蚊虫生活史。

2．蚊主要传播哪些寄生虫病？简述其传病机制。

3．结合白蛉的生活史和生态习性阐明防制白蛉的工作重点。

4．简述非吸血蝇类与传播疾病有关的形态结构及生活习性。

5．当人们进入久无人住的房屋时，为什么会遭受大量蚤的袭击？

6．蚤的哪些生活习性与传病有关？

7．蚤主要可传播哪些疾病？简述其传病机制。

8．虱的哪些形态结构及生活习性与传播疾病有关？

9．虱主要传播哪些疾病？简述其传病机制。

五、病例分析题

病例 1

患者男，31 岁，因右眼异物感、刺痛、流泪而就诊。

6 月 15 日 10 时许，患者在室外整理羊皮时，一黑色物体突然碰撞右眼，顿觉有异物感，以为灰尘进入眼内，并未在意，轻揉眼后继续工作。1h 后患者右眼症状愈来愈重，流泪不止，发痒、烧灼感、刺痛、右眼不能睁开，遂急速就诊。

临床检查：睑结膜及球结膜均充血，在内眦部结膜处发现 1.0mm×0.5mm 大小的灰白色小虫爬行，蠕动甚快。眼底镜及其他部位检查均未发现异常

寄生虫学检查：将取出的虫体，解剖镜下观察，虫体呈梭形，头端有一对黑色、发达的口钩。

治疗：右眼滴 2% 丁卡因麻醉虫体后，用浸湿生理盐水的棉签小心将虫体取出，共取出小虫 12 条。患眼涂以红霉素软膏。当日下午患者右眼的症状全部消失。

问题：

1．根据病例所述，应首先考虑的诊断是（单选题）

A．眼结膜吸吮线虫病

B．眼蝇蛆病

C．眼囊虫病

D．眼包虫病

E．眼裂头蚴病

2．患者右眼的症状是由于下述哪种情况引起（单选题）

A．蝇舐吸眼分泌物时，感染期幼虫自喙逸出，侵入眼结膜囊

B．羊狂蝇产一龄幼虫于眼部

C．误食猪带绦虫卵后六钩蚴随血液循环到眼部，发育为囊尾蚴

D．误食细粒棘球绦虫卵后发育为棘球蚴

E．裂头蚴在人体内移行所致

3．根据羊狂蝇的食性特点，它的口器是（单选题）

A．舐吸式

B．刺吸式

C．咀嚼式

D．刮吸式

E．口器退化

4．在下述能引起眼蝇蛆病的蝇类中，哪类是直接产幼虫的（单选题）

A．金蝇

B．绿蝇

C．麻蝇

D．丽蝇

E．舍蝇

病例 2

患者男，40 岁，已婚，经商。主诉阴部瘙痒 1 个月。

发病以来，患者通过洗澡及更换沐浴液均未减轻症状，遂来就诊。

检查：阴部皮肤发红，有丘疹。在阴毛上可见灰白色虫体，宽而短，形似蟹，大小为 1.5 ～ 2.0mm；有 3 对足，前足细小，中、后足明显粗大；腹部后部几节腹板侧缘生有锥形突起，突起上有刚毛。在阴毛根部可见白色虫卵，椭圆形，大小约

0.8mm × 0.3mm，虫卵紧紧黏附在阴毛上，其游离端有盖，上有气孔和小室。

追述病史，患者发病后其妻也出现相同症状，查见与患者体上的虫体与虫卵形状相同。

问题：

1．患者体表寄生的虫体是（单选题）

　A．臭虫

　B．蚤幼虫

　C．白蛉幼虫

　D．耻阴虱

　E．人体虱

2．该病的主要传播途径是（单选题）

　A．臭虫体表鬃毛携带虫卵所致

　B．蚤叮人吸血时污染所致

　C．白蛉叮人吸血时污染所致

　D．通过性生活感染

　E．蝇机械性携带虫卵感染

3．该虫体能永久性寄生于体表是由于（单选题）

　A．口器上生有倒齿，刺入皮肤后长时间吸血

　B．足末端生有攫握器，能紧握阴毛不脱落

　C．足末端刚毛上有吸垫，紧紧吸附皮肤

　D．口器末端有 1 对半圆形唇瓣，紧紧吸附皮肤

　E．对人体的汗臭、气味有特殊的趋向性

参考答案

一、名词解释

1．变态（metamorphosis）：昆虫幼体在发育为成虫的过程中，其形态结构、生理功能及生活习性发生的一系列变化。

2．完全变态（complete metamorphosis）：生活史分为卵、幼虫、蛹、成虫 4 个时期，各期之间在外部形态、生活习性上差别显著，如蚊、蝇、蚤等。

3．不完全变态（incomplete metamorphosis）：生活史分为卵、若虫、成虫 3 个时期，若虫的形态及生活习性与成虫相似，但虫体较小，性器官尚未发育成熟，如虱、臭虫、蜚蠊等。

4．蝇蛆病（myiasis）：通常指蝇类幼虫寄生于人或动物的组织、器官所致的疾病，如羊狂蝇将一龄幼虫产入眼内，患者眼部有异物感、刺痛和流泪等。

5．孵化（hatching）：昆虫的幼体（幼虫、若虫）破卵而出的过程称为孵化，如蚊幼虫破卵逸出的过程，虱若虫从卵盖处孵出的过程。

6．龄期（stadium）：昆虫幼体在发育过程中须蜕皮若干次，两次蜕皮的时间间隔称为龄期（stadium），它所对应的虫态称为龄（instar）。

7．化蛹（pupation）：昆虫最后一期幼虫发育为蛹的过程称为化蛹，如蝇幼虫经两次蜕皮后成为三龄幼虫，三龄幼虫成熟后入土发育为蛹。

8．羽化（emergence）：昆虫成虫从蛹壳中脱出的过程称羽化，如蚤蛹在外界条件适宜

时成虫破茧而出，完成羽化。

9．脉序（venation）：有翅昆虫的翅具有翅脉，翅脉的排列系统称为脉序，如蚊翅除前缘脉和亚前缘外，还有6条纵脉，其中第2、4、5纵脉分为两支，常以1，2.1、2.2，3，4.1、4.2，5.1、5.2，6来表示纵脉的脉序。

10．家栖型蚊（domestic roosting mosquitoes）：雌蚊吸饱血后需寻找阴暗、潮湿、避风的场所栖息，消化胃血，促使卵巢发育，准备产卵。家栖型蚊指吸血和栖息均在室内进行，待卵巢成熟才离开，寻找产卵地，如淡色库蚊等。

11．野栖型蚊（wild roosting mosquitoes）：雌蚊自吸血至产卵均在室外进行称为野栖性，如大劣按蚊。

12．半家栖型蚊（semi-domestic roosting mosquitoes）：雌虫在室内吸饱血后稍作停留，然后飞出室外栖息称半家栖性，如中华按蚊。

13．越冬（hibernation）：昆虫度过严寒季节的生理适应性反应称越冬，表现为代谢速率下降，行为反应迟缓及生长发育相对停滞。例如，当外界气温低于10℃时，受精雌蚊卵巢发育停滞，体内贮存的养料转化为脂肪体，躲藏在阴暗、潮湿、避风处，不食不动，这种行为称为蚊虫越冬。越冬的虫期可以是卵、幼虫、蛹或成虫，如白纹伊蚊以卵越冬，淡色库蚊、三带喙库蚊等以成虫越冬。

二、填空题

1．咀嚼式　刺吸式　舐吸式

2．孵化　化蛹　羽化

3．卵　若虫　成虫

4．触角　长而密　短而稀

5．平浮于水面　头倒垂，与水面成角度

6．锐角　平行

7．The genus *Aedes*

8．较窄　较宽

9．4　4

10．myiasis

11．潜蚤

12．fleas

13．人虱　耻阴虱

14．莫氏立克次体

15．跗　胫　攫握器

16．蟹　性传播

17．温带臭虫　热带臭虫

18．不完全　卵鞘（卵荚）

三、选择题

（一）A 型题

1．E　　　2．B　　　3．B　　　4．D　　　5．B　　　6．D　　　7．A　　　8．C

9．E　　　10．A　　11．E　　12．A　　13．B　　14．D　　15．B　　16．B

17．A　　18．E　　19．B　　20．D　　21．D　　22．D　　23．E　　24．D

25．C　　26．E　　27．C　　28．D　　29．A　　30．B　　31．E　　32．D

33．B　　34．D　　35．E

（二）X 型题

1．ABDE　　2．BE　　　3．CDE　　4．AD　　　5．ABCDE　　6．ACDE

7．ACE　　8．BD　　　9．ABCDE　　10．ABCD　　11．ABCD　　12．ABDE

13．ACDE　14．ABCE　15．ABCD　16．ABCE　17．ABDE　18．ABE

19．ABE　20．ABCE　21．ABCD　22．ABE　23．ABCDE　24．BDE

25．AC　26．ACDE　27．ABCD　28．BD　29．CD　30．ABCE

31．BD　32．ABE　33．ABD　34．ABCD　35．BCDE

四、问答题

1．蚊的发育为完全变态，分卵、幼虫、蛹和成虫 4 个时期。雌、雄蚊交配后雌蚊吸血，卵巢发育。雌蚊产卵于水中，在适宜的温度下，卵孵化为幼虫，经 3 次蜕皮发育为四龄幼虫，数日后化蛹，由蛹羽化为成虫，然后飞离水面，进行交配、吸血、产卵。

2．蚊传播的寄生虫病有疟疾、丝虫病。

（1）疟疾：传播疟疾的蚊类为按蚊属，在我国主要是中华按蚊、嗜人按蚊、微小按蚊、大劣按蚊等。当雌性按蚊刺吸疟疾患者的血时，雌、雄配子体随血液进入蚊胃内，并进一步发育为雌、雄配子，进行配子生殖形成合子，合子发育为动合子，进入胃弹性纤维膜下形成卵囊，在卵囊内进行孢子生殖，形成大量子孢子，子孢子进入血腔，到达唾腺管，当雌蚊再次叮刺吸血时，子孢子便随唾液进入人体。

（2）丝虫病：我国传播丝虫病的蚊媒主要是淡色库蚊、致倦库蚊、中华按蚊、嗜人按蚊。当雌蚊叮刺血中有微丝蚴的患者时，可将微丝蚴吸入蚊胃，微丝蚴脱去鞘膜，穿过胃壁经血腔进入胸肌进一步发育为腊肠期幼虫，经 2 次蜕皮发育为丝状蚴，丝状蚴离开胸肌经血腔到达蚊下唇，当蚊再次叮刺人时，幼虫自下唇逸出，经伤口或正常皮肤侵入人体。

3．防制白蛉应以杀灭成蛉为主，主要由于：①白蛉的生活史周期长，需 6～8 周；②雌蛉产卵次数少，一般一年只产卵一次；③成蛉出现的季节短（3～5 个月）；④飞翔能力弱，活动范围小，常在 30m 的范围内；⑤成虫对杀虫剂敏感。

4．非吸血蝇类传播疾病的方式主要是机械性传播，主要是由于：①成蝇全身密布鬃毛，足末端的爪垫上密布细毛并分泌黏液，可携带大量的病原体；②食性杂，取食频繁，常边吃、边吐、边排粪；③飞翔能力强，活动范围广，具趋光性，多白天活动。

5．蚤的发育为完全变态。成熟幼虫吐丝作茧化蛹，蛹外面常黏着一些灰尘或碎屑。蛹期通常为 1～2 周，长者可达 1 年。蚤的羽化需受外界的刺激。当人们进入久无人住的房间时，由于室内空气的流动对茧蛹产生震动，同时室内温度升高，人们走近蚤蛹时产生扰动，以及接触时产生压力，这些因素都可诱使成虫破茧而出。羽化后成虫可立即交配、吸血，故进入久无人住的房间时可能会遭受大量蚤的袭击。

6．与传播疾病有关的蚤生活习性是：①雌、雄性均吸血，且吸血频繁；②对宿主的选择不严格，可吸人及多种动物的血，尤以啮齿类为多；③对宿主的体温变化敏感，常更换宿主，特别是当宿主发病体温升高或死亡后体温降低时，蚤常离去寻找新宿主；④足发达，善跳，可被宿主携带扩散。

7．蚤传播的疾病主要有鼠疫、鼠型斑疹伤寒、膜壳绦虫病。

（1）鼠疫：鼠疫的病原体是鼠疫耶尔森菌。当蚤吸食有病宿主血后，鼠疫耶尔森菌在蚤的前胃几丁质刺间大量繁殖，形成菌栓，造成前胃堵塞。蚤再次吸血时，血液受阻，不能到达胃内，反而携带鼠疫耶尔森菌回流到宿主体内致使宿主感染。受染的蚤由于饥饿，吸血频繁，因而更多地感染宿主，传播甚快。有时，鼠疫耶尔森菌可随蚤粪便排出，污染宿主伤口而患鼠疫。

（2）鼠型斑疹伤寒：又称地方性斑疹伤寒，病原体是莫氏立克次体。蚤吸血感染后，莫氏立克次体在其胃和马氏管的上皮细胞内繁殖，细胞破裂后随蚤粪排出，病原体通过污染伤口使人感染。

（3）绦虫病：蚤可作为犬复孔绦虫、微小膜壳绦虫、缩小膜壳绦虫的中间宿主。这些绦虫的卵如被蚤幼虫食入，卵内六钩蚴在蚤肠内孵出，然后穿过肠壁进入血腔内发育。当蚤幼虫经蛹羽化为成虫时，绦虫幼虫在蚤体内发育为有感染性的似囊尾蚴，人误食含似囊尾蚴的蚤而感染。

8．虱为体外永久性寄生虫，与传播疾病有关的形态结构和生活习性是：①虫体背腹扁平，足末端具有特殊的攫握器，因而可紧紧抓握宿主的毛发或内衣纤维；②虱的雌虫、雄虫及若虫均嗜吸人血，且虱不耐饥饿，吸血频繁，常边吸血边排粪；③虱对温度、湿度非常敏感，当宿主体温升高、出汗或病死后尸体变冷，虱即离开原宿主，另寻新宿主。这对虱的扩散和疾病传播具有重要意义。

9．虱传播的疾病主要有流行性斑疹伤寒、战壕热、虱媒回归热。

（1）流行性斑疹伤寒：病原体为普氏立克次体，当虱吸食患者血后，立克次体侵入胃上皮细胞内并大量增殖。数天后上皮细胞破裂，病原体随虱粪排出。人因虱粪污染皮肤伤口而感染，若虱体被压破，病原体亦可经伤口或黏膜侵入人体。

（2）战壕热：虱吸食患者血时将五日热巴通体吸入胃内，病原体在胃腔内或胃上皮细胞表面繁殖，并不侵入细胞内。病原体随虱粪排出，经皮肤伤口或黏膜感染人体。

（3）虱媒回归热：为一种周期性发作的急性传染病，病原体是回归热疏螺旋体。当虱吸食患者血时，回归热疏螺旋体随患者血液进入虱消化道内，经胃壁进入血腔并大量增殖，不进入组织，亦不随粪便排出。人体的感染是由于虱被碾破后体液内的病原体经伤口进入所致。

五、病例分析题

病例 1　1．B　　2．B　　3．E　　4．C
病例 2　1．D　　2．D　　3．B

（李泽民）

综合测试题

1．列举寄生在人体肠腔内的主要寄生虫及其寄生阶段。

2．列举寄生在人体肌肉组织内的主要寄生虫及其寄生阶段。

3．列举寄生在人体循环系统内的主要寄生虫及其寄生阶段。

4．经口感染的寄生虫主要有哪些？写出其感染阶段。

5．直接经皮肤感染的寄生虫主要有哪些？写出其感染阶段。

6．经直接接触和间接接触感染的寄生虫主要有哪些？写出其感染阶段。

7．经医学节肢动物叮咬可传播哪些寄生虫？是如何传播的？并写出传播寄生虫病的医学节肢动物名称。

8．能引起脑损伤的寄生虫主要有哪些？写出其致病阶段。

9．能引起眼损伤的寄生虫主要有哪些？写出其致病阶段。

10．能引起肺损伤的寄生虫主要有哪些？写出其致病阶段。

11．能引起肝损伤的寄生虫主要有哪些？写出其致病阶段。

12．能引起肠病变的寄生虫主要有哪些？写出其致病阶段。

13．引起皮炎的寄生虫主要有哪些？写出其致病阶段。

14．引起腹泻的寄生虫主要有哪些？写出其致病阶段。

15．以贫血为主要临床表现的寄生虫病有哪些？阐述其贫血机制。

16．粪便检查虫卵的方法主要有哪些？各能查出哪些寄生虫卵？

17．检查新鲜粪便时，如不慎，可直接感染哪些寄生虫？为什么？

18．血涂片方法主要有哪些？各能查见哪些寄生虫及其阶段？

19．用十二指肠引流术主要可诊断哪些寄生虫？写出能查到的阶段。

20．用透明胶纸法可诊断哪些寄生虫？为什么？

21．体外培养方法有助于诊断哪些寄生虫？写出能获检阶段。

22．动物接种法有助于诊断哪些寄生虫？写出能获检阶段。

23．活检可诊断哪些寄生虫病？写出检查部位及能查见的寄生虫阶段。

24．哪些寄生虫不易直接查到虫体，需借助于免疫学和影像学检查诊断？

25．哪些寄生虫寄生在肠道，而不用常规粪便检查虫卵方法诊断？为什么？

26．哪些寄生虫寄生在人体血管内或血液中，一般不用外周血检查方法诊断？为什么？

27．人粪便处理不当主要可造成哪些寄生虫病流行？为什么？

28．因输血不慎，可导致哪些寄生虫病发生？

29．因输血，哪些寄生虫可进入人体，但却不会导致寄生虫病？为什么？

30．由于饮用生水或不洁水可造成哪些寄生虫病的感染和流行？为什么？

31．因特殊的饮食习惯（生食或半生食）可感染哪些寄生虫病？为什么？

32．常见的人兽共患寄生虫病主要有哪些？

33．需中间宿主的蠕虫主要有哪些？写出其中间宿主名称。

34．免疫功能低下或缺陷者可诱发哪些寄生虫病？为什么？

35．作为病原体的医学节肢动物主要有哪些？阐述其对人体的危害？

参考答案

1．寄生在人体肠腔内的主要寄生虫有：

		寄生虫	寄生阶段
原虫	阿米巴	溶组织内阿米巴、迪斯帕内阿米巴	滋养体和包囊
		哈氏内阿米巴、结肠内阿米巴	滋养体和包囊
		微小内蜒阿米巴、布氏嗜碘阿米巴	滋养体和包囊
	鞭毛虫	蓝氏贾第鞭毛虫、人毛滴虫、脆弱双核阿米巴	滋养体
	孢子虫	隐孢子虫、等孢球虫、圆孢子虫	卵囊
		肉孢子虫	卵囊
	人芽囊原虫	人芽囊原虫	阿米巴型、空泡型、包囊
	纤毛虫	结肠小袋纤毛虫	滋养体和包囊
蠕虫	吸虫	布氏姜片吸虫、异形吸虫、棘口吸虫	成虫
	绦虫	曼氏迭宫绦虫、链状带绦虫、亚洲带绦虫	成虫
		肥胖带绦虫、微小膜壳绦虫、缩小膜壳绦虫、阔节裂头绦虫、犬复孔绦虫	成虫
	线虫	似蚓蛔线虫、毛首鞭形线虫、蠕形住肠线虫	成虫
		十二指肠钩口线虫、美洲板口线虫、粪类圆线虫、旋毛形线虫	成虫
	棘头虫	猪巨吻棘头虫	成虫和感染性棘头体
节肢动物	昆虫	舍蝇、金蝇、麻蝇、丽蝇、厕蝇	幼虫（蝇蛆）

2．寄生在人体肌肉组织内的寄生虫主要有刚地弓形虫包囊和假包囊、人肌肉孢子虫孢子囊、链状带绦虫囊尾蚴、旋毛形线虫幼虫囊包。

3．寄生在人体循环系统内的主要寄生虫有：

	寄生虫	寄生阶段
原虫	杜氏利什曼原虫	无鞭毛体
	布氏冈比亚锥虫、布氏罗德西亚锥虫、克氏锥虫	锥鞭毛体
	间日疟原虫、三日疟原虫、恶性疟原虫、卵形疟原虫	环状体、滋养体、裂殖体、配子体
	刚地弓形虫	包囊、假包囊、滋养体
	巴贝西虫	滋养体、配子体
蠕虫	日本血吸虫	成虫
	班氏吴策线虫、马来布鲁线虫	成虫、微丝蚴
	罗阿罗阿线虫	微丝蚴

4. 经口感染的主要寄生虫有：

		寄生虫	感染阶段
原虫	阿米巴	溶组织内阿米巴、迪斯帕内阿米巴	成熟包囊
		哈氏内阿米巴、结肠内阿米巴	成熟包囊
		微小内蜒阿米巴、布氏嗜碘阿米巴	成熟包囊
	鞭毛虫	蓝氏贾第鞭毛虫	成熟包囊
		人毛滴虫	滋养体
	孢子虫	刚地弓形虫	卵囊、滋养体、包囊、假包囊
		隐孢子虫	卵囊
		人肠肉孢子虫	肉孢子囊
		贝氏等孢球虫、圆孢子虫	卵囊
	纤毛虫	结肠小袋纤毛虫	包囊
蠕虫	吸虫	华支睾吸虫、卫氏并殖吸虫、斯氏并殖吸虫、布氏姜片吸虫、异形吸虫、棘口吸虫	囊蚴
		肝片形吸虫	童虫、囊蚴
	绦虫	曼氏迭宫绦虫	裂头蚴、原尾蚴
		链状带绦虫	虫卵、囊尾蚴
		肥胖带绦虫、亚洲带绦虫	囊尾蚴
		细粒棘球绦虫、多房棘球绦虫	虫卵
		微小膜壳绦虫	虫卵、似囊尾蚴
		缩小膜壳绦虫、犬复孔绦虫	似囊尾蚴
		阔节裂头绦虫	裂头蚴
	线虫	似蚓蛔线虫、犬弓首线虫、猫弓首线虫、蠕形住肠线虫、毛首鞭形线虫、肝毛细线虫	感染性虫卵
		旋毛形线虫	囊包
		广州管圆线虫、美丽筒线虫	感染期幼虫
		异尖线虫、棘颚口线虫	第三期幼虫
	棘头虫	猪巨吻棘头虫	感染性棘头体
节肢动物	昆虫	舍蝇、金蝇、麻蝇、丽蝇、厕蝇、胃蝇	卵、幼虫

5. 直接经皮肤感染的寄生虫（感染阶段）有日本血吸虫（尾蚴）、十二指肠钩口线虫和美洲板口线虫（丝状蚴）、粪类圆线虫（丝状蚴）。

6. 经接触感染的寄生虫（感染阶段）主要有阴道毛滴虫（滋养体）、耻阴虱和人虱（若虫、成虫）、毛囊蠕形螨和皮脂蠕形螨（成虫）、疥螨（幼虫、雌性后若虫）。

7. 经医学节肢动物叮咬可传播杜氏利什曼原虫、锥虫、疟原虫、巴贝西虫、丝虫。

（1）白蛉传杜氏利什曼原虫、硕大利什曼原虫、热带利什曼原虫：当感染的雌性白蛉叮咬人时，前鞭毛体随白蛉唾液注入人体。杜氏利什曼原虫的主要传播媒介有中华白蛉、长管白蛉、吴氏白蛉；硕大利什曼原虫主要传播媒介有巴氏白蛉、高加索白蛉；热带利什曼原虫主要传播媒介有巴氏白蛉、银足白蛉。

（2）罗蛉传巴西利什曼原虫、墨西哥利什曼原虫：当感染的雌性罗蛉叮咬人时，前鞭毛体随罗蛉唾液注入人体。巴西利什曼原虫的主要传播媒介有中间罗蛉、秘鲁罗蛉、疣肿罗蛉；墨西哥利什曼原虫的主要传播媒介有奥密罗蛉、黄背罗蛉。

（3）舌蝇传布氏冈比亚锥虫、布氏罗德西亚锥虫：当舌蝇刺吸人血时，循环后期锥毛体随唾液注入人体，主要传播媒介有须舌蝇、刺舌蝇。

（4）克氏锥虫：当受染锥蝽吸血时，循环后期锥毛体随锥蝽粪便经皮肤伤口或黏膜进入人体，主要传播媒介有骚扰锥蝽、长红锥蝽。

（5）蚊传疟原虫：感染的雌性按蚊叮咬人时，蚊唾液腺内疟原虫子孢子随分泌的唾液注入人体，主要传播媒介有中华按蚊、微小按蚊、嗜人按蚊和大劣按蚊。

（6）硬蜱传巴贝西虫：感染的硬蜱叮咬人时，子孢子进入人体，主要传播媒介有微小牛蜱、镰形扇头蜱。

（7）蚊传丝虫：班氏吴策线虫和马来布鲁线虫丝状蚴到达蚊下唇，当感染的雌性蚊虫叮人吸血时，丝状蚴自蚊下唇逸出，经皮肤侵入人体。班氏吴策线虫的主要传播媒介是淡色库蚊和致倦库蚊，马来布鲁线虫为中华按蚊和嗜人按蚊。

（8）蚋传旋盘尾线虫：当雌蚋叮咬人时，感染期幼虫自蚋下唇逸出并进入人体皮肤而感染。传播媒介为蚋属。

（9）斑虻传罗阿罗阿线虫：雌斑虻吸人血时，感染期幼虫自其口器逸出经皮肤伤口侵入人体。传播媒介为斑虻。

8. 能引起脑部损伤的主要寄生虫有：

		寄生虫	致病阶段
原虫	阿米巴	溶组织内阿米巴	滋养体
		棘阿米巴	滋养体、包囊
	鞭毛虫	福氏耐格里阿米巴	滋养体
		布氏冈比亚锥虫、布氏罗德西亚锥虫、克氏锥虫	锥鞭毛体
	孢子虫	疟原虫（脑型疟主要由恶性疟原虫引起，间虫疟原虫偶见）	红细胞内期
		刚地弓形虫	滋养体、包囊、假包囊
吸虫		卫氏并殖吸虫	童虫、成虫
		斯氏并殖吸虫	童虫
		日本血吸虫	尾蚴、童虫、成虫、虫卵
绦虫		曼氏迭宫绦虫	裂头蚴
		链状带绦虫	囊尾蚴
		细粒棘球绦虫	棘球蚴
		多房棘球绦虫	多房棘球蚴
线虫		广州管圆线虫	幼虫
		旋毛形线虫、粪类圆线虫	幼虫、成虫

9. 能引起眼部损害的寄生虫（致病阶段）主要有棘阿米巴（滋养体）、刚地弓形虫（速殖子、缓殖子）、曼氏迭宫绦虫（裂头蚴）、链状带绦虫（囊尾蚴）、细粒棘球绦虫（棘球蚴）、旋盘尾线虫（微丝蚴）、罗阿罗阿线虫（成虫）、结膜吸吮线虫（成虫）、狂蝇（蛆）。

10. 能引起肺部损害的主要寄生虫有：

	寄生虫	致病阶段
原虫	溶组织内阿米巴	滋养体
	刚地弓形虫	速殖子
蠕虫	卫氏并殖吸虫	成虫
	斯氏并殖吸虫	童虫
	日本血吸虫	虫卵
	细粒棘球绦虫	棘球蚴
	多房棘球绦虫	多房棘球蚴
	十二指肠钩口线虫、美洲板口线虫	幼虫
	似蚓蛔线虫、犬弓首线虫、猫弓首线虫、旋毛形线虫、粪类圆线虫、犬钩口线虫、巴西钩口线虫	幼虫

11. 能引起肝损害的主要寄生虫有：

	寄生虫	致病阶段
原虫	溶组织内阿米巴	滋养体
	杜氏利什曼原虫	无鞭毛体
	疟原虫	红细胞内期
	刚地弓形虫	速殖子
蠕虫	华支睾吸虫	成虫
	卫氏并殖吸虫、斯氏并殖吸虫	童虫
	日本血吸虫	虫卵
	肝片形吸虫	童虫、成虫
	细粒棘球绦虫	棘球蚴
	多房棘球绦虫	多房棘球蚴
	似蚓蛔线虫	成虫、幼虫
	犬弓首线虫、猫弓首线虫	幼虫

12．能引起肠病变的主要寄生虫有：

		寄生虫	致病阶段
原虫	阿米巴	溶组织内阿米巴	滋养体
	鞭毛虫	蓝氏贾第鞭毛虫、人毛滴虫、脆弱双核阿米巴	滋养体
	孢子虫	隐孢子虫	裂体生殖阶段
		肉孢子虫	配子生殖阶段和卵囊
		等孢球虫、圆孢子虫	裂体生殖阶段
	人芽囊原虫	人芽囊原虫	阿米巴型、空泡型、
	纤毛虫	结肠小袋纤毛虫	滋养体
蠕虫	吸虫	布氏姜片吸虫	成虫
		日本血吸虫	虫卵
	绦虫	曼氏迭宫绦虫、肥胖带绦虫、亚洲带绦虫	成虫
		链状带绦虫、微小膜壳绦虫、缩小膜壳绦虫、阔节裂头绦虫、犬复孔绦虫	成虫
	线虫	似蚓蛔线虫、毛首鞭形线虫	成虫
		十二指肠钩口线虫、美洲板口线虫	成虫
		蠕形住肠线虫、旋毛形线虫	成虫
		粪类圆线虫	成虫
	棘头虫	猪巨吻棘头虫	感染性棘头体和成虫
节肢动物	昆虫	蝇（舍蝇、金蝇、麻蝇、丽蝇、厕蝇、胃蝇）	幼虫（蛆）

13．引起皮炎的寄生虫（致病阶段）主要有日本血吸虫（尾蚴）、毛毕吸虫和东毕吸虫（尾蚴）、十二指肠钩口线虫和美洲板口线虫（丝状蚴）、犬钩口线虫（丝状蚴）、巴西钩口线虫（丝状蚴）、旋盘尾线虫（微丝蚴）、罗阿罗阿线虫（成虫）、粪类圆线虫（丝虫蚴）、疥螨（幼虫、若虫和成虫）、蠕形螨（幼虫、若虫和成虫）。

14．引起腹泻的主要寄生虫有：

	寄生虫	致病阶段
原虫	溶组织内阿米巴、蓝氏贾第鞭毛虫、人毛滴虫、脆弱双核阿米巴	滋养体
	隐孢子虫、等孢球虫、圆孢子虫	裂体生殖阶段
	人肠肉孢子虫	配子生殖阶段和卵囊
	结肠小袋纤毛虫	滋养体
蠕虫	日本血吸虫	虫卵
	布氏姜片吸虫	成虫
	似蚓蛔线虫、毛首鞭形线虫	成虫
	十二指肠钩口线虫、美洲板口线虫、粪类圆线虫	成虫
	旋毛形线虫	幼虫、成虫
	猪巨吻棘头虫	感染性棘头体和成虫

15. 以贫血为主要临床表现的寄生虫病有黑热病、疟疾和钩虫（十二指肠钩口线虫和美洲板口线虫）病。

（1）黑热病贫血机制：①脾大可引起脾功能亢进，破坏红细胞的能力增强；②骨髓受染巨噬细胞浸润，骨髓造血功能降低；③免疫溶血：杜氏利什曼原虫抗原附着在红细胞膜上，杜氏利什曼原虫的代谢产物中的 1～2 种抗原与人红细胞抗原相同，因而，人体产生的抗利什曼原虫抗体可与红细胞结合，在补体参与下破坏红细胞。

（2）疟疾贫血机制：①疟原虫直接破坏红细胞，每完成一代红细胞内裂体生殖周期，就破坏大量红细胞，以恶性疟原虫破坏红细胞为多；②脾大，可引起脾功能亢进，脾巨噬细胞增生，吞噬、破坏受染红细胞和正常红细胞的能力增强；③骨髓中红细胞生成受抑制；④免疫溶血：疟原虫抗原与诱生的特异性抗体结合，形成抗原抗体复合物，附着于红细胞表面，在补体参与下，破坏红细胞。此外，有的疟疾患者可检测到血凝素，这可能是由于疟原虫寄生在红细胞后，使隐蔽的红细胞抗原暴露，刺激机体产生自身抗体，导致红细胞破坏。

（3）钩虫病贫血机制：①钩虫口囊内钩齿或板齿咬附、破坏肠黏膜，肠黏膜出现出血点及溃疡；②钩虫吸血时分泌抗凝素，使黏膜出血不易凝固，加重血液的丢失；③钩虫寄生造成人丢失的血量为吸血量、咬附点渗血量、移位伤口渗血量和偶尔肠黏膜大面积渗血量的总和。每条十二指肠钩口线虫每日所致失血量为 0.15～0.26ml，而美洲板口线虫为0.03ml；④钩虫破坏肠黏膜，影响对营养成分的消化和吸收，加重贫血的发生；⑤与人体营养条件有关，全身营养状况不佳时，虽有少量钩虫寄生，也可出现贫血，由于缺铁，血红蛋白的合成速度比红细胞新生速度慢，导致低色素小细胞型贫血。

16. 粪便检查虫卵的方法主要有：

（1）生理盐水直接涂片法、改良加藤法、自然沉降法：可查见钩虫卵、似蚓蛔线虫卵、毛首鞭形线虫卵、粪类圆线虫卵、蠕形住肠线虫卵（少见）、日本血吸虫卵、卫氏并殖吸虫卵、华支睾吸虫卵、布氏姜片吸虫卵、曼氏迭宫绦虫卵、微小膜壳绦虫卵、缩小膜壳绦虫卵、带绦虫卵（少见）、阔节裂头绦虫卵、犬复孔绦虫卵、猪巨吻棘头虫卵（难查到）。

（2）饱和盐水浮聚法：似蚓蛔线虫受精卵、毛首鞭形线虫卵、钩虫卵、粪类圆线虫卵、微小膜壳绦虫卵、缩小膜壳绦虫卵、带绦虫卵。

17. 检查新鲜粪便时，如不慎可感染如下寄生虫：

（1）微小膜壳绦虫和链状带绦虫因粪便中有感染性虫卵，而蠕形住肠线虫用透明胶纸法检查，因虫卵污染所致。

（2）溶组织内阿米巴、迪斯帕内阿米巴、哈氏内阿米巴、结肠内阿米巴、微小内蜒阿米巴、布氏嗜碘阿米巴、蓝氏贾第鞭毛虫、结肠小袋纤毛虫，因粪便中有成熟包囊。

（3）人毛滴虫、脆弱双核阿米巴，因粪便中有感染阶段滋养体。

（4）隐孢子虫、贝氏等孢球虫，因粪便中有感染性卵囊。

18. 血涂片方法有厚血涂片、薄血涂片和新鲜血涂片。

（1）厚、薄血涂片主要用于诊断疟原虫、布氏冈比亚锥虫、布氏罗德西亚锥虫、克氏锥虫感染。间日疟原虫、三日疟原虫和卵形疟原虫可查见环状体、滋养体、裂殖体和配子体，而恶性疟原虫主要可查见环状体和配子体。布氏冈比亚锥虫、布氏罗德西亚锥虫、克氏锥虫可查见锥鞭毛体。

（2）厚血涂片和新鲜血涂片主要用于诊断丝虫（班氏吴策线虫、马来布鲁线虫和罗阿罗阿丝虫）感染，可查见微丝蚴。

19．十二指肠引流术可诊断：

（1）蓝氏贾第鞭毛虫，可查见滋养体。

（2）华支睾吸虫，可查见虫卵。

（3）肝片形吸虫，可查见虫卵。

20．用透明胶纸法可诊断：

（1）肥胖带绦虫：检查虫卵。从链体脱落的孕节活动力较强，有的可主动从肛门爬出，受肛门括约肌挤压，孕节内虫卵可黏附在肛周皮肤上，故可用此法诊断。

（2）蠕形住肠线虫：检查虫卵。当人睡眠时，肛门括约肌松弛，部分雌虫移行至肛门外，受温度和湿度改变及氧的刺激排卵，虫卵黏附在肛周皮肤上，故蛲虫病主要用此法诊断。

21．体外培养有助于诊断：

（1）溶组织内阿米巴，检查滋养体。

（2）杜氏利什曼原虫、硕大利什曼原虫、热带利什曼原虫、巴西利什曼原虫、墨西哥利什曼原虫，检查前鞭毛体。

（3）阴道毛滴虫，检查滋养体。

22．动物接种法有助于诊断：

（1）杜氏利什曼原虫接种田鼠，检查无鞭毛体。

（2）布氏罗德西亚锥虫接种大白鼠、小白鼠、豚鼠，检查锥鞭毛体。

（3）克氏锥虫接种鼠体，检查锥鞭毛体。

（4）刚地弓形虫接种小白鼠，检查滋养体。

23．活检可诊断：

（1）溶组织内阿米巴：从肠溃疡边缘取活组织标本做病理切片，检查滋养体。

（2）杜氏利什曼原虫：从皮损处取组织液或组织，涂片、染色、镜检，检查无鞭毛体。

（3）硕大利什曼原虫、热带利什曼原虫、墨西哥利什曼原虫：从皮肤溃疡边缘或基底部取材，检查无鞭毛体。

（4）巴西利什曼原虫：取病灶组织，检查无鞭毛体。

（5）结肠小袋纤毛虫：取病变结肠组织做病理切片，检查滋养体。

（6）日本血吸虫：取结肠黏膜病变做病理切片，检查虫卵。

（7）卫氏并殖吸虫：取皮下包块或结节，检查童虫，偶见成虫。

（8）斯氏并殖吸虫：取皮下结节或包块，检查童虫。

（9）曼氏迭宫绦虫：取皮下结节，检查裂头蚴。

（10）链状带绦虫：取皮下结节，检查囊尾蚴。

（11）旋毛形线虫：取腓肠肌做压片或病理切片，检查囊包（内含幼虫）。

24．不易直接查到虫体，需借助于免疫学和影像学检查的寄生虫病主要有弓形虫病、囊虫病、包虫病、泡球蚴病、旋毛虫病、嗜酸性粒细胞增多性脑膜炎或脑膜脑炎（广州管圆线虫引起）。

25．寄生肠道，但不用常规粪便检查虫卵的寄生虫有：

（1）链状带绦虫、肥胖带绦虫和亚洲带绦虫成虫寄生在人体小肠，虫卵不直接排入肠腔，孕节从链体脱落，随粪便排出体外，所以粪检查到虫卵的机会很少，临床主要以检查孕节诊断。

（2）蠕形住肠线虫雌虫一般不排卵于肠腔，而在肛周产卵，故用透明胶纸法检查虫卵诊断。

（3）旋毛形线虫雌虫直接产幼虫，产于肠黏膜内的幼虫，侵入局部淋巴管或静脉，至横纹肌发育，故病原学检查以肌肉活检为主。

26．寄生在人体血管内或血液中，一般不取外周血液做病原学诊断的寄生虫有：

（1）刚地弓形虫滋养体寄生在人体有核细胞内，因虫血症极短，通常外周血液检查发现率极低，故不常采用。

（2）杜氏利什曼原虫主要寄生在巨噬细胞内，主要采用骨髓穿刺、涂片、染色、镜检、检查无鞭毛体诊断，血涂片检查阳性率很低。

（3）日本血吸虫成虫寄生在肠系膜静脉和门静脉，虫卵较大，产出的虫卵很快都沉着在组织中，故在外周血液不可能查到虫卵。

27．（1）人粪处理不当，主要可造成如下寄生虫病的流行：阿米巴痢疾、贾第虫病、隐孢子虫病、等孢球虫病、圆孢子虫病、结肠小袋纤毛虫病、肝吸虫病、肠吸虫病、肺吸虫病、血吸虫病、异形吸虫病、棘口吸虫病、猪带绦虫病、牛带绦虫病、亚洲带绦虫病、囊虫病、微小膜壳绦虫病、缩小膜壳绦虫病、阔节裂头绦虫病、犬复孔绦虫病、粪类圆线虫病、蛔虫病、钩虫病、鞭虫病。

（2）主要原因有：

1）溶组织内阿米巴、蓝氏贾第鞭毛虫和结肠小袋纤毛虫感染者肠腔内成熟包囊，隐孢子虫、等孢球虫和圆孢子虫感染者体内的卵囊随粪便排出体外，卵囊和包囊对外界抵抗力均强，污染食物、饮水或手，经口感染。

2）华支睾吸虫、布氏姜片吸虫、卫氏并殖吸虫、日本血吸虫、异形吸虫、棘口吸虫、阔节裂头绦虫的虫卵均可随粪便排出体外，入水后感染中间宿主，发育至感染阶段（华支睾吸虫、布氏姜片吸虫、卫氏并殖吸虫、异形吸虫、棘口吸虫为囊蚴，日本血吸虫为尾蚴，阔节裂头绦虫为裂头蚴），经口或皮肤感染人。

3）缩小膜壳绦虫卵、孕节和犬复孔绦虫孕节随粪便排出体外，被中间宿主（节肢动物）吞食、发育为似囊尾蚴，人因吞食含似囊尾蚴的中间宿主而感染。

4）链状带绦虫孕节（内含虫卵）和微小膜壳绦虫卵从粪便排出就具感染性，污染食物、饮水或手，经口感染人。链状带绦虫、肥胖带绦虫和亚洲带绦虫孕节随粪便排出，其内虫卵污染环境，分别感染猪和牛，人因食入生的或半生的猪、牛肉（链状带绦虫、肥胖带绦虫），生食猪肝、肠（亚洲带绦虫），经口感染。

5）似蚓蛔线虫和毛首鞭形线虫的虫卵随粪便排出，在外界发育为感染性虫卵，污染食物、饮水或手，经口感染。

6）钩虫卵和粪类圆线虫杆状蚴随粪便排出后，在土壤中发育为丝状蚴，经皮肤感染人体。

28．因输血不当，可导致黑热病、疟疾、弓形虫病和巴贝西虫病的发生。杜氏利什曼原虫无鞭毛体、疟原虫红细胞内期、刚地弓形虫滋养体、巴贝西虫红细胞内裂体生殖期因输血进入人体血管内，分别在巨噬细胞、红细胞、有核细胞内反复进行无性生殖，导致黑热病、疟疾、弓形虫病和巴贝西虫病的发生。

29．因输血，班氏吴策线虫和马来布鲁线虫微丝蚴虽可输入人体，但在人体内不能继续发育为成虫，微丝蚴的寿命一般为 2～3 个月，因而不会导致丝虫病的发生。

30．由于饮用生水或不洁水主要可造成阿米巴痢疾、贾第虫病、隐孢子虫病、等孢球虫病、圆孢子虫病、结肠小袋纤毛虫病、血吸虫病、姜片吸虫病、肺吸虫病、斯氏并殖吸虫病、肝片形吸虫病、曼氏迭宫绦虫裂头蚴病、囊虫病、棘球蚴病、多房棘球蚴病、蛔虫病、鞭虫病。

溶组织内阿米巴和蓝氏贾第鞭毛虫成熟包囊、隐孢子虫卵囊、等孢球虫卵囊、圆孢子虫卵囊、结肠小袋纤毛虫包囊、链状带绦虫虫卵、细粒棘球绦虫和多房棘球蚴虫虫卵、似蚓蛔线虫和毛首鞭形线虫感染性虫卵容易污染自然水体和自来水，而且抵抗力较强，自来水中余氯量不能杀死这些包囊、卵囊和虫卵，经口感染。

含日本血吸虫尾蚴的水体称为疫水，如被人饮用，尾蚴可经口腔黏膜侵入人体。

水生植物表面上的布氏姜片吸虫和肝片形吸虫囊蚴，以及溪蟹和蝲蛄体内的卫氏并殖吸虫囊蚴，溪蟹体内的斯氏并殖吸虫囊蚴有机会落入水中，饮用生水时可感染。

在湖塘中游泳或饮用生水可误食含曼氏迭宫绦虫原尾蚴的剑水蚤而感染。

31．因特殊的饮食习惯可感染如下寄生虫：

（1）生食或半生食动物肉类可感染刚地弓形虫（因肉、蛋、奶中有滋养体、包囊或假包囊）、肉孢子虫（猪肉中人猪肉孢子虫肉孢子囊，牛肉中人肉孢子虫肉孢子囊）、卫氏并殖吸虫（猪肉、野猪肉有童虫）、链状带绦虫（猪肉内猪囊尾蚴）、肥胖带绦虫（牛肉内牛囊尾蚴）、旋毛形线虫（动物肉内囊包）。

（2）生食或半生食蛙肉和蛇肉可感染曼氏迭宫绦虫（因蛙肉和蛇肉内有裂头蚴）。

（3）生食或半生食淡水鱼可感染华支睾吸虫、异形吸虫、棘口吸虫、阔节裂头绦虫（因淡水鱼体内有囊蚴）。

（4）生食或半生食溪蟹、蝲蛄可感染卫氏并殖吸虫（因溪蟹和蝲蛄体内囊蚴）。

（5）生食或半生食溪蟹可感染斯氏并殖吸虫（因溪蟹体内有囊蚴）。

（6）生食或半生食螺（褐云玛瑙螺、蛞蝓）可感染广州管圆线虫（螺、蛞蝓体内有三期幼虫）

（7）生食菱角、茭白、荸荠等水生植物（未洗干净）可感染布氏姜片吸虫、肝片形吸虫（因这些水生植物表面有囊蚴）。

32．常见的人兽共患寄生虫病主要有黑热病、皮肤利什曼病（硕大利什曼原虫、墨西哥利什曼原虫）、皮肤黏膜利什曼病（巴西利什曼原虫）、非洲锥虫病、美洲锥虫病、贾第虫病、弓形虫病、隐孢子虫、肉孢子虫病、圆孢子虫病、巴贝西虫病、人芽囊原虫病、结肠小袋纤毛虫痢疾、华支睾吸虫病、布氏姜片吸虫病、肺型并殖吸虫病（肺吸虫病）、斯氏并殖吸虫引起的幼虫移行症、日本血吸虫病、肝片形吸虫、异形吸虫病、棘口吸虫病、曼氏裂头蚴病和曼氏迭宫绦虫病、链状带绦虫病和囊虫病、肥胖带绦虫病、亚洲带绦虫病、棘球蚴病、泡球蚴病、微小膜壳绦虫病、缩小膜壳绦虫病、阔节裂头绦虫病、犬复孔绦虫病、旋毛形线虫病、结膜吸吮线虫病、广州管圆线虫病、棘头虫病。

33．需要中间宿主的蠕虫（括号内为中间宿主名称）主要有华支睾吸虫（纹沼螺、赤豆螺，淡水鱼、虾）、布氏姜片吸虫（扁卷螺）、卫氏并殖吸虫（短沟蜷，溪蟹、蝲蛄）、斯氏并殖吸虫（拟钉螺、小豆螺，溪蟹）、日本血吸虫（钉螺）、毛毕吸虫和东毕吸虫（椎实螺）、肝片形吸虫（椎实螺）、异形吸虫（淡水螺，淡水鱼、蛙）、棘口吸虫（淡水贝类，淡水鱼）、曼氏迭宫绦虫（剑水蚤，蛙）、链状带绦虫（猪、人）、肥胖带绦虫（牛）、亚洲带绦虫（猪、野猪、羊、牛、猴）、细粒棘球蚴虫（食草动物、人）、多房棘球绦虫（野生啮齿类动物、人）、微小膜壳绦虫（蚤类幼虫、面粉甲虫、赤拟谷盗）、缩小膜壳绦虫（蚤类、甲虫、蜚蠊、倍足类和鳞翅目节肢动物）、阔节裂头绦虫（剑水蚤，淡水鱼）、犬复孔绦虫（蚤类）、班氏吴策线虫（淡色库蚊、致倦库蚊）、马来布鲁线虫（中华按蚊、嗜人按蚊）、旋盘尾丝虫（蚋）、罗阿罗阿丝虫（斑虻）、旋毛形线虫（猪、犬、羊、牛、鼠等哺乳动物、人）、结膜吸吮线虫（冈田绕眼果蝇）、广州管圆线虫（褐云玛瑙螺、蛞蝓）、美丽简线虫（甲虫、蜚蠊、蝗虫、天牛、螳螂）、异尖线虫（海生甲壳类）、棘颚口线虫（剑水蚤，淡水鱼、蛙），猪巨吻棘头虫（鞘翅目昆虫：天牛、金龟子等）。

34．免疫功能低下或缺陷者可诱发的寄生虫病有阿米巴病、黑热病、蓝氏贾第鞭毛虫病、弓形虫病、隐孢子虫病、人肠肉孢子虫病、贝氏等孢球虫病、圆孢子虫病、人芽囊原虫病、粪类圆线虫病等。

由于患者免疫功能降低，体内寄生虫大量繁殖，使患者由慢性感染或隐性感染转变为急性感染，或病情加重，未感染者也容易感染上述寄生虫，且病情发展迅速、恶化，严重者可死亡。

35．作为病原体的医学节肢动物主要有蝇蛆、疥螨、蠕形螨和粉螨，其对人体的危害为：

（1）蝇蛆寄生在人体组织和器官引起的疾病叫蝇蛆病：

1）眼蝇蛆病可引起眼部异物感、刺痛、痒、流泪等症状。致病蝇蛆主要是狂蝇属蝇种。

2）口腔、耳、鼻、咽蝇蛆病，严重可穿透软腭与硬腭，鼻中隔被毁，破坏咽管，甚至可引起鼻源性脑膜炎。多由绿蝇、金蝇、麻蝇等属的蝇种引起。

3）皮肤型蝇蛆病主要症状为移行性疼痛，出现幼虫结节或匐型疹，主要由纹皮蝇和牛皮蝇幼虫引起。此外，绿蝇和金蝇幼虫侵入皮肤创伤处可引起皮肤创伤蝇蛆病。

4）胃和肠道蝇蛆病可引起消化道症状。致病的蝇类有胃蝇、舍蝇、金蝇、麻蝇、丽蝇、厕蝇等属的蝇种。

5）泌尿生殖道蝇蛆病可引起尿道炎、膀胱炎与阴道炎。多由厕蝇、金蝇、绿蝇、麻蝇等属的蝇种所致。

（2）疥螨寄生在人体皮内，开掘隧道，引起疥疮。隧道入口处常有丘疹和水泡，因机械性刺激及其排泄物和分泌物的作用，可引发超敏反应，发生奇痒，因搔痒可继发感染，引起脓疮。

（3）寄生于人体的蠕形螨有毛囊蠕形螨和皮脂蠕形螨。由于蠕形螨的机械性刺激及其排泄物的化学作用，局部可出现炎症。由于螨的不断繁殖和破坏组织，毛囊和皮脂腺呈袋状扩张、延伸，甚至增生肥厚，形成鼻赘，蠕形螨寄生是酒渣鼻的成因之一。

（4）与人类疾病有关的尘螨有屋尘螨、粉尘螨和埋内欧尘螨。尘螨的分泌物、排泄物、皮蜕、虫尸碎片等都是强的过敏原，人吸入这些过敏原可引起超敏反应，主要临床表现有尘螨性哮喘和过敏性鼻炎。

（5）与人类疾病有关的粉螨，有粗脚粉螨和腐食酪螨，可引起肺螨症、肠螨症、尿螨症。

（高兴政）

模拟试卷一

一、名词解释（每题 4 分，共 20 分。注意应分三部分解答：①翻译；②阐述名词定义；③举例说明。）

1．opportunistic pathogenesis

2．traveler's diarrhea

3．concomitant immunity

4．incomplete metamorphosis

5．hookworm dermatitis

二、填空题（每空 0.5 分，共 20 分）

1．联合国开发计划署 / 世界银行 / 世界卫生组织联合倡议的热带病研究培训特别规划（TDR）致力于在全球范围重点防治的热带病中，寄生虫病占_____种，分别为_____、_____、_____、_____、_____、_____和_____。

2．根据是否需要中间宿主划分，可将寄生虫的生活史分为_____和_____两种。

3．在我国流行的血吸虫为_____，一般将我国血吸虫病流行区划分为_____、_____、和_____三种类型。

4．医学原虫的核型主要有两种，多数原虫属于_____核，纤毛虫属于_____核。

5．寄生虫侵入人体的主要途径有经_____、_____、_____、_____和_____感染。

6．蓝氏贾第鞭毛虫的生活史包括_____和_____两个阶段，其中_____为致病阶段。

7．滴虫病是一种以_____传播为主的感染性疾病，目前治疗药物首选_____。

8．布氏姜片吸虫的中间宿主是_____，完成生活史还需要_____媒介。

9．There are many developing stages in the life cycle of flukes, including egg, _____、_____、_____、_____、_____and _____。

10．Dengue fever is transmitted by mosquitos, and in China they are mainly_____and_____.

11．The ways of infection of cysticercosis include _____、_____and_____.

三、选择题（每题 1 分，共 20 分）（在你认为正确的答案前面画"√"）

（一）A 型题

1．Which of the following best defines "paratenic host"？

A．A paratenic host is the host in which sexual reproduction of the parasite occurs.

B. All hosts in the parasitic life cycle are paratenic hosts.

C. One in which the parasite does not undergo any development but in which it remains alive and infective to another host.

D. An organism that transfers a parasite to a new host.

E. A paratenic host is the host in which asexual development or multiplication occurs.

2. Which of the following parasite could be infected in man that acquire premunition immunity ?

A. *Entamoeba histolytica*

B. *Schistosoma japonicum*

C. *Spirometra mansoni*

D. *Plasmodium falciparum*

E. *Taenia saginata*

3. All of the amoebae have the stage of

A. trophozoite

B. cyst

C. egg

D. promastigote

E. amastigote

4. The main pathogenetic stage of *Plasmodium* is

A. erythrocytic stage

B. gametocyte

C. sporozoite

D. exo-erythrocytic stage

E. hypnozoite

5. Which of the following parasites harbors in human digestive tract ?

A. *Trichomonas vaginalis*

B. *Echinococcus granulosus*

C. *Paragonimus westermani*

D. *Enterobius vermicularis*

E. *Plasmodium*

6. 下列节肢动物均可寄生人体或动物体内引起疾病，除外

A. 疥螨

B. 蠕形螨

C. 穿皮潜蚤成虫

D. 蝇幼虫

E. 虱成虫

7. 下列寄生虫不属于土源性线虫的是

A. 粪类圆线虫

B. 似蚓蛔线虫

C. 旋毛形线虫

D. 蠕形住肠线虫

E. 十二指肠钩口线虫

8. 人是斯氏并殖吸虫的下列哪项宿主

A. 终宿主

B. 第一中间宿主

C. 第二中间宿主

D. 非正常宿主

E. 保虫宿主

9. 下列哪项因素在引起丝虫病象皮肿、乳糜尿等慢性体征中起重要作用

A. 急性过敏及炎症反应

B. 虫卵肉芽肿

C. 淋巴系统阻塞

D. 脾大

E. 囊包形成

10. 饮用水污染可引起的寄生虫感染是

A. 肥胖带绦虫和溶组织内阿米巴

B. 蓝氏贾第鞭毛虫虫和溶组织内阿米巴

C. 旋毛形线虫和班氏吴策线虫

D. 阴道毛滴虫

E. 恶性疟原虫、间日疟原虫

（二）X 型题

1. What types of host can be human being in the life cycle of *Spirometra mansoni* ?

A. final host

B. paratenic host

C. second intermediate host

D．reservoir host

E．vector

2．Under cooked pork may act as a source of

  A．*Taenia solium*

  B．*Echinococcus granulosus*

  C．*Taenia saginata*

  D．*Trichinella spiralis*

  E．*Echinococcus multilocularis*

3．Clinically，people may be infected by the ingestion of the following（see figure）

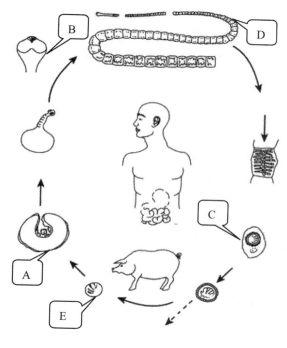

  A．A

  B．B

  C．C

  D．D

  E．E

4．In China，which parasites of the following may arize anemia as one of the main symptoms？

  A．*Schistosoma japonicum*

  B．*Leishmania donovani*

  C．*Ancylostoma duodenale*

D．*Necator americanus*

E．*Plasmodium*

5．Which of the following are the infective stages of *Toxoplasma gondii*？

  A．cyst and pseudocyst

  B．trophozoite

  C．egg

  D．oocyst

  E．miracidium

6．By blood injection，a person may get diseased with

  A．giaroliosis

  B．malaria

  C．leishmaniasis

  D．amoebiasis

  E．toxoplasmosis

7．In blood smears we may find out the following parasites

  A．trophozoite of *Plasmodium vivax*

  B．cyst of *Entamoeba histolytica*

  C．microfilaria of *Wuchereria bancrofti*

  D．microfilaria of *Brugia malayi*

  E．egg of *Ancylostoma duodenale*

8．Which of the following statements on medical arthropods are right？

  A．The body of an adult insect is often divided into three regions：head，thorax and abdomen.

  B．An adult insect carries one pair of antennae in its head.

  C．They never change in form during their life cycle.

  D．The life cycle of mosquito and sand fly belongs to complete metamorphosis.

  E．Environmental control is enough for the control of medical arthropods in China.

9．The nematodes that need intermediate

host in life cycle are

A．*Ascaris lumbricoides*

B．*Trichinella spiralis*

C．filaria

D．*Enterobius vermicularis*

E．*Necator americanus*

10．Which hosts are needed during the life cycle of *Leishmania donovani*

A．human being or mammals

B．pigs

C．sandfly

D．mosquito

E．flea

四、病例分析题（每项选择题 1 分，共 10 分）

病例 1

患者刘××，男，6 个月，因"头控差 3 个月"入院。第 1 胎第一产，足月顺产，出生体重 3.1kg，情况良好。生后 3 个月起不能抬头，四肢主动运动少。体检：体重 7.3kg，头围 40cm；神志清，营养尚可，反应迟钝，哭声弱。前囟已闭，左眼内斜视，有视物跟踪，对声音有反应。颈无力，头控差；心肺腹正常；四肢肌张力增高，膝腱反射亢进，巴宾斯基征阳性，踝阵挛阳性。头颅 CT：双侧侧脑室旁、基底节区、大脑皮质及双侧小脑内有许多散在小结节状及斑点状高密度钙化灶。头颅 MRI：脑沟、脑池增宽，侧脑室扩大，双侧颞叶脑沟加宽、加深，总体印象：大脑发育不全。查刚地弓形虫抗体 IgM 阳性。母在孕 1 个月时曾"发热"，被诊断为"上感"，孕 2 个月时出现少量阴道流血，进行保胎，查刚地弓形虫抗体阳性，因患者坚持，未行人工流产。诊断：先天性弓形虫脑病。

问题：

1．上述哪些病史、检查支持弓形虫脑病的诊断？（多选题）

A．第 1 胎第一产，足月顺产

B．颈无力，头控差

C．刚地弓形虫抗体 IgM 阳性

D．头颅 MRI、头颅 CT 结果

E．孕 2 个月时出现少量阴道流血

2．防治弓形虫病该注意（多选题）

A．治疗病猫，减少与猫接触

B．不喝生奶

C．注意个人、饮食和饮水卫生

D．对育龄妇女及孕妇加强普查

E．开展卫生宣教，普及预防常识

3．孕妇感染刚地弓形虫，治疗药物首选（单选题）

A．克林霉素

B．乙胺嘧啶

C．螺旋霉素

D．磺胺嘧啶

E．青霉素

4．刚地弓形虫感染极为普遍，可能因为（多选题）

A．刚地弓形虫生活史中感染阶段多

B．对终宿主的选择不严格

C．对中间宿主和寄生组织的选择不严格

D．可在中间宿主之间相互传染

E．虫体对外界抵抗力强

5．有关弓形虫病，下列说法正确（多选题）

A．早孕期间感染，后果往往比较重

B．孕中期感染，胎儿很少受影响或病损很轻

C．先天弓性虫病典型表现有脑积水、大脑钙化灶、视网膜脉络膜炎和精神、运动障碍

D．母亲孕前感染刚地弓形虫，传染给胎儿的可能性很大

E．绝大多数刚地弓形虫感染均表现

为隐性感染

病例 2

患者崔 ×，女，50 岁。患者主诉 1 个月前曾有白带增多，外阴瘙痒，伴有尿频、尿急、尿痛等症状。体检：体温 38.5℃，脉搏 80 次 / 分，呼吸 20 次 / 分，血压 20/12kPa。心、肺、腹（-），双下肢水肿。

化验：血常规 WBC 10.1×10^9/L，L 0.035、N 0.9、M 0.065，RBC 5.50×10^{12}/L，Hb 65g/L，HGB150g/L；尿液检查可见阴道毛滴虫；白带常规检查：清洁度Ⅳ度，上皮细胞（++），乳酸杆菌（-），WBC（+++），阴道毛滴虫（+）。入院诊断为滴虫性阴道炎合并泌尿系统感染。

问题：

1．对于该患者应给予下列治疗（多选题）

 A．口服甲硝唑

 B．高锰酸钾溶液冲洗阴道

 C．抗炎治疗

 D．同时对其伴侣进行检查、治疗

 E．白天口服乙胺嗪

2．下列情况有助于阴道毛滴虫的诊断（多选题）

 A．已婚女性

 B．日常工作与犬接触

 C．有泌尿系统刺激症状

 D．生理盐水直接涂片查阴道毛滴虫滋养体

 E．与猫密切接触

病例 3

患者，男，25 岁，因意识障碍、两眼凝视、呼之不应 4 天入院。

病史：患者生活在囊虫病疫区，4 月前有食生猪腊肉史。入院查体：T 36.8℃，P 82 次 / 分，R 18 次 / 分，BP 90/60 mmHg（12/8kPa）；反应迟钝，颈软，心肺腹部未见异常；左小腿部有一个 0.6cm 大小的圆形皮下结节，质硬，无压痛，活动度可；肌力正常；生理反射存在，病理反射未引出。辅助检查：血常规：白细胞 10.8×10^9/L，中性粒细胞 0.76，淋巴细胞 0.24，嗜酸性粒细胞 0.22。脑电图示：不规则的极慢波，背景活动异常。皮下结节活组织病理检查：皮下肌肉内可见囊虫。颅脑 MRI 示：右顶叶、左颞叶炎性肉芽肿。脑脊液：压力 60 滴 / 分，无色，透明，糖 2.14mmol/L，氯化物 138mmol/L，蛋白质 100mg/L，细胞数 7×10^6/L，嗜酸性粒细胞 14 个 /Hp，囊虫酶联免疫吸附试验（EL ISA）阳性。诊断：脑囊虫病。

问题：

1．诊断本病的参考依据是（多选题）

 A．食生猪腊肉史

 B．生活在囊虫病疫区

 C．小腿部有 0.6cm 大小的圆形皮下结节

 D．皮下结节活组织病理检查可见囊虫

 E．颅脑 MRI 示：右顶叶、左颞叶炎性肉芽肿

2．该病治疗药物除吡喹酮外，还可选择的药物是（多选题）

 A．阿苯达唑

 B．甲苯咪唑

 C．槟榔 - 南瓜籽 - 硫酸镁

 D．PAIR 疗法

 E．口服地塞米松、20% 甘露醇

3．患者感染的原因，因误食（单选题）

 A．猪囊尾蚴

 B．链状带绦虫虫卵

 C．含棘球蚴的牛羊内脏

 D．细粒棘球绦虫虫卵

 E．肥胖带绦虫虫卵

五、问答题（每题10分，30分）

1．我国哪种疟原虫流行最广？请以此种疟原虫为例，阐述疟疾发作的特点和发作机制。

2．细粒棘球绦虫的致病有什么特点？

3．阐述医学节肢动物生物性传播疾病的方式。

参考答案

一、名词解释

1．机会致病（opportunistic pathogenesis）：有些寄生虫感染免疫功能正常的宿主，致病作用不明显，无临床症状，呈隐性感染。当因各种原因诸如极度营养不良、晚期肿瘤、长期使用免疫抑制剂、AIDS患者等造成宿主的免疫功能受损，体内寄生虫异常增殖、致病力增强时，患者可出现明显的临床症状，甚至危及生命，这种现象称为机会致病。常见的机会致病寄生虫有刚地弓形虫、隐孢子虫和等孢球虫等。

2．旅游者腹泻（traveler's diarrhea）：即贾第虫病，是由蓝氏贾第鞭毛虫引起的，常以腹泻为主要症状，呈全球分布，其流行常与饮水、卫生状况有密切关系，旅游期间环境改变，误食入蓝氏贾第鞭毛虫包囊的机会增加，在旅游者中发病率较高，故又称"旅游者腹泻"。

3．伴随免疫（concomitant immunity）：有些蠕虫感染，诱导宿主产生抗再感染的能力，而已寄生的成虫完全不受保护性免疫的影响，这种现象叫伴随免疫。如日本血吸虫感染可使人体产生适应性免疫力，主要表现为对再感染的早期童虫有杀伤作用，但对体内已寄生的成虫无作用，能逃避宿主的免疫攻击，并能在建立免疫应答的宿主血管内存活并产卵。体内无寄生虫，免疫力就消失。

4．不全变态（incomplete metamorphosis）：昆虫从幼虫发育为成虫的过程中，其形态结构、生理功能和生活习性都发生了一系列变化，这些变化过程的总和称为变态。其中有的昆虫生活史分卵、若虫、成虫3个时期。若虫和成虫的形态特征和生活习性相似，仅在个体大小和生殖器官成熟与否有别。这种现象称为不全变态，如虱、臭虫。

5．钩蚴性皮炎（hookworm dermatitis）：又称作土痒，钩虫的丝状蚴钻入皮肤时，穿刺活跃，由于机械性刺激和化学性分泌物的作用，引起Ⅰ型超敏反应，皮肤出现烧灼、针刺、痒感（奇痒），继而出现充血斑点或丘疹、水疱，若继发感染可形成脓疱，多见于足趾、手指间薄嫩皮肤，称为钩蚴性皮炎。钩蚴性皮炎以美洲钩虫最常见。

二、填空题

1．7　血吸虫病　疟疾　非洲锥虫病　恰加斯病　淋巴丝虫病　盘尾丝虫病　利什曼病

2．直接生活史　间接生活史

3．日本裂体吸虫　水网型　湖沼型　山区型

4．泡状　实质

5．口　皮肤　媒介节肢动物叮咬　接触　胎盘

6．滋养体　包囊　滋养体

7．性接触　甲硝唑

8．扁卷螺　水生植物

9．毛蚴（miracidium）　胞蚴（sporocyst）　雷蚴（redia）　尾蚴（cercaria）　囊蚴（metacercaria）　童虫（junior）　成虫（adult）

10．白纹伊蚊（*Aedes albopictus*）　埃及伊蚊（*aedes aegyptis*）

11．自体内感染（internal autoinfection）　自体外感染（erternal autoinfection）　异体感染（beteroinfection）

三、选择题

（一）A 型题

1．C　　　2．D　　　3．A　　　4．A　　　5．D　　　6．E　　　7．C　　　8．D
9．C　　　10．B

（二）X 型题

1．ABC　　　2．AD　　　3．AC　　　4．BCDE　　　5．ABD　　　6．BCE
7．ACD　　　8．ABD　　　9．BC　　　10．AC

四、病例分析题

病例 1　1．BCD　　　2．ABCDE　　　3．C　　　4．ACDE　　　5．ACE
病例 2　1．ABCD　　　2．ACD
病例 3　1．BCDE　　　2．AB　　　3．B

五、问答题

1．我国流行最广的疟原虫是间日疟原虫。

（1）疟疾发作的特点：疟原虫在红细胞内进行裂体生殖，引起周期性寒热发作，疟疾的一次典型发作包括寒战、高热和出汗退热三个连续阶段。整个发作过程平均 6～10 h。两次发作间隔患者体温正常，疟疾发作周期与红内期裂体生殖周期一致。典型间日疟疾 48 h 发作一次，并且有再燃和复发现象。

再燃是由于抗疟治疗不彻底或免疫作用，大部分红细胞内的疟原虫被杀灭，疟疾发作停止。由残存在红细胞内的少量疟原虫大量繁殖，再次引起的发作。复发是指由于抗疟药物治疗或免疫杀伤作用，红内期疟原虫全部被消灭，疟疾发作停止，在无再次感染的情况下，由于肝细胞内休眠体复苏，经红外期裂体生殖产生的裂殖子，侵入红细胞进行发育、繁殖，再次引起的疟疾发作。

（2）疟疾发作机制：

1）发作原因：红细胞内成熟裂殖体胀破红细胞，裂殖子和疟原虫代谢产物、红细胞碎片以及残余和变性的血红蛋白一起进入血流，其中相当一部分可被巨噬细胞和多形核白细胞吞噬，刺激这些细胞产生内源性热原质，与疟原虫的代谢产物共同作用于下丘脑的体温调节中枢，引起体温调节紊乱，体温升高，引起典型发作。

2）退热原因：发作数小时后，血液中致病物质已被吞噬、降解，待血中致热原和疟原虫代谢产物被清除后，刺激体温调节中枢的因素消失了，体温调节功能逐渐恢复正常，机体通过大量出汗，使体温迅速下降，恢复正常。

3）发作的周期性原因：部分裂殖子侵入新的红细胞，继续红细胞内的发育，经过环状体 - 滋养体 - 裂殖体的裂体生殖过程，再胀破红细胞，又再度引起发作，每完成一次红细胞内期裂体生殖过程就又发作一次，如此循环，形成典型的发作周期性。

2．细粒棘球绦虫的致病特点：

（1）寄生在人体的棘球蚴生长缓慢，常在儿童时感染，成年时发病。

（2）棘球蚴对人体的危害取决于棘球蚴的数量、大小及寄生部位。

（3）棘球蚴对人体的主要危害有：

1）机械性压迫作用和刺激作用，棘球蚴周围常有炎症反应和纤维组织增生，造成寄生部位周围组织萎缩，影响脏器功能。如寄生在肝可压迫肝组织，使之萎缩，还可压迫周围器官（消化系统、胆道、胸腔等），引起不同临床症状。

2）继发性棘球蚴病：棘球蚴破裂，其内的原头蚴、生发层碎片、生发囊、子囊进入体腔或血流均可在其他组织器官内发育为新的棘球蚴。

3）超敏反应：少量棘球蚴液渗入血流，可引起超敏反应，出现荨麻疹和嗜酸性粒细胞增高，而当棘球蚴破裂，大量棘球蚴液进入血流，可引起过敏性休克，甚至死亡。

4）棘球蚴还可引起继发性细菌感染，以及中毒和胃肠功能紊乱等症状。

3．生物性传播

根据病原体在节肢动物体内的发育与繁殖方式，将病原体与节肢动物的关系分为 4 类：

（1）发育式：在节肢动物体内病原体完成发育，但数量不增加，如班氏吴策线虫和马来布鲁线虫在蚊体内完成从微丝蚴→腊肠状蚴→丝状蚴的发育。

（2）增殖式：在节肢动物体内病原体只有数量增加，形态无变化，如恙虫病东方体在恙螨体内的增殖。

（3）发育增殖式：在节肢动物体内病原体经历发育和繁殖两个过程，既有形态的变化，数量又大量增加，如疟原虫在蚊体内完成雌雄配子体→雌雄配子→合子→动合子→卵囊→子孢子的发育过程，有孢子生殖过程。

（4）经卵传递方式：在节肢动物体内病原体增殖，并侵入卵巢，经卵传递至下一代，使其仍然具有感染性，如在硬蜱体内森林脑炎病毒可经卵传递。

（高兴政）

模拟试卷二

一、名词解释（每题 5 分，共 20 分）

1．biological transmission
2．trophozoite
3．reservoir host
4．alternation of generation
5．premunition immunity

二、填空（每空 0.5 分，共 20 分）

1．寄生虫对宿主的危害主要有_____、_____、_____和_____。
2．寄生虫病流行的基本条件是_____、_____和_____。
3．疟疾临床表现的三大基本症状为_____、_____和_____。
4．医学昆虫常见的三种类型口器是_____、_____和_____。
5．溶组织内阿米巴的感染阶段为_____，致病阶段是_____。
6．滴虫性阴道炎是以_____传播为主的一种疾病。
7．根据临床表现，利什曼病分为_____、_____和_____3 种类型。
8．由于刚地弓形虫感染者检出其滋养体和包囊的机会较少，所以_____检查就具重要意义。
9．寄生在人体的隐孢子虫主要是_____，其主要寄生部位为_____，隐孢子虫病的主要临床表现为_____。
10．日本血吸虫产卵量大，卵多_____聚集在宿主的组织和器官，以_____病变最重。引起的肝硬化病理特征为_____。
11．华支睾吸虫寄生在人体的_____内，引起_____病，它的第一中间宿主是_____，第二中间宿主是_____。
12．人食入_____而患猪带绦虫病，食入_____患囊虫病。
13．细粒棘球绦虫成虫寄生在_____类动物的体内，幼虫可寄生于人和_____类动物的体内。
14．旋毛形线虫的_____与_____寄生在同一个宿主体内，但完成生活史必须_____宿主。
15．班氏吴策线虫和马来布鲁线虫雌虫产出的微丝蚴白天滞留在_____，夜间则出现在_____，这种现象称_____。

三、选择题（每题 1 分，共 20 分）

（一）A 型题

1．The most important pathogenic stage
of *Schistosoma japonicum* is

A．cercaria
B．egg
C．adult

303

D．miracidium

E．schistosomula

2．Which kind of parasitic infection can be diagnosed by hatching test ?

    A．*Fasciolopsis buski*

    B．*Schistosoma japonicum*

    C．*Paragonimus westermani*

    D．*Clonorchis sinensis*

    E．*Paragonimus skrjabini*

3．The host in which a parasite reaches sexual maturity and reproduction occurs in the life of the parasite is

    A．final host

    B．first intermediate host

    C．paratenic host

    D．reservoir host

    E．second intermediate host

4．医学节肢动物对人类危害最严重的作用是

    A．叮咬

    B．寄生

    C．毒物损害

    D．过敏反应

    E．传播疾病

5．The name of the sexual form of malaria parasite is

    A．merozoite

    B．trophozoite

    C．gametocyte

    D．ring form

    E．schizont

6．The final host of *Toxoplasma gondii* is

    A．cat

    B．human

    C．horse

    D．dog

    E．cow

7．Which of the following eggs is the egg of hookworm ?

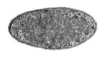

A   B   C

D   E

    A．A

    B．B

    C．C

    D．D

    E．E

8．The infective stage and pathogenic stage of *Trichomonas vaginalis* is

    A．promastigote

    B．mature cyst

    C．amastigote

    D．cyst and trophozoite

    E．trophozoite

9．在外周血液中可查出班氏吴策线虫和马来布鲁线虫的阶段是

    A．杆状蚴

    B．丝状蚴

    C．腊肠蚴

    D．成虫

    E．微丝蚴

10．Which of the following parasites is infected in man by mouth ?

    A．*Leishmania donovani*

    B．*Trypanosoma cruzi*

    C．filaria

    D．*Trichinella spiralis*

    E．*Plasmodium vivax*

（二）X 型题

1．日本血吸虫常见的致病部位

    A．皮肤

B. 肠系膜静脉

C. 肝

D. 脾

E. 结肠肠壁

2. Which of the following parasites belong to opportunistic parasites ?

   A. *Trichomonas vaginalis*

   B. *Toxoplasma gondii*

   C. *Giardia lamblia*

   D. *Isospora belli*

   E. *Cryptosporidium*

3. Which flukes may cause the ectopic lesion ?

   A. *Paragonimus skrjabini*

   B. *Fasciolopsis buski*

   C. *Paragonimus westermani*

   D. *Clonorchis sinensis*

   E. *Schistosoma japonicum*

4. Which stages chiefly can be detected by the blood smear for the *Plasmodium falciparum* ？（see the picture）

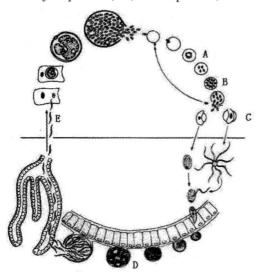

   A. A

   B. B

   C. C

   D. D

   E. E

5. Which of following parasites can be found in human brain tissue ?

   A. cysticercus cellulosae of *Taenia solium*

   B. adult of *Taenia solium*

   C. trophozoites of *Toxoplasma gondii*

   D. hydatid cyst of *Echinococcus granulosus*

   E. erythrocytic cycle of *Plasmodium malariae*

6. The direct harm of medical arthropod are

   A. transmitting diseases

   B. perturbation and sucking blood

   C. poison lesion

   D. parasitism

   E. hypersensity

7. Which of the following parasites can be diagnosed by the examination of faeces ?

   A. *Entamoeba histolytica*

   B. *Echinococcus granulosus*

   C. *Ascaris lumbricoides*

   D. *Schistosoma japonicum*

   E. *Trichuris trichiura*

8. 犬可能造成如下寄生虫的感染和流行

   A. *Fasciolopsis buski*

   B. *Leishmania donovani*

   C. malaria parasite

   D. *Echinococcus granulosus*

   E. *Spirometra mansoni*

9. Which of the following parasites are infective for man in the infective egg ?

   A. *Enterobius vermicularis*

   B. *Ascaris lumbricoides*

   C. *Trichuris trichiura*

   D. *Trichinella spiralis*

   E. *Taenia solium*

10．黑热病诊断方法有

    A．动物接种法

    B．淋巴结穿刺

    C．十二指肠引流

    D．骨髓穿刺

    E．粪便检查

四、病例分析题（每题1分，共15分）

病例1

2000年3月—2002年2月儿童旋毛虫病8例。

病史：8例患儿，男3例，女5例，年龄4～12岁，平均8岁。所有患儿均为牧区散居儿童，病程最短1个月，最长2年，平均13个月。有明确食生肉史者4例，可疑食生肉史2例，无明确食生肉史1例。

临床表现：以发热、肌肉疼痛、双下肢行走无力和心悸乏力为主症就诊者分别为4例、2例、1例和1例。8例患儿均有明显发热史，其中有腹泻、恶心、呕吐史者5例。5例体温超过39.0℃，以弛张热为主，亦有不规则热，持续时间最长7周，最短1周。发热伴有明显肌肉酸痛、肿胀6例，伴有全身荨麻疹且反复不愈1例，伴眼睑及面部水肿5例。退热后双下肢行走无力，呈现假性双下肢弛缓性瘫痪1例，出现明显心悸乏力1例。初诊误诊为急性呼吸道感染5例，误诊为吉兰-巴雷综合征1例。

实验室检查：白细胞总数均在$15 \times 10^9/$L以上，最高达$23 \times 10^9/$L，嗜酸性粒细胞数均明显高于正常值，最高为$5 \times 10^9/$L。1例病儿心电图检查有ST段改变。抗旋毛形线虫酶联免疫吸附试验8例均为阳性。1例经肌肉活检发现旋毛形线虫梭形囊包。

治疗与疗效：所有病例均用甲苯咪唑治疗，剂量为200mg/d，分2次口服，7天为1个疗程，疗程间隔1周。1个疗程治愈5例，2个疗程治愈2例。以双下肢无力为主症就诊的患儿，用药两个疗程后病情明显好转，但双下肢肌力仍未能完全恢复，停药3个月后，痊愈。

诊断：旋毛虫病

问题：

1．上述病史、临床表现及实验室检查有助于诊断旋毛虫病（多选题）

    A．食生肉史者

    B．抗旋毛形线虫酶联免疫吸附试验阳性

    C．肌肉活检发现旋毛形线虫梭形囊包

    D．肌肉酸痛

    E．患者有明显的发热病史

2．影响旋毛虫病的流行因素（多选题）

    A．生熟菜板不分

    B．常吃腌制、熏烤的肉类食品

    C．在牧区，儿童常与犬接触

    D．白蛉叮咬

    E．常吃生鱼片

3．旋毛虫病的感染方式为（单选题）

    A．经皮肤

    B．经输血

    C．经叮咬感染

    D．经接触感染

    E．经口感染

4．旋毛虫病的防治原则有（多选题）

    A．治疗患者

    B．改变不良饮食习惯

    C．灭鼠

    D．灭蝇

    E．肉类食品卫生检查

病例2

患者，男，61岁，因上腹持续性隐痛反复发作10余年，近7天加重，于2002年7月8日入院。入院查体：T 36.7℃，P 84次/分，R 21次/分，神清，急性痛苦面容；皮肤黏膜及巩膜均未见黄染，腹平软，上腹剑下压痛，无反跳痛，肝、脾未扪及。CT显示：肝内胆管扩大不明显，胆囊影增大，囊壁增厚，其内密度不均，颈部见高密度结石影。血常规：Hb 128 g/L，WBC $7.68×10^9$/L，中性粒细胞0.79，淋巴细胞0.11，单核细胞0.69，嗜酸性粒细胞0.07，嗜碱性粒细胞0.02，血小板$180×10^9$/L。尿淀粉酶2202.8U/L，血淀粉酶157 U/L。肝、肾功能及粪、尿常规检查正常。临床诊断为胆结石，于2002年9月12日行胆囊切除术，术中胆道造影、胆管探查发现胆管增粗（直径1.5cm），但胆管内无结石，行"T"形管引流，术后在胆汁引流物中偶然发现有10余条蠕虫样物，经鉴定为华支睾吸虫成虫，同时从胆汁中检出华支睾吸虫卵10～50个（每个高倍镜视野）。经追问病史，患者10年前曾有多次食生鱼史，确诊后口服吡喹酮1个疗程，3天从胆汁排出华支睾吸虫成虫49条，治疗痊愈后出院。

问题：

1．华支睾吸虫的感染方式是（单选题）

　　A．吃生的或未熟的肉类

　　B．饮生水

　　C．吃生的或未熟的淡水鱼肉

　　D．接触疫水

　　E．经媒介昆虫

2．华支睾吸虫能在广大地区存在的主要原因（多选题）

　　A．中间宿主对自然环境要求不高

　　B．豆螺、沼螺分布广泛

　　C．保虫宿主多，感染率高

　　D．钉螺普遍存在

　　E．淡水鱼种多、分布广

3．华支睾吸虫对人的危害主要是（单选题）

　　A．肠炎

　　B．胃溃疡

　　C．胰腺坏死

　　D．肝受损

E．腹部多脏器受损

4．确诊华支睾吸虫病的依据是（多选题）

　　A．术后引流物中发现10条华支睾吸虫成虫

　　B．从胆汁中检出华支睾吸虫的虫卵

　　C．有进食生鱼史

　　D．肝损害

　　E．上腹持续性隐痛

病例3

女，干部，47岁，腹泻、黏液血便20余天，于2003年8月4日入院。血检白细胞增高。骨髓穿刺：骨髓象正常，诊断为"细菌性痢疾"。经药物治疗无效，会诊后追问病史，患者1个半月前曾到血吸虫疫区钓鱼、摸田螺。

体格检查：

T 38℃，P 80次/分，R 20次/分，BP 90/60 mmHg（12/8 kPa）。肺部听诊正常，肝剑突下2 cm，肋下2 cm，肝区轻叩击痛，脾未及。血常规：WBC $19.5×10^9$/L，N 0.6，L 0.2，E 0.2。询问病史，患者在血吸虫疫区接触疫水第2天曾出现"尾蚴性皮炎"。抗血吸虫IHA 1∶20阳性，ELISA阳性，粪检获血吸虫卵，确诊为"急性血吸虫病"，予吡喹酮6日疗法及辅助治疗，体温正常，其他症状消失出院。

问题：

1．血吸虫病的病原学诊断方法有（多选题）

　　A．十二指肠引流

　　B．饱和盐水浮聚法

　　C．粪检虫卵

　　D．毛蚴孵化法

　　E．直肠黏膜活检

2．血吸虫病的诊断依据（多选题）

　　A．粪检获血吸虫卵

　　B．患者有赴血吸虫疫区钓鱼、摸田螺的病史

C．抗血吸虫 IHA 阳性、ELISA 阳性

D．X 线胸片显示肺纹理增粗

E．尾蚴性皮炎

3．日本血吸虫的保虫宿主有（单选题）

A．慢性患者

B．无症状感染者

C．钉螺

D．鸡、鸭等禽类

E．牛、犬、猪等哺乳动物

4．防治血吸虫病应采取的措施

A．不食生鱼

B．消灭钉螺

C．积极治疗病人及带虫者

D．避免与疫水接触及加强个人防护

E．管理好粪便及水源

病例 4

男性患者，34 岁，公司员工。二周前结束东南亚等国旅行，归国后即出现腹痛、腹泻，随着时间推移病情加剧，继而出现恶心、呕吐、胀气、血便和里急后重等症状入院。

体格检查：体温 38.5℃，肝脾正常，心肺（−）。

血液检查：血细胞比容 0.45，红细胞 $4.5 \times 10^{12}/L$，血红蛋白 115g/L，白细胞 $7.1 \times 10^9/L$。

粪便检查：黏液血便，有腥臭味；生理盐水涂片可见变形虫，偶尔在其食物泡内见红细胞。

问题：

1．最可能感染的病原体为（单选题）

A．微小内蜒阿米巴

B．布氏嗜碘阿米马

C．结肠内阿米巴

D．溶组织内阿米巴

E．棘阿米巴

2．该患者感染寄生虫的感染阶段是（单选题）

A．滋养体

B．单核包囊

C．双核包囊

D．四核包囊

E．组织内滋养体

3．患者感染途径是（单选题）

A．经口感染

B．经皮肤感染

C．经媒介节肢动物感染

D．经吸入感染

E．经直接接触感染

4．预防该病感染的措施是（多选题）

A．注意饮水卫生

B．注意饮食卫生

C．加强粪便管理和水源管理

D．防止蝇和蜚蠊污染食物

E．防蚊、灭蚊

5．治疗该病的首选药物是（单选题）

A．阿苯哒唑

B．甲苯咪唑

C．甲硝唑

D．吡喹酮

E．青蒿素

五、问答题（25 分）

1．溶组织内阿米巴的病原学诊断方法有哪些？如何选择这些方法进行诊断？（8 分）

2．血吸虫的主要致病阶段是什么？阐述其致病特点。（10 分）

3．治疗猪囊虫病应注意哪些问题？（7 分）

一、名词解释

1．生物性传播（biological transmission）：病原体必须在医学节肢动物体内进行发育、繁殖或完成生活史某一环节之后才具感染性，通过一定途径感染新宿主，如蚊传播流行型乙型脑炎。

2．滋养体（trophozoite）：医学原虫生活史中能够活动、摄食、增殖的阶段称为滋养体。滋养体是原虫的主要致病阶段，所有的阿米巴原虫均有滋养体阶段。

3．保虫宿主（reservoir host）：有些寄生虫除了寄生在人体外，还可感染某些脊椎动物，感染动物可成为此种寄生虫的传染源，并在流行病学中起贮存和保虫作用，这种动物称为保虫宿主，如猫和犬为华支睾吸虫的保虫宿主。

4．世代交替（alternation of generation）：有些寄生虫生活史中仅有无性生殖，有些寄生虫仅有有性生殖，而有些寄生虫完成一代的发育既有有性生殖，又有无性生殖，还有无性世代与有性世代交替进行的现象，这种现象叫世代交替，如疟原虫。

5．带虫免疫（premunition immunity）：有些寄生虫感染人体后诱导人体产生特异的免疫应答，它可杀伤体内寄生虫，但不能消灭全部寄生虫，体内仍存留少量寄生虫，并具有一定的抗同种寄生虫再感染的抵抗力，一旦体内寄生虫全部被杀灭，体内适应性免疫力会逐渐消失，疟原虫感染为代表。

二、填空题

1．夺取营养　机械性损害　毒素作用　免疫病理
2．传染源　传播途径　易感人群
3．发作　贫血　脾大
4．咀嚼式　刺吸式　舐吸式
5．成熟包囊　滋养体
6．性
7．皮肤利什曼病　黏膜皮肤利什曼病　内脏利什曼病
8．免疫学
9．微小隐孢子虫　在小肠上皮细胞膜与细胞质间　腹泻
10．成簇　肝　干线型纤维化
11．肝胆管　肝吸虫　淡水螺　淡水鱼、虾
12．链状带绦虫囊尾蚴　链状带绦虫虫卵
13．食肉　食草
14．幼虫　成虫　转换
15．肺部毛细血管　外周血液　夜现周期性

三、选择题

（一）A 型题

1．B　　　2．B　　　3．A　　　4．E　　　5．C　　　6．A　　　7．D　　　8．E

9．E　　　10．D

（二）X 型题

1．ABCDE　2．BCDE　　3．CE　　　4．AC　　　5．ACD　　　6．BCDE

7．ACDE　　8．BDE　　　9．ABCE　　10.ABD

四、病例分析题

病例 1　1．ABCDE　　　2．AB　　　3．E　　　4．ABCE

病例 2　1．C　　　2．ABCE　　　3．D　　　4．AB

病例 3　1．CDE　　　2．ABCE　　　3．E　　　4．BCDE

病例 4　1．D　　　2．D　　　3．A　　　4．ABCD　　　5．C

五、问答题

1．（1）粪便检查：

1）生理盐水直接涂片法：对于急性期腹泻的患者选用此方法检查溶组织内阿米巴滋养体。检查时注意选择清洁容器、粪便不要与尿液混合，天冷时注意保温并及时送检。

2）碘液涂片法：主要用于带囊者或慢性患者粪便成形者。因粪便中的包囊数量变化较大，需多次送检。

（2）病灶组织检查：

1）脓肿穿刺检查：肝脓肿穿刺最初抽取的脓液一般滋养体数量较少，而在穿刺排脓后取得的脓液较易查见滋养体。

2）活检：主要用于慢性患者或粪检阴性不能确诊的患者。用乙状结肠镜在可疑病变处刮取或吸取分泌物做生理盐水直接涂片或从溃疡边缘取组织做病理切片查滋养体。

2．虫卵是血吸虫的主要致病阶段。虫卵主要沉着在宿主的肝及结肠肠壁等部位，所引起的虫卵肉芽肿及其后纤维化是血吸虫病的主要病变。虫卵肉芽肿的形成一般经历四个阶段：①急性期肉芽肿：在虫卵周围出现大量嗜酸性粒细胞浸润，同时伴有许多巨噬细胞。由于嗜酸性粒细胞变性、坏死、液化而出现脓肿样损害，称为嗜酸性脓肿。组织切片染色，某些虫卵周围可见红色辐射状物，系抗原抗体复合物，称何博礼现象。②过渡期肉芽肿：虫卵周围仍有大量炎性细胞浸润，包括巨噬细胞、淋巴细胞、浆细胞、嗜酸性粒细胞、中性粒细胞、类上皮细胞等开始出现。肉芽肿外围由成纤维细胞包绕。③慢性期肉芽肿：虫卵周围出现大量的成纤维细胞和巨噬细胞，坏死组织被清除，虫卵崩解、破裂，甚至钙化。④瘢痕期肉芽肿：肉芽肿缩小，仅残留卵壳或虫卵消失，肉芽肿周围出现大量胶原纤维，使之纤维化。重度感染者，门脉出现广泛纤维化，导致典型的干线型纤维化和肝硬化，出现门脉高压综合征。虫卵肉芽肿的形成是宿主对虫卵的一种免疫反应，有利于破坏和清除虫卵，并使虫卵渗出的抗原局限于虫卵周围以减少抗原抗体复合物对宿主的损害，但另一方面，强烈的肉芽肿反应可引起宿主组织的破坏，形成瘢痕组织，甚至导致肝硬化和肠壁纤维化等一系列严重病理变化。

3．（1）猪囊虫病确诊后，应检查患者是否有猪带绦虫病，若有应先驱绦，后灭囊。因为囊虫病的感染有①自体内感染：患者肠内有链状带绦虫成虫寄生，可致消化功能紊乱，胃肠逆蠕动，将脱落的孕节或虫卵反入胃内，在消化液的作用下，六钩蚴孵出并侵入肠壁血管，随血液循环到皮下、肌肉、脑、眼等组织寄生，形成囊虫结节。②自体外感染：猪带绦虫病患者排出的虫卵可通过肛门-手-口途径，或虫卵污染食物，被误食而感染。所以应尽快驱除链状带绦虫成虫，以免继发感染猪囊虫病。

（2）脑囊虫病应住院治疗，以免发生脑疝等症状。

（高兴政）

医学寄生虫学中英文名词索引